"十二五"职业教育国家规划教材
高职高专医药院校系列教材

供中医、针灸推拿、康复治疗、中医保健类等专业用

推　拿　学

第 2 版

王诗忠　主编

科 学 出 版 社
北　京

内 容 简 介

本书是“十二五”职业教育国家规划教材、高职高专医药院校系列教材(供中医、针灸推拿、康复治疗、中医保健类等专业用)。全书系统地介绍推拿的发展简史,推拿学的理论基础和基本知识,实用推拿功法,临床常用推拿手法和辅助疗法,推拿的作用原理和治疗原则及临床常用的诊断技能,推拿治疗的常见疾病及功能障碍等内容,共7章,其中重点论述推拿治疗的常见疾病。本书强调临床实用性,具有“源于临床,紧扣临床,用于临床”的特点,编写突出使用技术的创新性,剔除以往其他相关教材中治疗疾病的繁杂,保留临床优势,符合临床现状。全书图文并茂,突出了职业教育的特点,坚持体现“三基”(基本理论、基本知识、基本技能)教学,注重内容的科学性和实用性。

本书可供高职高专院校中医、针灸推拿、康复治疗、中医保健类等专业学生使用,也可作为临床医师及自学中医者的学习参考书。

图书在版编目(CIP)数据

推拿学/王诗忠主编.—2版.—北京:科学出版社,2016.1
“十二五”职业教育国家规划教材·高职高专医药院校系列教材
ISBN 978-7-03-046667-9

Ⅰ.推… Ⅱ.王… Ⅲ.推拿-高等职业教育-教材 Ⅳ.R244.1

中国版本图书馆CIP数据核字(2015)第321730号

责任编辑:刘 亚 曹丽英/责任校对:张怡君
责任印制:李 彤/封面设计:陈 敬

科学出版社出版
北京东黄城根北街16号
邮政编码:100717
http://www.sciencep.com

北京虎彩文化传播有限公司印刷

科学出版社发行 各地新华书店经销

*

2012年1月第 一 版 开本:787×1092 1/16
2016年1月第 二 版 印张:11
2022年7月第七次印刷 字数:284 000

定价:39.00元

(如有印装质量问题,我社负责调换)

《推拿学(第2版)》编委会

主　　编　王诗忠

副 主 编　于天源　王新军

编　　委（按姓氏笔画排序）

于天源　（北京中医药大学）
王诗忠　（福建生物工程职业技术学院）
王继红　（广州中医药大学）
王新军　（新疆医科大学）
吕立江　（浙江中医药大学）
许若晴　（福建生物工程职业技术学院）
刘海涛　（江西中医药高等专科学校）
杨宗保　（江西中医学院）
李明磊　（山西中医学院）
苏　雁　（福建生物工程职业技术学院）
张　晶　（山东中医药大学）
陆　萍　（上海中医药大学）
陈　麟　（福建省立医院）
陈少清　（福建中医药大学）
陈水金　（福建中医药大学）
温丽萍　（福建生物工程职业技术学院）
蔡树河　（福建中医药大学）
潘纪华　（广东省连州卫生学校）

秘　　书　李　明　（福建生物工程职业技术学院）

编写说明

《推拿学》是“十二五”职业教育国家规划教材之一，可供全国高职高专医药院校中医、针灸推拿、康复治疗学、中医保健类等专业学生使用，也可作为临床医师、保健按摩技师及自学中医爱好者的学习参考书。本教材突出了职业高等专科教育以技术技能培养为教学重点的特点，注重介绍实用操作技术，强化训练操作技能，并根据现行最新教学大纲，吸取有关中医药院校的推拿教学经验编撰而成。编写过程紧密围绕教学大纲，坚持体现“三基”（基本理论、基本知识、基本技能）和“五性”（思想性、科学性、先进性、启发性、适用性）的原则，旨在培养技术技能型中医保健康复人才。

本教材与其他教材不同之处为：一是进一步明确推拿手法在解决功能障碍、调整脏腑功能方面的优势，剔除以往其他相关教材中以治疗疾病的繁杂，保留临床优势，符合现代保健需求；二是每章的编排有学习目标、小结及目标检测，可使学生明确各章节的学习重点、难点及考点，便于学生自学和自测；三是力求行文上语言通俗与学术严谨相结合，内容上临床实用与保健推广相结合，可学以致用；四在编排形式上图文并茂，适当增加案例与链接内容，使教学内容生动活泼，便于学生理解和提高学生学习的兴趣。

本教材共 7 章，第 1 章简要介绍推拿的起源、发展简史、学习方法与基本要求；第 2～3 章分别阐述了推拿学的理论基础和基本知识；第 4～5 章图文并茂地介绍了实用推拿功法、常用推拿手法和辅助疗法，第 2 版中特别增加了基础手法练习方法指导、手法学习方法指导内容，目的是解决学生在课后练习过程中遇到的疑问，给予练习方法以标准参照；第 6 章在原先保健推拿手法的基础上增加了自我保健按摩手法，这部分学习有助于学生推广简便易学的自我保健按摩手法，充分调动被施术者的主动参与性，是展现了中医传统手法的独特魅力；第 7 章包括推拿的作用原理、治疗原则及常用的诊断技术技能，精选了推拿治疗的常见疾病，包括骨伤科、内科、妇科和儿科病症及功能障碍方面。建议在教学过程中，理论讲授与课堂练习、课后强化技能练习、实习应用相结合，以技能训练为主，学练并重。

为了教学需要，在编写过程中，我们参考了现行最新本科及高职教材《推拿学》《推拿手法学》，在此向原作者一并致谢。另外，本书中穴位定位中的寸均指同身寸。

本教材在编写过程中得到有关高等中医药院校的大力支持，并吸纳了部分院校的建设性意见，避免了一些不足。福建中医药大学王和鸣教授为本教材的审阅工作付出大量的精力，并提出了修改意见和建议，使教材更加完善，福建生物工程职业技术学院健康产业研究院、健康养老福建省高校应用文科研究中心等也为本教材编写工作提供大力支持，在此一并表示感谢。

限于水平原因，加之编写时间仓促，本教材难免存在错误与不尽完善之处，希冀各院校的师生在使用过程中提出宝贵意见，以便修订时进一步完善。

编 者

2015 年 10 月

目　录

1 绪　　论

学习目标

1. 掌握推拿学的定义
2. 熟悉推拿发展简史
3. 了解推拿学学习方法

1.1 定　　义

推拿是中医学的一门外治法，是指以中医理论为指导，运用推拿手法或借助推拿功法，以治疗、康复、预防或保健为目的的一种治疗方法。

推拿学是在中医学和现代科学理论的指导下，阐述和研究运用手法和功法训练来防治疾病的方法、规律和原理的一门临床医学学科。它是中医学的重要组成部分之一。

1.2 推拿的起源及发展简史

推拿疗法是人类最古老的一门医术。可以说，皮肤接触是人的天性，有了人类即有了推拿手法。原始人在肢体受冻时，知道用摩擦取暖；在外伤疼痛时，会本能地去抚摸或按压受伤部位；在打嗝、咳嗽时，也往往会情不自禁地去拍打胸背部。与此同时，抚摸也是一种人与人之间的交流方式，能给予别人安慰，取得他人理解，加深彼此情感。相互间的人体触摸在给人带来身心快感的同时，对人类的健康也有积极的意义。我们的祖先从一代又一代与疾病抗争的亲身体验中，不断积累经验，从原始的、下意识的、简单的手部动作中，总结出了推拿医学。

1.2.1 推拿的起源

中医经典著作《素问·异法方宜论》篇说："中央者，其地平以湿，天地所生万物也众，其民食杂而不劳，故其病多痿厥寒热，其治宜导引按跻。故导引按跻者，亦从中央出也。"这段文字提出，我国的中原地区（今河南一带，黄河流域）是按摩的发源地。公元 1899 年在河南省安阳市西北郊发掘出的大量甲骨卜辞，为我们提供了 3000 年前我国手法医学的可信史料。

1.2.2 推拿的发展简史

（1）推拿的奠基时期

先秦时期按摩的主流已以医疗为主。先秦时期按摩又称挢引、按跻、折枝、案扤、矫摩、抑搔、摩挲等。1984 年出土于湖北省江陵县张家山的《引书》是一部导引术专著，其内容主要是肢体运动和自我按摩，并最早记载了治疗颞下颌关节脱位的口内复位法、治疗颈项强痛的仰卧位颈椎拔伸法、治疗肠癖(痢疾)的腰部踩踏法和腰部后伸扳法、治疗喉痹的颈椎后伸扳法等,反映了春秋战国时期的导引养生学成就。1973 年出土于湖南长沙马王堆的《五十二病方》描写了 10 余种按摩手法,并首次记载了按压止血法、以药摩和膏摩法治疗皮肤瘙痒和冻疮等,反映了春秋战国时期手法医学的成就。先秦时期按摩也应用于保健养生。《孟子·梁惠王上》:"为长者折枝,语人曰:'我不能',是不为也,非不能也。"汉代赵岐注:"折枝,案摩折手节解罢枝也。"描述了运用以四肢被动运动手法为主的老年人保健推拿方法。

(2) 推拿的发展时期

汉代是推拿疗法蓬勃发展的时期。中医经典著作《黄帝内经》的问世标志着推拿医学理论体系的基本建立。《素问·血气形志》云:"形乐志苦,病生于脉,治之以灸刺。形乐志乐,病生于肉,治之以针石。形苦志乐,病生于筋,治之以熨引。形苦志苦,病生于咽嗌,治之以百药。形数惊恐,经络不通,病生于不仁,治之以按摩、醪药。"首次将"按摩"确立为我国推拿医学的正式学科名称。此外,《内经》还阐述了推拿手法的作用机制,介绍了推拿手法的适应证和禁忌证以及膏摩的运用、按摩人员的选拔与考核等。

《汉书·艺文志·方技略》载有《黄帝岐伯按摩》10 卷(已佚),被公认是我国第一部按摩专著。

东汉张仲景撰于公元 3 世纪初的《金匮要略》,首次提到了"膏摩"一词,并将其与针灸、导引等法并列,用于预防保健。书中还首次详细记载了用胸外心脏按摩术、按腹人工呼吸法、颈椎牵引、四肢关节屈伸法等手法抢救自缢死,这是世界医学史上救治自缢死的最早文献,体现了我国汉代推拿医学的最高水平。

魏、晋、南北朝时期,推拿手法已渐趋成熟,如葛洪的《肘后救卒方》有捏脊法和腹部抄举法的描述,推拿的适应证也涉及卒心痛、卒腹痛、胃反、风热隐疹等内、外科诸疾,并对我国汉代以前的膏摩法做了系统总结。这段时期,自我养生按摩风行一时。道家典籍中有大量的自我按摩内容。陶弘景的《养性延命录·导引按摩》详细论述了自我保健按摩法。方法有琢齿、熨眼、按目四眦、引耳、引发、摩面、干浴、掣脚、梳头、搓头顶、伸臂股等。《太清道林摄生论》除推崇自我按摩外,也重视被动性全身保健按摩的作用。书中提到的蹋法,又称跻法,是指一种以足部操作的按摩法,其操作需要双手拉住扶手控制体重,以垂直加压的踩踏动作为主,配合弹压、按揉、滑推、足跟叩击等技法,适宜于背部、脊柱部和臀股部等部,既用于保健按摩,也用于腰背部软组织损伤疼痛、胸腰椎小关节紊乱等症的治疗。

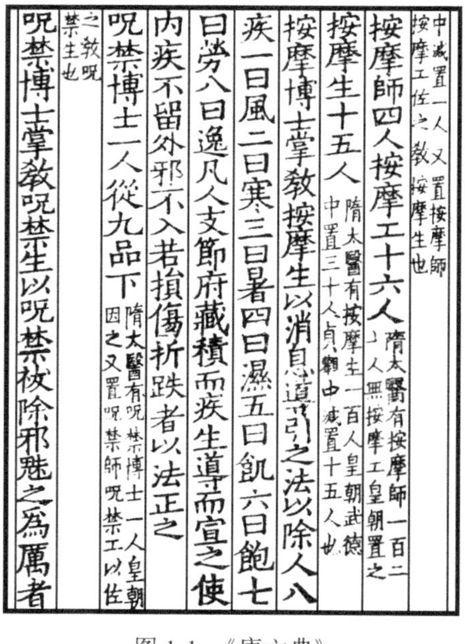
中減置一人又置按摩師按摩工佐之教按摩生也
按摩師四人按摩工十六人 隋太醫有按摩師一百二十人無按摩工皇朝置之
按摩生十五人 隋太醫有按摩生一百人皇朝武德中置三十人貞觀中減置十五人也
按摩博士掌教按摩生以消息導引之法以除人八
疾一曰風二曰寒三曰暑四曰濕五曰飢六曰飽七
曰勞八曰逸凡人支節府藏積而疾生導而宣之使
内疾不留外邪不入若損傷折跌者以法正之
呪禁博士一人從九品下 隋太醫有呪禁博士一人皇朝因之又置呪禁師呪禁工以佐
之教呪禁生也
呪禁博士掌教呪禁生以呪禁祓除邪魅之爲厲者

图 1-1 《唐六典》

(3) 推拿的隆盛时期

隋唐时期,中国封建社会进入了全盛时期,政治、经济、科技、文化都得到了空前的发展,推拿医学也得到了政府的认可,逐渐进入了历史发展高潮。

1) 推拿医学教育和医疗体系的建立 据《唐六典》(图 1-1)记载,隋代太医署按摩设置有:按摩博士 20 人,按摩师 120 人,按摩生 100 人。按摩博士是按摩学科的最高教官,其职能包括培养按摩医生和宫廷按摩医疗保健。另据记载,隋代殿中省尚药局内设有按摩博士 120 人,京兆、河南、太原三府及各都督府也有按摩博士(多为医学博士兼任)。如此规模的按摩人员配备,已与医、药、祝禁并列,可见按摩在隋代宫廷和医学界地位之高。

唐承隋制,但对过于庞大的按摩科设置予以裁减。综合《旧唐书·职官志》、《新唐书·百官志》和《唐六典》记载,经过贞观、武德年间的两次医政改革,唐代的按摩科设置为按摩博士 1 人,按摩师 4 人,是教学人员,官衔"并从九品下";按摩生 15 人,为在校学生;在按摩师和按摩生之间增设了按摩工这一层次,人数达 16 人,是直接为宫廷服务的按摩人员。按摩博士的教学内容,《新唐书》称"导引之法",《旧唐书》和《唐六典》称"消息导引之法",其中"消息"即指按摩。消息导引包括刺激性手法与导引性手法,也包括自我按摩与肢体活动。

2) 推拿应用到骨伤、内、外、儿诸科 唐代中期蔺道人著的《仙授理伤续断秘方》,虽是我国现存最早的骨伤科专著,但此书首次将推拿应用于骨伤疾病,提出了治疗闭合性骨折的"揣摸"、"拔伸"、"撙捺"、"捺正"等手法,以椅背复位法治疗肩关节脱位,以及运用手牵足蹬法治疗髋关节脱位。

《唐六典》记载有推拿的治疗范围为"风、寒、暑、湿、饥、饱、劳、逸"八疾。王焘著于公元 752 年的《外台秘要》汇编了许多推拿资料,如治疗霍乱转筋的手拗脚趾法、治疗咽喉舌诸疾的颞下颌关节炎手法等特色推拿法以及治疗脊柱炎手法的记载。唐·孙思邈(581~682 年)著的《备急千金要方》(简称《千金要方》)较大篇幅阐述了以推拿方法治疗诸多儿科疾病:"治少小新生肌肤幼弱,喜为风邪所中,身体壮热,或中大风,手足惊掣,五物甘草生摩膏方:甘草、防风(各一两),白术(二十铢),雷丸(二两半),桔梗(二十铢)。上五味㕮咀,以不中水猪肪一斤,煎为膏,以煎药,微火上煎之,消息视稠浊,膏成去滓。取如弹丸大一枚,炙手以摩儿百过,寒者更热,热者更寒。小儿虽无病,早起常以膏摩囟上及手足心,甚辟寒风。"这是用膏摩法防治小儿疾病的较早记载。

3) 重视养生保健 隋代太医博士巢元方所著的《诸病源候论》在各病证之后均不列方药,而附以详细的"补养宣导"之法,即对症导引法;其中包括大量按摩法,尤以自我保健按摩法为主。这些按摩方法结合肢体导引,既可对症施治,又能养生防病。提及的推拿手法有摩、指摩、掌摩、捋、拭、捻、按、撩、摇、爪、捺、振、顿、搂、搦等。

唐·孙思邈著《千金要方》与《千金翼方》各 30 卷,是中国医学史上的巨著。除医药方面的贡献外,孙思邈对当时的按摩治疗与养生法也做了全面总结。如对于成人和老人,孙思邈则倡导自我按摩与被动按摩结合的养生保健法。《千金要方》卷 27 云:"凡人自觉十日已上康健,即须灸三数穴以泄风气。每日须调气补泻,按摩导引为佳。勿以康健便为常然。常须安不忘危,预防诸病也。"

(4) 推拿的衰退与复兴时期

据《宋史·职官》记载,宋初太医署仍有按摩博士。以后宋代政府对医学教育和临床医学做了多次并不成功的改革,对推拿学科的政策发生了逆向转变,太医局取消了隋唐以来存在了近 400 年的按摩科。自此,推拿由官方许可的正规医疗行为转为在民间为主流传发展,同时,广泛地用于养生保健。

尽管如此,宋、金、元时期的仍为我们留下了许多宝贵的推拿文献,阐述了当时推拿医学的发展,这些均表明当时推拿治疗范围仍在不断延伸,内容不断丰富、理论不断完善。宋代官修的医学巨著《圣济总录》对按摩疗法做了理论总结,第 4 卷治法篇有按摩疗法的专论,肯定了推拿的补养作用:"养生法,凡小有不安,必按摩挼捺,令百节通利,邪气得泄。然则按摩有资于外,岂小补哉!"宋代杨康候(字子建)的《十产论》(1098 年)较为系统地记载了手法矫正异常胎位法及用于治疗胎位异常之难产的转胎法等助产手法。金代医家张从正著的《儒门事亲》中记载有应用木梳梳乳治妇科乳痈,以推揉法配合泻下药治疗妇人腹中有块,自我揉腹催吐治疗伤食、伤酒,按摩腹部治疗小儿腹内痞块等。元代危亦林撰写的《世医得效方》在治疗骨伤疾病手法的运用上也有所创新，如治疗脊柱骨折的倒悬复位法等。

明代是推拿医学重新振兴与再度沉沦的重要时期。明初，太医院恢复了被宋代取消的按摩科，按摩疗法又得到重视。1571 年，按摩科再次被撤销。此后，推拿医学向三个方向分化：一是以“正骨手法”的名义立足于正统医学的正骨科；二是形成了独特的小儿推拿体系；三是保健性质的按摩在民间流传。其中对推拿学科发展意义最大的当属小儿推拿的兴起。

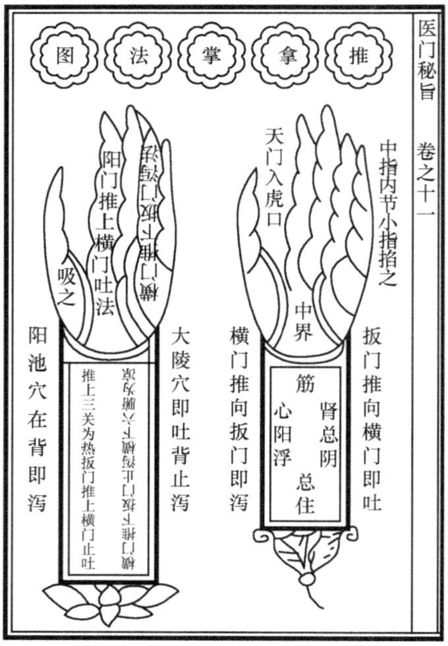

图 1-2 《医门秘旨》

现有资料表明，庄应琪于 1574 年补辑的《补要袖珍小儿方论》卷 10“秘传看惊掐筋口授手法论”是最早的小儿推拿专题文献。首次论述了三关、六腑等小儿推拿特定部位的定位、操作和主治。《小儿按摩经》、《小儿推拿方脉活婴秘旨全书》、《小儿科推拿仙术》及《推拿秘旨》等诸多小儿推拿专著的问世标志着小儿推拿体系的建立。

此外，“推拿”一词首见于明代张四维的《医门秘旨》(1576 年)一书(图 1-2)。后来“推拿”替代“按摩”成了正式的学科名。

保健按摩是明代按摩科取消后又一主要分化方向，大量文献表明了当时民间对保健按摩有着广泛的需求。期间首次出现了与保健按摩有关的著作《净发须知》。身居大司马高位的王廷相也是保健按摩的身体力行者，他撰写的养生著作《摄生要义》专辟“按摩篇”，认为按摩是与内功、外功相辅的养生法：“夫存想者，以意御气之道，自内而达外也；按摩者，开关利气之道，自外而达内者也。故医家行之以佐宣通，而摄生者贵之以泄壅滞。”篇中不仅介绍了自我养生按摩法，而且为我们留下了一套价值颇高的全身性保健按摩操作法——大度关法。

清代，推拿医学仍然被排斥于正规医学领域之外，虽发展缓慢，但还是取得了一定的成就，保健按摩也已成风气。如《医宗金鉴》对正骨手法做了总结，并详细论述了“摸、接、端、提、推、拿、按、摩”的正骨八法；同时明确提出“法之所施，使患者不知其苦，方称为手法也。”对包括正骨手法在内的所有推拿手法提出了手法要求；另外，还提出了“骨错缝”理论，对脊柱骨错缝的治疗主张先手法放松软组织，再行按脊复位手法：“当先揉筋，令其和软；再按其骨，徐徐合缝，背膂始直。”《医宗金鉴》对正骨手法理论和方法的总结，对正骨推拿流派的形成具有重要意义。吴尚先的《理瀹骈文》虽是一部外治法专著，其特点是药物外用，方法有膏药、敷、熨、熏、洗、坐、塞、吹等，尤为重视药摩、膏摩的应用。对于外治的机制认为“通则不痛”、“气血流通而病自已”以及“外治者，气血流通即是补”，其观点为推拿手法在临床各科的应用提供了理论支持。

清代，小儿推拿也得到了进一步的发展，除地域上的扩大外，大量小儿推拿专著《推拿广意》、《幼科推拿秘书》、《幼科铁镜》、《保赤推拿法》、《推拿小儿全书》、《厘正按摩要术》等无论从小儿推拿手法、治疗病种，还是理论都极大地丰富和完善了小儿推拿理论体系。

(5) 推拿的现代发展

辛亥革命后，西方按摩术开始传入我国。民国初年丁福保根据日本河合杏平的原著编译了《西洋按摩术讲义》。1928 年，定名为《西洋按摩术》。书中详细论述了轻擦法、重擦法、揉捏法和叩打法四类基本手法，关节运动法、分部手法以及全身各部的推拿操作法与操作程序，首次向中国展示了西方手法医学。1934 年杨华亭撰写的《华氏按摩术》则是一部将近代东、西洋医学科学知识与中国传统按摩古法相会通的推拿专著。西方按摩术的传入,丰富了我国的推拿的手法、充实了推拿临床实践的操作方法,在生理、解剖知识等方面的运用对我国推拿学科的发展起了推动作用。西方按摩术的传入,对中西医手法医学的交流有着积极和重要的意义。

这一时期我国开始形成地区性的推拿流派,如一指禅推拿流派、㨰法推拿流派、内功推拿流派、脏腑点按流派、腹诊推拿流派等,形成了我国推拿学科的一大特色。

新中国成立后,在党和政府的关心和支持下,推拿的教学、临床、科研、专业人才建设以及推拿著作的出版等得到了全面开展,尤其是推拿正规教育的实施和推拿临床治疗的推广普及,推拿治疗的范围扩展到除骨伤科疾病外的其他临床学科疾病,如胆结石、胆管蛔虫症、小儿蛔虫性肠梗阻、白喉、电光性眼炎等。推拿(指压)麻醉当时成功地被应用于甲状腺摘除、疝修补等手术。

值得一提的是,1954 年天津最先开设按摩科;1955 年北京广安门医院开设按摩科;1956 年上海卫生学校开办推拿训练班,1958 年改名上海推拿医士学校,后改名上海中医学院附属推拿学校,学制 3 年,它是我国最早开展正规推拿医学教育的学校;1958 年,上海成立推拿门诊部,北京成立按摩医院;1960 年和 1974 年在上海推拿学校举办了第一届、第二届全国推拿师资班,期间出版了《慢性病按脊疗法》(范凤源,1953 年),《新推拿法》(陈宇清,1955 年),《推拿疗法简述》(江静波,1955 年),《中医推拿学》(上海中医学院附属推拿医士学校,1959 年)等数十部推拿著作及推拿学教材。

1977 年以后,推拿学科更是进入了高速发展期,推拿成为国家对手法医学和手法临床分科的正式命名。

1) *推拿专业高等教育方面* 1978 年春,上海中医学院招收五年制针、推、伤专业学生;1979 年上海中医学院成立针灸、推拿系,设针灸、推拿专业;1982 年,上海中医学院设立五年制本科推拿专业。随后,南京、北京、成都等地中医院校也相继设立推拿专业或针灸推拿专业,20 世纪 90 年代后,不少中医院校的推拿专业都从专科发展到本科。1986 年上海中医学院推拿系招收了第一届推拿专业研究生;1997 年,上海中医药大学首次招收推拿专业博士生。至此,推拿专业人才队伍建设不断向高层次迈进。

2) *推拿学术活动方面* 1979 年首届推拿学术经验交流会在上海中医学院召开;1983 年,福建省成立按摩学会;1984 年上海中医学院举办第三届全国推拿师资培训班;1986 年,广东省中医研究所创办《按摩与导引》杂志;1987 年,中华全国中医学会推拿学会(后改称中华中医药学会推拿分会)在上海成立;1989 年,上海中医药研究院推拿研究所成立;1991 年,武汉按摩学会在武汉主办"按摩与导引"首届国际学术研讨会;2001 年,全国推拿文献与学术流派学术交流会在上海召开。

3) *推拿临床与科研* 20 世纪 70 年代后,推拿临床不断向广度和深度发展。除了骨伤科疾病外,临床治疗内、妇、儿科病症有了较快发展,如糖尿病、冠心病、心绞痛、高血压、哮喘、慢性疲劳综合征、婴幼儿轮状病毒性腹泻等都取得了满意的疗效。

推拿实验研究也由早期的推拿生理作用及治疗机制的初步研究,逐渐发展到多学科交叉、多学科渗透的局面,从生理、生化、神经、电生理、生物力学等各个角度,对推拿手法、功法作用机制及其效应开展了研究,取得了多项成果。研究方向主要有推拿手法动力学研究、推拿镇痛研究、静力推拿功法训练研究、推拿生物效应研究等。

4) *推拿著作与教材建设* 30 多年来,正式出版了高等教育中医药类系列《推拿学》、《推拿手法学》等教材有多部及专著多部,例如,《实用中医推拿学》、《中国医学百科全书·推拿学》、《中华推拿医学志·手法源流》、《实用推拿手法彩色图谱》、《中国推拿》、《推拿大成》、《中华推拿大成》、《现代中医药研究大系·推拿分册》、《中国推拿全书》、《中国手法诊治大全》、《脊柱推拿的基础与临床》、《海派儿科推拿图谱》、《中国脊柱推拿手法全书》等重要的推拿著作。

5）对外交流　随着改革开放的不断深入，中医学走向海外，国内、外推拿手法、临床治疗、实验研究等的交流日益增加，推拿的对外教学、访问交流亦广泛开展。同时，中医推拿疗法独有的特点和神奇的疗效也吸引了越来越多的国外手法医学工作者与推拿爱好者来中国学习。

6）积极向养生保健延伸　改革开放以来，随着人民生活水平的提高和国际交往的扩大，以旅游业、沐浴业和理发行业为突破口，保健按摩逐步开展起来。20 世纪 80 年代以来，足部反射区保健按摩法、日本指压法以及重视关节被动运动、融汇东西方诸家之长的港式按摩等保健按摩法率先进入中国大陆，并得到推广和普及，以后的泰国古典按摩、欧美和非洲人习惯的油摩法等也纷纷被中国民众所认同。20 世纪 90 年代后期，我国部分地区有了“保健按摩师”这一特定工种，由此，推拿开始介入到保健按摩的职业培训与职业鉴定，各地劳动部门纷纷聘请推拿专家制定保健按摩职业知识与技能鉴定的标准、大纲，编写相关教材及参与培训。一些中医院校为了适应市场就业环境，开设了保健按摩学课程，为社会提供高学历的保健按摩专门人才。

1.2.3　推拿学的学习方法与基本要求

(1) 推拿学的课程目标

通过推拿学课程的理论学习和手法功法的训练，要求学生全面熟悉推拿学科的整体面貌；掌握推拿学的基础理论知识、手法技能、局部操作规范以及推拿临床治疗基本特点、常见病证的推拿治疗等；熟悉推拿发展简史、推拿功法的临床应用等；了解推拿的作用原理、推拿保健养生方法等。

(2) 推拿学的学习方法

前面介绍过，推拿学是一门临床医学学科。目前推拿学包含推拿手法学、推拿治疗学、推拿功法学、推拿实验学、推拿文献学等分支学科。学习推拿学应注意以下方法：

1）刻苦进行推拿功法训练　推拿功法是推拿学的重要组成部分，对推拿专业人员首先可以起到强身健体的作用，有利于推拿师胜任具有一定力量要求的推拿临床、保健、教学等工作。其次，推拿功法有利于手法技巧的掌握，以巩固和延伸手法的治疗效果。此外，还有利于在临床实践中指导病人进行功法训练，以提高临床疗效。推拿功法练习时，应根据自己的生理特点，掌握循序渐进、持之以恒的原则，同时强调呼吸的调整。

2）认真学习推拿手法　过硬的推拿手法操作和应用技能是推拿临床取得疗效的关键。而推拿手法须具备熟练的技巧和持续的力量，达到灵活、协调、运用自如的程度，这是要通过长期认真、刻苦的练习和不断的临床实践才能达到的。推拿手法的练习常通过米袋、人体局部训练以及临床实践进行，整个过程可以分为三阶段：①根据动作要领临摹手法的“形”；②根据手法的技术要求，即持久、有力、均匀、柔和，练习手法的“神”，最终达到手法渗透的要求；③在前两个阶段练习的基础上，强化手感的练习，做到能自如地因人而异、因部位而异施用手法、调整动作和力量的大小，并形成自己的风格。

在学习推拿手法的同时强调配合功法锻炼，以增强臂力、指力和下肢力量，更能从整体上提升专项耐力、灵敏性、柔韧性、协调性等身体素质。此外，可借助手法力学测定仪、DVD、网络视频等手段来配合手法训练，辅助学习推拿手法。

3）掌握和熟悉相关理论和技术　推拿学的学习过程中，技术训练固然重要，但中医基础理论、经络腧穴学、诊断学、解剖学、生物力学等相关理论知识也不可忽视。学习推拿时应反复复习这些相关理论知识，温故而知新，逐步做到将知识融会贯通，为临床灵活自如地运用推拿手法打下坚实的理论基础，亦为临床取得疗效提供了质的保障。

目标检测

一、名词解释

1. 推拿学 2. 推拿

二、填空题

1. “推拿”一词首见于我国________。

2. “法之所施，使患者不知其苦，方称之为法也。”这是清代太医院教科书________中对推拿手法提出的要求。

3. 我国最早的推拿专著是________。

4. 全国性的推拿学术团体——中华全国中医学会推拿学会，成立于________年。

5. 我国历史上太医院最早设立按摩科是在________。

6. ________时期形成了小儿推拿的独特体系。

7. 推拿，古称为________、________、________、________、________等。

8.《医宗金鉴》提出的伤科八法是：______、______、______、______、______、______、______、______。

9. 我国最早的推拿专著是________。

10. 我国的推拿流派有________、________、________、________等。

三、单项选择题

1.《黄帝内经》中的“中央”指的地方是 ( )

A. 现在的北京地区 B. 现在的南京地区

C. 现在的四川地区 D. 以河南为中心的黄河流域

2. 甲骨卜辞中多次出现的代表按摩手法的象形文字是 ( )

A. 按 B. 磨(摩) C. 推 D. 付(拊)

3. 据《唐六典》记载，唐代太医院按摩科有按摩博士________人 ( )

A. 1 B. 4 C. 14 D. 16

4. 西方按摩术开始传入我国是在 ( )

A. 明代中前期 B. 明代后期 C. 清代前期 D. 明国初期

5. 全身保健按摩操作法“大度关”法记载于一本明代著作是 ( )

A.《净发须知》 B.《摄生要义》

C.《永乐大典》 D.《按摩修养歌诀》

2 推拿学的理论基础

学习目标

1. 掌握经络、十四经穴及经外奇穴
2. 熟悉人体骨骼、肌肉和神经系统
3. 了解脏腑的生理功能和病理特点

2.1 经络与腧穴

在数千年前,我们的先祖偶然发现当身体的某一部位或脏器发生疾病时,在疼痛部位进行叩击、按摩,可以减轻或消除疼痛,因而形成了"以痛为腧"的腧穴概念。后来又发现刺灸和按摩某些部位时会产生酸、麻、胀、重等感觉,有些疾病在一定路线上甚至出现发凉、皮疹等现象,经过不断的临床实践和理论总结逐渐形成了系统的经络腧穴学说。

经络是经脉和络脉的统称。"经"有路径的含义,其特点是直行,在里,较大,具有贯通上下,沟通内外的作用,是经络系统的主干。"络"有网络之义,在表,较小,如网络纵横交错,遍布全身,是经络系统中比较细小的分支。《灵枢·脉度》说"支而横者为络"。经络上下贯串,内外相通,内联五脏六腑,外系四肢百骸、五官九窍、皮肉筋骨等组织器官,构成了一个完整的循环、反应、调节系统,以行气血、营阴阳,使机体各部的功能活动得以保持协调和相对平衡。

"腧"与"输"同音,有运输转导的含义;"穴"有孔隙的含义。腧穴是穴位的统称,不仅可以将人体脏腑经络气血输注于体表,而且是针灸、推拿等疗法的重要施术部位。在《内经》中"节"、"会"、"气穴"、"穴道"等就是指腧穴。

根据腧穴的特性,可以分为经穴、奇穴和阿是穴三类。经穴是指分布在十二正经与任脉、督脉即十四经循行路线上的腧穴,这些腧穴不仅具有治疗本经的病症,而且能够反映十四经及其所属脏腑病症;奇穴是指没有归属于十四经但有固定位置和特殊疗效的腧穴;阿是穴是指既没有具体的名称,也没有固定的部位,而是以痛处为穴,即《内经》所云"以痛为腧"。

每个腧穴都有比较广泛的治疗作用,无论腧穴的局部治疗作用,还是邻近或远部治疗作用,都是以经络学说为依据的,即《内经》所云"经络所过,主治所及"。对推拿专业而言,对腧穴的具体操作常以手指点、按、揉、拨为主,即常说的以指代针。因此,要求同学们能熟练地运用取穴方法,迅速找准穴位,根据腧穴的具体位置不同,选择不同的操作手法。如天宗穴在冈下窝中央的凹陷中,操作面积相对较大,可用拇指指腹按揉此穴;另外,对于上肢麻木无力等患者,单纯按揉手三里、合谷等穴得气感不明显时,可用拇指左右轻微拨动该穴以增强其得气感。有关十四经穴和经外奇穴在推拿中的常用腧穴见表 2-1。

表 2-1 常用十四经穴和经外奇穴

经络	穴名	位置	主治	常用手法
手太阴肺经	中府	前正中线旁开 6 寸,平第 1 肋间隙处,云门下 1 寸	咳嗽,胸闷,肩背痛	一指禅推、按、摩、揉
	尺泽	肘横纹中,当肱二头肌桡侧缘	肘臂挛痛,咳喘,胸胁胀满	按、拿、揉
	鱼际	第 1 掌骨中点,赤白肉际	胸背痛,头痛眩晕,喉痛	按、揉、掐
	少商	拇指桡侧指甲旁约 0.1 寸	中风昏仆,手指挛痛	掐、揉
手阳明大肠经	合谷	手背第 1、2 掌骨间,平第 2 掌骨中点	头痛,牙痛,发热,喉痛,指挛,臂痛、口眼㖞斜	拿、按、揉
	手三里	曲池穴下 2 寸	头痛,耳鸣,手臂酸痛肘挛	拿、按、揉、一指禅推
	肩髃	肩峰前下方,举臂时呈凹陷处	手臂麻木、肩关节活动障碍,半身不遂	按、揉、一指禅推
	迎香	鼻翼旁 0.5 寸,鼻唇沟中	鼻炎,鼻塞,口眼㖞斜	按、揉、一指禅推
足阳明胃经	地仓	口角旁 0.4 寸	流涎,口眼㖞斜	按、揉、一指禅推、掐
	大迎	下颌角前 1.3 寸骨陷中	口噤,牙痛	掐、按
	颊车	下颌角上方一横指凹陷中,咀嚼时咬肌隆起处	口眼㖞斜,牙痛颊肿	按、揉、一指禅推
	下关	颧弓与下颌切迹之间的凹陷中,咀嚼时咬肌隆起处	面瘫,牙痛	按、揉、一指禅推
	头维	额前发际直上 0.5 寸	头痛,目眩	抹、按、揉、扫散法
	人迎	喉结旁开 1.5 寸	咽喉肿痛,喘息,气闭	拿、揉
	水突	人迎穴下 1 寸,胸锁乳突肌的前缘	胸满咳喘,项强,咽喉肿痛	拿、揉
	缺盆	锁骨上窝中央,前正中线旁开 4 寸	胸满咳喘,项强,咽喉肿痛	按、揉、弹拨
	天枢	脐旁开 2 寸	腹泻,便秘,腹痛,月经不调	按、摩、揉、一指禅推
	髀关	髂前上棘与髌骨外缘连线上,平臀沟处	腰腿痛,下肢麻木痿软,筋挛急屈伸不利	按、揉、弹拨
	伏兔	髌骨外上缘上 6 寸	膝痛冷麻,下肢瘫痪	㨰、按、揉
	梁丘	髌骨外上缘上 2 寸	膝痛冷麻	点、按、㨰、拿
	膝眼	髌骨下缘,髌韧带外侧凹陷中	膝关节酸痛,活动不便	点、按、揉
	足三里	膝眼穴下 3 寸,胫骨前嵴外约 1 横指处	腹痛,腹泻,便秘,下肢冷麻,高血压	按、揉、点、一指禅推
	上巨虚	足三里穴直下 3 寸	挟脐痛,腹泻,下肢瘫痪	按、拿、揉、㨰
	解溪	足背踝关节横纹中央,拇长伸肌腱与趾长伸肌腱之间	踝关节扭伤,足麻木	按、揉、点、掐
足太阴脾经	三阴交	内踝上 3 寸,胫骨内侧后缘	失眠,腹胀纳呆,遗尿,月经不调	按、揉、点、拿
	阴陵泉	胫骨内侧踝下缘凹陷中	膝关节酸痛,小便不利	按、揉、点、拿、一指禅推
	血海	髌骨内上方 2 寸处	月经不调,膝痛	按、揉、拿、㨰
	大横	脐中旁开 4 寸	虚寒泻痢,大便秘结,小腹痛	一指禅推、按、揉、点、摩
手少阴心经	极泉	腋窝正中	胸闷胁痛,肘臂冷麻	拿、按、揉、弹拨
	少海	屈肘,当肘横纹尺侧端凹陷中	肘关节痛,手颤肘麻	拿、按、揉、弹拨
	神门	腕横纹尺侧端,尺侧腕屈肌腱桡侧凹陷中	惊悸,怔忡,失眠多忘	拿、按、揉

续表

经络	穴名	位置	主治	常用手法
手太阳小肠经	少泽	小指尺侧指甲旁 0.1 寸	发热,中风昏迷,乳少,咽喉肿痛	掐
	小海	屈肘,当尺骨鹰嘴与肱骨上踝之间凹陷中	牙痛,颈项痛,上肢酸痛	点、按、揉
	秉风	肩胛骨冈上窝中,天宗穴上	肩部疼痛,不能举臂,上肢酸麻	按、揉、一指禅推
	肩外俞	第 1 胸椎棘突下,旁开 3 寸	肩背疼痛,颈项强直,上肢冷痛	按、揉、㨰、一指禅推
	肩中俞	大椎穴旁开 2 寸	咳嗽气喘,肩背疼痛,视物不清	㨰、按、揉、一指禅推、拿
	肩贞	腋后皱襞上 1 寸	肩关节酸痛,活动不便,上肢瘫痪	按、揉、㨰、拿
	天宗	肩胛骨冈下窝中央	肩背酸痛,肩关节活动不便,项强	按、揉、㨰、点、一指禅推
	颧髎	目外眦直下颧骨下缘凹陷中	口眼㖞斜	按、揉、一指禅推
足太阳膀胱经	睛明	目内眦旁开 0.1 寸	眼病	按、揉
	攒竹	眉头凹陷中	头痛,失眠,眉棱骨痛,目赤痛	按、揉、点、一指禅推
	天柱	哑门穴旁开 1.3 寸,当斜方肌外缘凹陷中	头痛,项强,鼻塞,肩背痛	拿、按、揉、一指禅推
	大杼	第 1 胸椎棘突下旁开 1.5 寸	发热,咳嗽,项强,肩背酸痛	按、揉、㨰、一指禅推
	风门	第 2 胸椎棘突下旁开 1.5 寸	伤风咳嗽,项强,肩背痛	按、揉、㨰、一指禅推
	肺俞	第 3 胸椎棘突下旁开 1.5 寸	咳嗽胸闷,气喘,背肌劳损	按、揉、㨰、一指禅推
	心俞	第 4 胸椎棘突下旁开 1.5 寸	失眠,心悸,心绞痛	按、揉、㨰、一指禅推、弹拨
	肝俞	第 9 胸椎棘突下旁开 1.5 寸	胁肋痛,口苦,黄疸	按、揉、㨰、一指禅推、点
	脾俞	第 11 胸椎棘突下旁开 1.5 寸	胃脘胀痛,消化不良,小儿慢脾惊	按、揉、㨰、点、一指禅推、弹拨、擦
	胃俞	第 12 胸椎棘突下旁开 1.5 寸	胃痛,小儿吐乳,消化不良	按、揉、㨰、点、一指禅推、弹拨、擦
	三焦俞	第 1 腰椎棘突下旁开 1.5 寸	肠鸣,腹胀,呕吐,腰背强痛	按、揉、㨰、一指禅推
	肾俞	第 2 腰椎棘突下旁开 1.5 寸	肾虚,腰痛,遗精,月经不调	按、揉、㨰、点、擦、一指禅推、拍打、弹拨
	气海俞	第 3 腰椎棘突下旁开 1.5 寸	腰腿痛	按、揉、㨰、一指禅推
	大肠俞	第 4 腰椎棘突下旁开 1.5 寸	腰腿痛,腰肌劳损,肠炎	按、揉、㨰、一指禅推、擦
	关元俞	第 5 腰椎棘突下旁开 1.5 寸	腰腿痛,泄泻	按、揉、㨰、一指禅推、擦
	八髎	在第 1、2、3、4 骶后孔中(分别称为上髎、次髎、中髎、下髎)	腰腿痛,泌尿生殖系疾患	点、按、揉、㨰、擦、拍打、振、击
	秩边	第 4 骶椎棘突下旁开 3 寸	腰腿痛,下肢痿痹,小便不利,便秘	按、揉、㨰、拿、点、弹拨
	殷门	臀沟中下 6 寸	坐骨神经痛,下肢瘫痪,腰背痛	按、揉、点、压、拍、拿、㨰
	委中	腘窝横纹中央	腰痛,背痛,膝关节屈伸不利,半身不遂	拿、㨰、揉、按、点
	承山	腓肠肌两肌腹之间凹陷顶端	腰腿痛,腓肠肌痉挛	拿、揉、㨰、推、擦
	昆仑	外踝与跟腱之间的凹陷中	头痛,项强,腰痛,踝关节扭伤	拿、揉、点、按、擦
足少阴肾经	涌泉	足趾跖屈时,约当足底前 1/3 凹陷中	高血压,小儿发热	点、擦、按、揉
	太溪	内踝与跟腱之间凹陷中	喉痛,不寐,齿痛,阳痿	按、揉、一指禅推
	水泉	太溪直下 3 寸	月经不调,痛经,小便不利,目昏花	按、揉、点
	照海	内踝下缘凹陷中	月经不调	按、揉、点

续表

经络	穴名	位置	主治	常用手法
手厥阴心包经	曲泽	肘横纹中，肱二头肌腱尺侧缘	上肢酸痛，瘫痪	点、按、揉
	内关	掌横纹上2寸，掌长肌腱与桡侧腕屈肌腱之间	胃痛，呕吐，心悸，精神失常	点、揉、按、一指禅推
	大陵	腕横纹中央，掌长肌腱与桡侧腕屈肌腱之间	心痛，心悸，胃痛，呕吐，胸胁痛	点、按、揉、弹拨
手少阳三焦经	中渚	握拳，第4、5掌骨小头后缘之间	偏头痛，掌指痛，肘臂痛	点、按、揉、一指禅推
	阳池	腕背横纹中，尺总伸肌腱尺侧缘凹陷	肩背痛，腕痛，消渴，耳聋	点、按、揉、一指禅推
	外关	腕背横纹上2寸，桡骨与尺骨之间	头痛，肘臂、手指痛，屈伸不利	掐、按、揉、一指禅推
	肩髎	肩峰外下方，肩髃穴后寸许凹陷中	肩背酸痛，肩关节活动不利	按、揉、㨰、一指禅推、拿
足少阳胆经	瞳子髎	在目外眦外侧，眶骨外侧缘凹陷中	头痛，目赤，目痛，迎风流泪	按、揉、点、一指禅推
	阳白	在前额，于眉毛中点上1寸	头痛，目眩，目痛	按、揉、一指禅推
	风池	颈后枕骨下，胸锁乳突肌与斜方肌三角凹陷中，平风府穴	偏头痛，头痛，眩晕，颈项强痛，中风，外感	拿、按、揉、点、一指禅推、掐
	肩井	大椎穴与肩峰连线中点	项强，项背痛，手臂上举不利，诸虚百损	拿、按、揉、一指禅推、拍击
	环跳	股骨大转子与骶管裂孔连线的外1/3与内2/3交界处	腰腿痛，坐骨神经痛，偏瘴，下肢痿痹	按、揉、㨰、点
	风市	大腿外侧中间，腘横纹水平线上7寸	偏瘫，下肢痿痹麻木，膝关节酸痛	按、揉、㨰、点
	阳陵泉	腓骨小头前下方凹陷中	膝关节酸痛，胁肋痛	拿、点、按、揉、擦
	悬钟	外踝上3寸，腓骨后缘	头痛，项强，下肢酸痛	拿、按、揉
	丘墟	外踝前下方，趾长伸肌腱外侧凹陷中	膝关节酸痛，胁肋痛	按、点、拿、揉
足厥阴肝经	太冲	足背第1~2趾骨结合部之前凹陷中	头痛，眩晕，高血压，小儿惊风	拿、按、揉
	中都	内踝上7寸，胫骨内侧面的中央	腹痛，泄泻，疝气，崩漏，恶露不尽	按、揉、拿、擦
	章门	第11肋游离端下际	胸胁痛，胸闷，腹胀，腹痛	摩、拿、按、揉
	期门	乳头直下，第6肋间隙	胸胁痛，呕吐，腹胀泄泻	摩、拿、按、揉
督脉	腰阳关	第4腰椎棘突下	腰背疼痛，下肢痿痹，月经不调	按、揉、擦、一指禅、点
	命门	第2腰椎棘突下	腰背疼痛，虚损腰痛，遗尿，耳鸣，耳聋，泄泻	按、揉、擦、一指禅、点
	脊中	第11腰椎棘突下	腰脊强痛，腹泻，脱肛	按、揉、点
	大椎	第7颈椎棘突下凹陷中	头痛，项强，恶寒发热，胸痛，脊背酸痛	按、揉、一指禅推、掐
	风府	后发际正中直上1寸	颈项强痛，眩晕，半身不遂，咽喉肿痛，外感	点、按、拿、揉、一指禅推
	百会	后发际正中直上7寸	头痛，眩晕，惊悸，健忘，失眠，耳聋耳鸣，脱肛，泄泻，高血压	按、揉、一指禅、振、击
	人中	人中沟正中线上1/3与中1/3交界处	惊风，口眼㖞斜，昏迷，眩晕	掐、点、揉、一指禅推

续表

经络	穴名	位置	主治	常用手法
任脉	中极	脐下 4 寸	腹痛,痛经,经闭,遗尿,消渴,眩晕	一指禅推、摩、按、揉、点、振
	关元	脐下 3 寸	腹痛,脘腹胀满,痛经,闭经	一指禅推、摩、按、揉
	气海	脐下 1.5 寸	腹痛,泄泻,腹胀,经闭	一指禅推、摩、按、揉、点
	神阙	脐中央	腹痛,泄泻	摩、按、揉、振
	中脘	脐上 4 寸	胃痛,腹胀,呕吐纳呆,头痛,失眠	点、按、揉、一指禅、摩、振
	上脘	脐上 5 寸	反胃,胃痛,胸中满痛	点、按、摩
	膻中	前正中线上,平第 4 肋间隙	喘咳,胸闷,胸痛,心悸,乳癖	点、按、揉、一指禅推
	天突	胸骨上窝正中	咳嗽,咯痰不爽,咽喉肿痛	点、按、揉、一指禅推
经外奇穴	印堂	两眉头连线的中点	头痛,头晕,不寐	推、拿、按、揉、一指禅推
	太阳	眉梢与目外眦之间向后约 1 寸外凹陷中	偏正头痛,目眩,牙痛,口眼㖞斜,目涩,失眠	推、揉、抹、一指禅推、推运
	鱼腰	眉毛的中点	目赤肿痛,眼睑下垂,口眼㖞斜	抹、按、揉、一指禅推
	安眠	在风池与翳风连线中点	失眠,头痛,眩晕,心悸,耳聋,高血压	按、揉、摩、一指禅推
	定喘	第7 颈椎棘突下缘中点旁开0.5寸	喘咳,肩背痛,落枕,上肢疼痛不举	按、揉、拿、㨰
	夹脊	第1 胸椎至第 5 腰椎各椎棘突下旁开 0.5 寸	脊柱强直,疼痛,四肢疾病与脏腑疾病	推、㨰、按、揉

2.2 解剖基础

随着时代发展,古老推拿疗法在吸收大量现代医学知识基础上(尤其是解剖学、组织胚胎学、生物力学等学科知识),取得了全新的发展,使之更适于临床,为人类健康服务,因此,全面掌握人体解剖学知识是学好推拿的重要环节。

2.2.1 骨 骼

2.2.1.1 骨骼的形态

骨骼的形态可分为长骨、短骨、扁骨、不规则骨和含气骨。

1) *长骨* 呈管状,分为一体和两端,中部较长的一段称骨干,长骨两端比较膨大,叫骨骺,分布于四肢,其突起部分可作为推拿取穴的体表标志,如桡骨茎突取列缺穴、尺骨茎突取养老穴等。

2) *短骨* 近似立方形,多成群地分布于某些部位,其凹陷处可作为取穴标志,如手腕骨凹陷取阳溪穴、足跗骨凹陷取公孙穴。

3) *扁骨* 大多又宽又扁,呈板状,分布于头、胸等处,主要构成颅腔、胸腔和盆腔的壁,对腔内重要器官起支持、保护作用,其突起或凹陷部分可作为取穴标志,如肩胛骨冈下窝中央取天宗穴、两侧肩胛下角连线平对第 7 胸椎棘突。

4）不规则骨 形状不规则，功能多样，如椎骨，其棘突可作为背部俞穴的定位标志，第7颈椎棘突下取大椎穴、第2腰椎棘突下取穴命门。

5）含气骨 骨内具有含气的空腔，如上颌骨，其眶下孔取四白穴等。

2.2.1.2 骨骼的组成

成人全身骨骼共有206块，其中，颅骨29块、躯干骨51块、四肢骨126块。

（1）颅骨

颅骨共23块（另有6块听小骨），分为脑颅和面颅两部分。脑颅共有8块骨，面颅共有15块骨，其在体表所形成的凸起或凹陷部分可作为体表取穴标志，如枕外隆突上取脑户、乳突前下方取翳风等。

（2）躯干骨

1）椎骨 幼年时，椎骨共有33个，随着年龄的增长，5个骶椎融合成一块骶骨，4个尾椎则融合成一块尾骨，故成人有24个独立的椎骨。其中颈椎7个、胸椎12个、腰椎5个。椎骨由位于前方的椎体和位于后方的椎弓结合而成。椎体和椎弓共同围成一孔，称椎孔。全部椎骨的椎孔连接成椎管，椎管内容纳脊髓等。椎体呈圆柱状，上下面平坦，是椎骨负重的主要部分。椎弓是弓形的骨板，在椎弓根的上、下缘各有一个切迹。邻位椎骨的上、下两个切迹，围成椎间孔，有脊神经通过。由椎弓后面正中向后或后下方发出一个突起，称棘突。由椎弓向两侧各发出一个突起，指向外方，称横突；棘突和横突均为肌肉和韧带的附着点。椎弓还向上、下方各发出一对突起，分别称上关节突和下关节突。各关节突上均有光滑的关节面。椎骨在体表形成的凸起或凹陷是推拿取穴的重要标志，督脉、华佗夹脊、膀胱经第1或第2侧线穴位均以脊椎作为定位的重要标志。

2）肋 包括肋骨和肋软骨。肋骨细长而呈弓形，共12对，无髓腔，属扁骨。人体许多穴位分布在肋骨间隙，如期门、中府、胸乡、乳根穴等。

3）胸骨 是一块位于胸前正中的长形骨，分胸骨柄、胸骨体和剑突。柄与体相接处略向前突出，称胸骨角，其两侧正对第2肋，是体表取穴的重要标志，如屋翳、膺窗、天池等。

（3）四肢骨

1）上肢骨

A. 锁骨：呈“S”形弯曲，内侧端与胸骨相接，外侧端与肩胛骨相接，横架在胸廓前上方，支撑肩胛骨向外。锁骨上端所形成的凹陷为缺盆穴定位标志。

B. 肩胛骨：是三角形的扁骨，位于胸廓后外侧的上方。肩胛骨外侧角关节盂与肱骨头形成肩关节，肩胛骨的前面为一大的浅窝，称肩胛下窝，后面有一横位的骨嵴，称肩胛冈；此冈将肩胛骨后面分为冈上窝和冈下窝。肩胛冈的外侧端向前伸展，成为肩峰。上述突起或凹陷是临床取穴的重要标志，如肩峰前凹陷为肩髃、冈上窝中央为秉风、两侧肩胛下角连线平第7胸椎棘突等。

C. 肱骨：位于臂部，是上肢中最长的管状骨，分为体和两端。上端膨大为半球形称肱骨头，与肩胛骨的关节盂相关节。肱骨下端有关节面，与尺骨桡骨上端构成肘关节。临床上曲池、小海、少海等穴皆以肘关节所形成的突起作为定位标志。

D. 桡骨：是前臂两骨中位于外侧的一个，分为体和两端。上端比下端细小，其顶端稍膨大，称为桡骨头。头的上面有关节凹与肱骨小头组成关节，头的周围有环状关节面与尺骨组成关节。体下端的外侧向下突出，称为桡骨茎突。桡骨下端的内侧面有关节面，称尺切迹，与尺骨头相关节，下面有腕关节面与腕骨相关节。

E. 尺骨:位于前臂的内侧,分为体和两端。上端较粗大,前面有半月形的凹陷,称半月切迹,与桡骨头相关节;与桡骨相对,称为骨间缘。尺骨下端称为尺骨头,与桡骨的尺切迹相关节。头的后内侧有向下的突起,称尺骨茎突。

F. 手骨:分为腕骨、掌骨及指骨。其中腕骨 8 块;掌骨 5 块;指骨 14 块,除拇指为 2 节外,其他都为 3 节。手部由于皮下脂肪较薄,骨性标志比较明显,易于临床取穴,如第 2 掌指关节前凹陷取二间穴、后凹陷取三间穴,第 5 掌指关节前凹陷取前谷穴、后凹陷取后溪穴等。

2) 下肢骨

A. 髋骨:位于盆部的不规则骨,由髂骨、坐骨和耻骨合成。髂位于上方,耻骨位于前下方,坐骨位于后下方。髂骨所形成的髂嵴为临床取穴的重要标志,如髂嵴最高点平第 4 腰椎棘突等。

B. 股骨:位于大腿,是人体最长和最结实的长骨。球形的股骨头位于上端内上前方,与髋臼构成髋关节,下端膨大,与胫骨和髌骨构成关节。股骨头在体表标志明显,如临床上取环跳穴,即为股骨头和骶管裂孔连线的中外 1/3 交点。

C. 髌骨:位于股四头肌腱内,上宽下尖,前面粗糙,后面有光滑的关节面与股骨髌面相关节。临床上髌骨正中上凹陷为鹤顶取穴标志,髌骨下凹陷为内外膝眼取穴标志。

D. 胫骨:位于小腿内侧,分为体和两端,上端膨大,与股骨下端相关节。外侧髁的后下面有腓关节面,与腓骨头相关节,上端前面胫骨粗隆。下端稍膨大,下端关节面与距骨相关节。临床上外侧髁正下方凹陷为申脉,足三里、丰隆等穴则以胫骨粗隆为取穴标志。

E. 腓骨:居小腿外侧。上端稍膨大称腓骨头,上端与胫骨相关节,下端膨大为腓骨外髁,下端内侧面与距骨相关节。临床上腓骨头前下方为阳陵泉取穴标志。

F. 足骨:分为跗骨、趾骨及跖骨。其中跗骨 7 块,趾骨 14 块,跖骨 5 块。足骨在体表形成的骨性突起和凹陷是临床取穴定位的重要标志,如第 1、第 2 趾骨间前凹陷为太冲,第 1 趾骨头后凹陷为太白穴等。

2.2.2 骨 连 结

骨与骨之间的连接装置就叫骨连结,其可分为直接连结和间接连结两种。

(1) 直接连结

骨与骨之间借由致密结缔组织构成的膜和韧带或软骨直接相连结,包括纤维连结、软骨连结和骨性结合。这类骨连结的运动范围很小或不能运动。

(2) 间接连结

间接连结又称关节。构成关节的骨借结缔组织囊互相连接,囊内有空腔,运动范围较大。此类骨连结即关节具有活动性。

1) 关节的主要结构　包括关节面、关节囊和关节腔。

A. 关节面是相关节的两骨的接触面,一般为一凹一凸,表面覆以关节软骨,具有减少摩擦和缓冲作用。

B. 关节囊由结缔组织构成,附着于关节面的周缘及其附近的骨面上,封闭关节腔,可分内、外两层。内层光滑,称滑膜层,能分泌少量润滑液,起润滑作用;外层较厚而坚韧,称纤维层。滑膜可向关节内突入形成突起和皱襞,称为滑膜键。在某些部位,滑膜层突出于关节囊外,形成滑膜囊。滑膜层可分泌滑液。

C. 关节腔是由关节囊滑膜层和关节软骨共同围成的密闭腔隙,内含少量滑液,腔内为负压。

2) 关节的运动　屈和伸、内收和外展、旋内和旋外三组拮抗性的运动以及环转运动。

(3) 躯干骨的连结

1) 椎体间的连结　上下两个椎体之间借椎间盘、前纵韧带和后纵韧带相连结。椎间盘既坚韧又有弹性,可以承受压力,具有缓冲作用。

2) 关节　借相邻椎骨上下关节突、黄韧带、棘间韧带及棘上韧带连结。

3) 寰与枕骨及枢椎的连结　枕髁与寰椎上关节连结成寰枕关节,寰椎与枢椎间连结构成寰枢关节。

4) 脊柱　位于躯干背面正中,由 24 块分离椎骨、1 块骶骨和 1 块尾骨接椎间盘、韧带和关节紧密连结而成。其具有运动、保护、支持等作用。

(4) 四肢骨的连结

1) 肩关节　由肩胛骨的关节盂与肱骨头连结构成。肩关节的关节囊极为松弛,并且其下壁更为薄弱。肩关节为全身最灵活且活动范围最大的关节,可做屈、伸、收、展、旋内、旋外以及环转运动。肩关节的稳固性在很大程度上取决于关节周围肌肉的支持,但关节下方缺乏肌肉保护,成为肩关节的薄弱点。

2) 肘关节　是复关节,由肱骨下端的关节面和尺骨、桡骨上端共同构成。在小儿,因桡骨头尚在发育之中,环状韧带松弛,故容易发生桡骨头半脱位。肘关节主要可做屈、伸运动,桡尺骨间可做旋前和旋后运动。

3) 腕关节　由桡骨下端的关节面和尺骨下端的关节盘以及手舟骨、月骨和三角骨共同构成。具有屈、伸、收、展和环转运动功能。

4) 髋关节　由股骨头与髋骨的髋臼连结构成,髋关节的关节囊紧张而坚韧,上方附着于髋臼周缘和髋臼横韧带,下方附着于股骨颈,股骨颈骨折分为囊内、囊外或混合性骨折。关节囊的下部较薄弱,关节囊内有股骨头韧带,起于髋臼横韧带,止于股骨头凹,为滑膜所包被,内含营养股骨头的血管。髋关节可做屈、伸、收、展、旋内、旋外和环转运动。

5) 膝关节　人体最大最复杂的关节,由股骨下端、胫骨上端和髌骨连结构成。膝关节的关节囊薄而松弛,附于各关节面的周缘,周围有韧带加固,以增加关节的稳定性。关节囊前下方有髌韧带,它是股四头肌腱的下续部分。在内侧,有胫侧副韧带,与关节囊和内侧半月板紧密结合。在外侧,有腓侧副韧带,为一独立的圆索,不与关节囊相连。在股骨内、外侧髁的关节面之间,还有由纤维软骨构成的内外侧半月板。内侧半月板呈“C”字形,较大,前端窄后部宽,其外缘中份与胫侧副韧带紧密相连。外侧半月板近似“O”字形,较小。两侧半月板前缘之间有韧带相连。膝关节主要能做屈、伸运动,在半屈膝时还可作轻微的旋转运动。

6) 距小腿关节　由胫骨下端和腓骨下端与及距骨构成,又称踝关节。踝关节主要能做跖屈和背伸运动。

2.2.3 骨　骼　肌

(1) 肌的形态和作用

骨骼肌大致可分为长肌、短肌、阔肌、轮匝肌和羽状肌 5 种。肌腱主要由平行的胶原纤维束构成,色白,较坚韧而无收缩能力。肌腹主要由横纹肌纤维束组成,色红,柔软,有收缩能力。肌的两端通常借肌腱或肌膜附着于两块或两块以上的骨面上,中间跨过一个或几个关节,当肌收缩时牵动骨产生运动。

(2) 肌的起止

肌在固定骨上的附着点称为定点,也称起点,而在移动骨上的附着点称为动点,也称止点。肢体的远侧部分较肢体的近侧部分更为活动,常把接近身体正中线的附着点看作是定点,另一点则看成是动点。肌的定点和动点在一定条件下是可以相互置换的。肌收缩时，肌腹缩短变相。除少数肌因止于皮肤、黏膜、关节囊或筋膜，收缩时牵动这些结构外，大多数肌则通过骨骼的杠杆作用来表现其所有的运动。

（3）肌的辅助装置

肌的辅助装置位于肌的周围，有协助肌活动的作用。它包括筋膜、滑膜囊、腱鞘和籽骨等。筋膜主要有浅筋膜和深筋膜两种，浅筋膜由疏松结缔组织构成，内含丰富的脂肪，血管和神经；深筋膜由致密结缔组织构成，包裹肌和肌群、血管和神经等，遍布全身。滑膜囊为结缔组织形成的封闭囊，囊内有囊壁产生的滑液，减少腱与骨面之间的摩擦。腱鞘存在于活动性较大的部位，使肌腱固定于一定的位置，并在肌活动中减少肌腱与骨面的摩擦。

（4）头颈肌

1）胸锁乳突肌　斜位于颈部两侧，为一强有力的肌，大部被颈阔肌覆盖，起自胸骨和锁骨，肌束斜向后上方，止于颞骨的乳突。此肌单侧收缩使头向同侧倾斜，面转向对侧，两侧收缩可使头后仰。

2）表情肌　大部分是起至深层的颅骨，止于浅层的面部皮肤，如眼轮匝肌、口轮匝肌等。这些肌的收缩可呈现不同的表情，如喜、怒、哀、乐等。

3）咀嚼肌　均作用于下颌骨，收缩时可使下颌骨做上提以及前后左右运动以实现咀嚼食物和协助说话的功能。咀嚼肌主要有咬肌和颞肌。

（5）躯干肌

1）斜方肌　位于项部和背上部，两侧一起收缩可使肩胛骨向脊柱靠拢，上部肌束可上提肩胛骨，下部肌束使肩胛骨下降，当肩胛骨固定，两侧同时收缩可使头后仰。

2）背阔肌　位于背下部，以腱膜起于下部胸椎的棘突、胸腰筋膜、骶正中嵴和髂嵴后分等处，肌纤维向外上方集中，以扁腱止于肱骨的小结节嵴。主要作用是使肩关节内收、旋内和臂后伸。当上肢上举较固定时可上提躯干。

3）骶棘肌　纵列于棘突两侧的深沟内，起自骶骨背面和髂嵴的后分，使脊柱后伸和仰头，一侧收缩时则使脊柱侧屈。

4）菱形肌　位于斜方肌的深部，为菱形的扁肌，起自下 2 个颈椎及上 4 个胸椎的棘突，肌束斜向外下方，止于肩胛骨脊柱缘的下半部。它可以使肩胛骨向脊柱靠拢，并使其略向上内方。

5）胸大肌　位于胸廓前上部，肌纤维向外上方集中，止于肱骨上段，能够使臂内收和旋内。

6）腹肌　位于胸廓下口与骨盆上缘之间，构成腹壁。主要由腹直肌、腹外斜肌和腹横肌等组成。其主要作用是保护和支持腹腔脏器，增加腹压以协助排便和分娩。

（6）四肢肌

1）三角肌　位于肩部外侧，呈三角形。起自肩胛骨和锁骨，止于肱骨中部外侧面。其主要作用是使肩关节外展，前部肌束收缩可使肩关节屈曲和旋内，而后部肌束收缩则可使肩关节伸展和旋外。

2）冈上肌　起自肩胛骨的冈上窝，肌束向外经喙肩韧带的下方，越过肩关节上方，止于肱骨大结节的上部。其主要作用是使肩关节外展。

3）肱二头肌　呈梭形，有长、短两头，长头以长腱起自肩胛骨的盂上结节，通过肩关节囊，经结节间沟下降；短头在内侧，起自肩胛骨的喙突。两头相合，经肘关节面，止于桡骨上段。其主要作用是屈肘关节，当前臂屈曲并处于旋前位时，为前臂有力的旋后肌，此外，还能协助屈肩关节。

4）前臂肌　位于尺、桡骨的周围，有 19 块，多数为具有长肌腹和长腱的长肌，按位置分为前、后两群。前群位于前臂的前面，主要作用是屈腕和屈指，总称屈肌群。后群位下前臂的后面，主要作用是伸腕和伸指，总称伸肌群。

5）股四头肌　是全身中体积最大、力量最强的肌，有 4 个头：股直肌、股内侧肌、股外侧肌和股中间肌。4个头向下形成一个总腱,包绕髌骨的前面和两侧,继而下延为髌韧带。其作用是伸膝关节,股直肌还有屈髋关节的作用。

6) *后群* 共有3块肌肉:股二头肌,位于股后部外侧,有长、短两个头。两头合并,以长腱止于腓骨头;半腱肌,位于股后部的内侧,肌腱细长,约占肌的下半,起自坐骨结节,止于胫骨上端的内侧面;半膜肌,在半腱肌的深面,以扁面薄的腱膜起自坐骨结节,向下止于胫骨内侧髁的后面。其主要作用是屈小腿。

7) *小腿三头肌* 分浅面的腓肠肌和深面的比目鱼肌。腓肠肌与比目鱼肌的腱合成粗大的跟腱,止于跟骨结节。其主要作用是屈距小腿关节和膝关节,对于行走、跑、跳和维持站立姿势都起十分重要的作用。

2.2.4 主要体表标志

(1) 主要体表骨性标志

1) 在外耳门后下方皮下可触摸到颞骨乳突;在外耳门前下方可触及下颌角;在枕部正中皮下可触及枕外隆凸,低头时较明显。

2) 背部正中皮下能触及椎骨棘突。特别是第7颈椎棘突,低头时更明显,是测量项长(后颈长)的体表标志。两侧肩胛冈内侧缘连线,平第3胸椎棘突。两髂嵴最高点连线平第4腰椎棘突,易于在体表扪及。

3) 肋骨除第1肋骨外,所有肋骨都可扪及。第2肋位于锁骨下方皮下。两侧肩胛骨下角连线平对第7肋或第7肋间隙。

4) 胸骨全长位于胸正中部皮下,其中胸骨角两侧平对第2肋,是计数肋的重要标志。

(2) 触摸躯干和颅的皮肤、肌性和腱性标志

1) *人中* 上唇处中线上的纵行浅沟。

2) *鼻唇沟* 脸颊和上唇分界处的斜行浅沟。

3) *咬肌和颞肌* 咬紧牙关,在下颌角的前上方、颧弓下方可摸到强硬的条状咬肌。在颧弓上方的颞窝内可摸到坚强的颞肌。

4) *胸锁乳突肌* 转头向对侧时,可见位于颈前外侧呈长条状的肌性隆起。

5) *腹直肌* 腹前正中线两侧的长形肌性隆起,肌肉发达者可在两侧腹直肌上有3条横沟,为腹直肌腱划,腱划上、下有发达的肌腹,一般有8块。

6) *竖脊肌* 在脊柱两侧,呈纵形肌性隆起。

2.2.5 神 经 系 统

神经系统由位于颅腔和椎管内的脑和脊髓及遍布于全身各部的周围神经所组成,是人体内的主导系统,人体的各器官、系统都是在神经系统的统一调控下,互相制约,互相协调,维持机体内部的动态平衡。

2.2.5.1 中枢神经系统

中枢神经系统包括脑及脊髓。两者在枕骨大孔处相连,有控制和调节整体功能活动的作用。

(1) 脑

脑位于颅腔内,发生于胚胎时期的神经管前部,由大脑、间脑、中脑、小脑、脑桥及延髓构成。

1）脑干　通常将延髓、脑桥和中脑合称脑干，位于颅后窝内。脑干的背面与小脑相接，小脑与脑桥和延髓之间的空腔为第四脑室。在延髓侧面，自上而下有舌咽神经、迷走神经核副神经的根。在脑桥的外侧部有粗大的三叉神经根。脑桥与延髓腹侧交界处，从中线向外侧有展神经、面神经核前庭窝（位听）神经的根。中脑腹侧面有一对纵行柱状隆起的大脑脚，其两脚中间有一对动眼神经出脑，中脑的背侧面有两对圆形隆起，分别是上丘和下丘，在下丘的下方，有滑车神经出脑。

2）小脑　表层为灰质，内部为白质，齿状核是白质内最大的神经核小脑是重要的运动调节中枢，维持身体平衡，保持和调节肌张力，协调躯体的随意运动。

3）间脑　位于中脑的前上方，大部分被大脑半球所掩盖，间脑中间有一矢状位腔隙，称第三脑室。间脑主要分为背侧丘脑、后丘脑和下丘脑三部，其中，背侧丘脑是皮质下高级感觉中枢；后丘脑有内侧膝状体和外侧膝状体，内侧膝状体是听觉的皮质下反射中枢，外侧膝状体是视觉的皮质下反射中枢；下丘脑是重要的皮质下内脏神经中枢，它在大脑皮质的影响下对内脏活动起重要的调节作用。

4）大脑　包括左大脑半球和右大脑半球。大脑有 3 条沟，即中央沟、外侧沟和顶枕沟。分为额叶、顶叶、枕叶、颞叶和岛叶 5 个分叶。在额叶的后部有与中央沟平行的中央前沟，两沟之间的脑回是发动对侧半身随意运动的最高中枢，称为运动中枢；在顶叶的前部有与中央沟平行的中央后沟，两沟之间的脑回是接受来自对侧半身的深、浅感觉冲动，称为感觉中枢；在颞叶上面外侧沟内的颞横回是接受来自两耳的听觉冲动，称为听觉中枢；在枕叶的内侧面距状沟上下的皮质称为视觉中枢。

（2）脊髓

脊髓位于椎管内，其上端在枕骨大孔处与延髓相连，下端约平第 1 腰椎下缘，脊髓有脊神经的前、后根出入。脊神经有31对，其中颈神经 8 对，胸神经 12 对，腰神经 5 对，骶神经 5 对和尾神经 1 对。每一对脊神经均由前、后根椎间孔处合成。在切面上可明确地分出内部的灰质和周围的白质，灰质中央是中央管，它在脊髓圆锥处扩大成终室，向上连通第四脑室。脊髓的功能是传导功能及反射功能，正常情况下，脊髓的许多活动都是在脑的控制下进行的。

2.2.5.2　周围神经系

周围神经系包括脊神经和脑神经。它们由脑和脊髓对称地向周围分布到各组织器官。其作用是由周围向中枢或由中枢向周围传递神经冲动。根据分布对象的不同，又可分为躯体神经系和内脏神经系，它们的中枢均位于脑和脊髓。两者都有传入（感觉）和传出（运动）纤维。

（1）脊神经

脊神经脊髓发出，共 31 对，即颈神经 8 对，胸神经 12 对，腰神经及骶神经各 5 对，尾神经 1 对。每一对神经都由与脊髓相连的前根和后根在椎间孔处汇合而成。前根属于运动性，由脊髓前角运动神经元以及脊髓胸 1 至腰 3 节侧角中间外侧核和骶 2~4 节副交感核的神经元发出的轴突组成，还分别含有交感神经纤维和副交感神经纤维。脊神经的后根属感觉性，由脊神经节中假单极神经元的中枢突组成。除含有躯体感觉纤维外，在胸部和腰上部以及骶 2~4 的后根内，还含有内脏感觉纤维。每对脊神经都含有运动纤维和感觉纤维，所以脊神经是混合性神经。神经元发出的中枢突组成后根进入脊髓，其周围突参与组成脊神经，分布于躯干和四肢的皮肤，骨骼肌、腱、关节和内脏等，把躯体和内脏的感觉冲动传向中枢。脊神经经椎间孔穿出椎管，其形成的神经丛有颈丛、臂丛、腰丛和骶丛。由这些丛发出的神经，分布于颈、胸、腹、盆部及四肢的肌和皮肤。

(2) 脑神经

脑神经共 12 对为:嗅神经、视神经、动眼神经、滑车神经、三叉神经、展神经、面神经、前庭蜗(位听)神经、舌咽神经、迷走神经、副神经、舌下神经。其纤维成分有躯体传入(感觉)纤维,内脏传入(感觉)纤维,躯体传出(运动)纤维,内脏传出(运动)纤维。传入(感觉)性神经包括嗅、视和前庭蜗神经 3 对;传出(运动)性神经包括动眼、滑车、展、副和舌下神经 5 对;混合性神经包括三叉、面、舌咽和迷走神经 4 对。脑神经主要分布于头颈部,其中迷走神经还分布到胸腔和腹腔的脏器。

2.3 脏腑学说

脏腑学说是以五脏为中心来探讨人体生理活动、病理变化及其相互之间关系的一门学说,是中医基础医学的重要组成部分。它通过观察人体表露于外的一些客观现象来认识脏腑的生理活动和病理变化。推拿疗法作为中医临床治疗的一个重要手段,是以脏腑功能、经络理论为指导,运用各种不同的手法,达到疏通经络、调和阴阳、调整营卫气血失常,纠正脏腑病变,从而起到防病治病的作用。因此,脏腑学说作为推拿学的一个理论基础,在临床治疗上起着重要的指导作用。

2.3.1 五脏所属

五脏是天地间五气、五行在人体的集中反映,凡是宇宙间的各种复杂现象,都可以围绕五脏以类相属,因此,古人将宇宙间万事万物与人体的相应关系概括为"五脏所属",其中也包括了一部分中医病理和药理学的内容。

古人以五脏为主导将各种现象及事物归类为:肝的所属→以伸长、升动为特征的现象及事物,如天上的风,地上的木,四时的春季,方位的东方,颜色的苍色,音乐的角音,弦脉等等,都属于肝;心的所属→以温煦为特征的现象及事物,如天上的热气,地上的火,四时的夏季,方位的南方,颜色的赤色,音乐的徵音,洪脉等,都属于心;脾的所属→以冲和为特征的现象及事物,如天上的湿气,地上的土,四时的长夏,方位的中央,颜色的黄色,音乐的宫音,缓脉等,都属于脾;肺的所属→以肃降为特征的现象及事物,如天上的燥气,地上的金,四时的秋季,方位的西方,颜色的白色,音乐的商音,浮脉等,都属于肺;肾的所属→以潜藏为特征的现象及事物,如天上的寒气,地上的水,四时的冬季,方位的西北方,颜色的黑色,音乐的羽音,沉脉等,都属于肾。

2.3.2 五脏生克

古人从生活体验中,认识了五脏(肝、心、脾、肺、肾)在机体中占有特殊的主导地位,一切其他器官或机体都从属于五脏,作为五脏的"配合"机构(肝主筋,心主血,脾主肌肉,肺主皮毛,肾主骨髓);在其内部联系中,五脏之间又有着相生的关系(肝生心,心生脾,脾生肺,肺生肾,肾生肝)。但是古人们有认识到五脏不可能孤立存在和活动,他首先必须和外在的客观环境保持着依存关系,因而形成了"五脏所生"的学说。

古人通过最现实的经验,首先指出了"五味生五脏"(五味:酸、苦、甘、辛、咸),其中五味可以概括人类生活必须依赖的品种万殊的饮食物质。而五味的产生,又离不开宇宙中各种基本元素的运动变化,因而产生了"五行生五味"(五行:木、火、土、金、水)的概念。在古代农业社会,气候季节的变化对当时生产和生活起着决定性的作用,因此,古人又进一步的产生了"五气产五行"(五气:风、热、湿、燥、寒)的概念。

我们把“五味生五脏”、“五行生五味”、“五气产五行”的这些概念统一起来如下：

风→木→酸→肝→筋→心
热→火→苦→心→血→脾
湿→土→甘→脾→肉→肺
燥→金→辛→肺→皮毛→肾
寒→水→咸→肾→骨髓→肝

中医学中关于五脏之间互相联系，互相制约的说明，主要是“五脏生克”学说。上文简要介绍了五脏之间相生的联系，可以概括为：肝→心→脾→肺→肾→肝（箭头前代表母，箭头后代表子）的关系；以相克来说：肾为心主，（主为主宰的意思），心为肺主，肺为肝主，肝为脾主，脾为肾主，即肾克心，心克肺，肺克肝，肝克脾，脾克肾，可以概括为：肾→心→肺→肝→脾→肾（箭头前代表所克，箭头后代表被克）的关系。

然而，这种生克关系并不是一成不变的，它会随着脏气的有余和不足发生相应的变化，即“有余，则制己所胜，而侮所不胜；不足，则己所不胜，侮而乘之，己所胜，轻而侮之，侮反受邪。”这就表明五脏之间要保持一定的平衡均势，必须“生中有克，克中有用”才能保证机体的运行不息，相反相成。《难经》中提出“五邪”，即“从后来者为虚邪，从前来者为实邪，从所不胜来者为贼邪，从所胜来者为微邪，自病来者为正邪”，说明了脏腑疾病互相影响的大小和它的生克关系是分不开的，因此，在临床上选用推拿手法时就需要考虑五脏的生克关系，做到“实则泻其子，虚则补其母”，防止疾病的传变及预测其转归。

2.3.3 脏腑生理功能

古人对脏腑学说的概括除了以上的五脏所属及相生相克关系外，还根据对脏腑的生理特点进行了更好的诠释。按照脏腑的生理功能特点，分为脏、腑、奇恒之府三类；脏，即为“五脏”，包括心、肺、脾、肝、肾；腑，即为“六腑”，包括胆、胃、小肠、大肠、膀胱、三焦；奇恒之府，即为脑、髓、骨、脉、胆、女子胞（子宫）。

五脏拥有共同生理特点，即是化生和贮藏精气；六腑拥有的共同生理特点，即是受盛和传化水谷，即“实者不能满，以降为顺，以通为用”；奇恒之府，是一个相对密闭的组织器官，具有类似于脏的贮藏精气的生理特点。脏腑的生理功能特点在临床实践中的具有很强的指导意义，如脏病多虚，腑病多实；脏实者可泻其腑，腑虚者可补其脏等。

1）心　主神明，藏神，心主的神志，是指人的精神、意识、思维活动都归属于心的调节。同时又主血脉，全身的血液都依赖于心脏的搏动而输送到全身，发挥濡养的作用。除此之外，心还有主汗液，开窍于舌的生理特点。

2）肺　肺主治节，藏魄，主气，司呼吸，主宣发和肃降，主管一身的气化。除此之外肺还有通调水道，合于皮，开窍于鼻等生理特点。肺主一身之气，是指一身之气都由肺所生且由肺进行调节，特别是宗气的生成，宗气是由肺吸入的清气与脾胃运化的水谷精气相结合而产生的。并且通过肺吸入自然界的清气，呼出体内的浊气，实现了机体内外气体的交换，从而保证了人体新陈代谢的正常进行。肺气宣发排出体内的浊气，并且将脾所转输的津液和水谷精微布散至全身，调节腠理之开阖，调节汗液的排泄；肺气肃降吸入自然界的清气，将清气和由脾转输的津液和水谷精微向下布散，通过肾和膀胱的气化作用，生成尿液排出体外，从而起到调节全身液体代谢的作用。

3）脾　主运化，藏意，主升清，主统血，仓廪之官，同时脾还有主四肢、肌肉，开窍于口等生理特点。脾主运化包括运化水谷和水液体。饮食入胃后，必须依赖于脾的运化功能，才能将水谷化为精微且依赖于脾的转输和散精功能，才能把水谷精微布散至全身。同时对于多余水分，脾能及时地转输到肺和肾，通过肺、肾的气化功能，化为汗和尿排出体外。脾主升清是指水谷中的精微物质吸收后通过脾气的升清作用上输于心、肺和头面，化生气血，营养全身。通过脾气固摄的作用使得脾有统摄血液在经脉之中流行，防止血液溢出脉外，防止出血的功能。

4）肝　主疏泄、主藏血，藏魂，将军之官，同时肝在体合筋，主泪，开窍于目等生理特点。肝主疏泄主要表现在调畅气机（主升、主动）、促进脾胃的运化功能、调畅情志等方面，肝的疏泄功能正常，则气机调畅，气血调和。经络通利，脾胃运化正常，心情开朗，脏腑器官活动正常。为了制约肝的阳气过升，维护肝的疏泄功能使肝冲和条达，肝内必须贮存一定的血量。机体在休息及情绪稳定时，全身活动量少，机体外周的血液需要量相对减少，血液贮藏于肝脏；在剧烈活动或情绪激动时，肝脏则把所贮存的血液向外周输布，供应机体的需要，因为肝脏有贮藏和调节血液的作用。

5）肾　藏精，藏志，主水，主纳气，作强之官，还有主骨生髓，开窍于耳于二阴等生理功能。肾藏精，主生长、发育及生殖，肾所藏之精气为先天之精，禀受于父母的生殖之精，是构成胚胎发育的原始物质，主要是促进机体的生长、发育和逐渐具备生殖功能。其中肾阴对机体各个脏腑组织器官起着滋养、濡润的作用，而肾阳对机体各个脏腑组织器官起着推动、温煦的作用。此外肾具有摄纳肺所吸入的清气的作用。人体的呼吸功能，不仅仅依靠肺司呼吸，还依赖于肾的纳气作用。此即所谓的“肺为气之主，肾为气之根，肺主出气，肾主纳气，阴阳相交，呼吸乃和”。

6）胆　中正之官，立决断，贮存和排泄胆汁，有助于饮食物的消化；但因胆本身并无传化饮食物的生理功能，且藏胆汁，与胃、肠等腑有别，故也隶属于奇恒之府。

7）胃　主受纳，腐熟水谷，以降为和，饮食入口，经过食管，容纳于胃，经过胃的消化形成食糜，再加上脾的运化功能，形成精微物质营养全身。脾胃对饮食水谷的消化功能，称作“胃气”。胃气之盛衰直接关系机体摄取水谷精微和化生气血的能力，关系机体的生命活动及其存亡。因而将脾胃称之为“后天之本”、“气血生化之源”。

8）小肠　受盛之官，主化物，泌别清浊。经过胃消化形成的食糜，在小肠内有长时间的停留，以利于进一步的消化和吸收形成水谷精微和食物残渣，将水谷精微和大量的水液吸收，把食物残渣输送如大肠。

9）大肠　主化糟粕，传导之官。经过小肠消化吸收后的食物残渣输入大肠后，大肠再吸收其中多余的水液，形成粪便，经肛门排出体外。大肠的传导变化作用不仅是胃的降浊功能的延伸，也与肺的肃降、肾的气化功能有关。

10）膀胱　藏津液，贮尿和排尿之器官，为州都之官，津液在肾的气化作用下生成尿液，下输于并贮存在膀胱内，由膀胱自主地控制并排出体外。

11）三焦　主持全身的气机和气化，通调水道，决渎之官，三焦不仅是气的升降出入的通道，气化的场所，元气根于肾，通过三焦布散于全身，而且三焦还有疏通水道，运行水液的作用，也是水液升降出入的通路。全身的水液代谢必须以三焦为通道，才能正常地升降出入。上焦主气的升发和宣散，但不是有升无降，而是“升已而降”；中焦“泌糟粕，蒸津液”，为升降之枢，气血生化之源；下焦主要为排泄糟粕和尿液。

12）脑　为髓之海，精明之府，与人体的精神意识、思维活动有关。

13）女子胞　主生殖和养育胞胎的作用。女子胞和肾脏及冲脉、任脉的关系最密切。当肾中精气旺盛，冲、任二脉气血充足时，月经正常，生殖和养育胞胎的作用正常。此外，胞宫与心、肝、脾三脏亦相关。心主血，肝藏血，脾统血的功能正常都为正常的月经、胎儿的孕育提供必要的保证。

在脏腑及奇恒之府的这些生理特征中有主从之分，在临床推拿时要注意分清脏腑病情的缓急及转归。另外中医对于脏腑功能的认识，还有阴阳升降的说法，即脏为阴，腑为阳，阴阳之中又可分为阴阳，如心为阳中之阳，肺为阳中之阴，肾为阴中之阴，肝为阴中之阳，脾为阴中之至阴等；阴中之阳的肝主升，阳中之阴的肺主降，一升一降才能使气血周流不息。如推拿治疗失眠疾病，根据脏腑学说中“心主血脉，藏神”，临床上许多“失眠”症往往是由于营卫不足而血虚，心无所养，所以治疗时以补养心血以安神为原则，取三阴交、心俞、肝俞、脾俞、肾俞、大椎、风池、百合、太阳、印堂、中脘等穴，手法上运用推、抹、抓、揉、摩、点按等补法。因而掌握脏腑学说的机制有利于我们更好地运用推拿手法于临床。

2.3.4 脏腑病理特点

1）心 心气充沛、血液充盈和脉道通利是血液的正常运行的最基本的前提条件。如果心气不足，血液亏虚，脉道不利，就会形成血液不畅，或血脉空虚，形成面色无华，脉象细弱无力甚则出现面色灰暗，唇舌青紫，心前区憋闷和刺痛，脉象结、代、促、涩等严重表现。心主神明则精神振奋，神志清晰，思考敏捷。对外界信息的反应灵敏和正常。当心主神志的生理功能异常，则可出现失眠、多梦、神志不宁，甚至谵狂；还可出现反应迟钝、健忘、精神委顿甚则昏迷、不省人事等临床表现。心主血，汗为津液所化生，又因为“血汗同源”，故有“汗为心之液”之称。若心阳不足，轻者自汗，重者大汗淋漓。若心阴不足，可有盗汗。“舌为心之苗”，舌的功能有赖于心主血脉和心主神志的生理功能，若心的阳气不足时舌质淡白胖嫩；心的阴血不足时则舌质红绛瘦瘪；心血瘀阻时则舌质暗紫或有瘀斑；心火上炎则舌红，生疮；心主神志的功能异常时则舌卷、舌强、语謇或失语等病理表现。

2）肺 肺主气的功能正常，则气道通畅，呼吸均匀协调。肺气不足时会出现呼吸无力，语气低微，身倦无力。若肺丧失了呼吸功能，清气不入、浊气不出，则全身的机能都将终止。肺失于宣发，可出现呼吸不利、胸闷、咳喘、鼻塞、喷嚏和无汗等病理表现，肺失于肃降，即可出现呼吸短促或表浅、咳痰、咯血等病理现象。肺的通调水道功能减退，则会出现水液停聚而生痰、成饮，甚则水泛为肿等病变。

3）脾 若脾的运化功能减退，脾失健运，则机体的消化吸收机能失常，水液停滞，而出现腹胀、便溏、食欲不振、倦怠、肌肉瘦削，四肢软弱无力，甚则痿弱不用等病变，产生湿、痰、饮等病理产物，甚至导致水肿。且气血生化无源，气血虚亏，气的固摄功能减退，就会导致出血。如便血、尿血、崩漏等脾不统血症。若脾气升清受到阻碍，则水谷不能运化，气血生化无源。出现头目眩晕、神疲乏力、腹胀、泄泻等症。中气下陷日久可见久泄脱肛，甚则内脏下垂等病症。

4）肝 肝气升发太过。肝气上逆时会出现头目胀痛、面红目赤，易于发怒，甚则猝然昏倒，不知人事。肝气郁结则津液输布代谢障碍、血瘀，形成癥瘕积聚、痰核、肿块或经行不畅、痛经、闭经等。肝的疏泄功能异常还会影响脾的升清和降浊功能，在上为眩晕、呕逆暖气，在中为脘腹胀满疼痛，在下为泄泻或便秘，称之为“木旺乘土”。肝气郁结时还会影响胆汁的分泌与排泄，而出现胁下胀满、疼痛、口苦、纳食不化、黄疸等症。只有当肝脏有足够的血液贮备量时且疏泄功能正常时，才能有效地发挥肝脏调节血量的作用。肝脏升泄太过或藏血功能减退，都会导致各种出血，如引起月经量多崩漏等症；肝脏疏泄不及或肝血不足则又可导致血瘀，如引起月经量减少、闭经。此外，肝的阴血不足时两目干涩，视物不清或夜盲，风火赤眼；肝经湿热时可见眼屎增多，迎风流泪等症。肝经风热，则见目赤痒痛；肝阳上亢，则头目眩晕；肝风内动，则目斜上视等。

5）肾 肾藏精的功能失常，生长发育和生殖能力必定要受到影响，会出现小儿发育迟缓，男子阳痿早泄、不育，女子不孕滑胎、未老先衰等肾精不足的表现。同时肾阴肾阳还影响着其他脏腑的生理功能，心失去肾阳的温照时出现心悸、脉迟、汗出、肢冷、气短等心肾阳虚之证，或出现心火上亢的表现；肺失去肾阴的滋养，则会出现咽燥、干咳、潮热等肺肾阴虚之证；脾失去肾阳的温煦时可出现五更泄泻，下利滑谷等脾肾阳虚之证；“水不涵木”则是肝失去肾阴的滋养后出现肝阳上亢，甚则肝风内动的临床表现。肾阴虚到一定程度时可累及肾阳，肾阳虚到一定程度，也会累及肾阴,发展为阴阳两虚的表现。肺吸入的清气,只有依靠肾的纳气作用才能使得呼吸要保持一定的深度。若肾的纳气功能减退,摄纳无权,呼吸就表浅,就会出现动则气喘、呼多吸少等病理现象。肾中的精气充盈,才能充养骨髓,提供骨的生长发育所需的营养。若肾中精气不足,骨髓空虚,髓海失养则会出现头晕、耳鸣、记忆力减退,牙齿易于松动,头发枯萎、早脱早白,小儿囟门迟闭,骨软无力及老年人的骨质脆弱,易于骨折等临床表现。

6)胆 肝的疏泄功能控制和调节着胆汁的化生和排泄。肝失疏泄失常时会出现胆汁排泄不利,胆汁上逆引起口苦、呕吐黄绿苦水、胁下胀满疼痛、食欲减退、腹胀、便溏等表现;若胆汁外溢,则可出现黄疸。

7)胃 胃气以降为和,饮食入胃腐熟后必须下入小肠,进一步消化才能吸收。胃失通降,胃气上逆时不仅影响食欲,还可出现嗳气反酸、恶心、呕吐、呃逆、口臭、脘腹胀闷、腹痛及大便秘结等症状。

8)小肠 小肠的受盛、化物及泌别清浊功能失调时既可引起腹胀、腹痛、呕吐、便秘,又可引起便溏、泄泻、小便短少等临床表现。

9)膀胱 膀胱贮尿和排尿功能病变时会出现为尿频、尿急、尿痛,小便不利,尿有余沥,遗尿,甚至尿闭,小便失禁。

10)女子胞 当肾中精气旺盛,冲、任二脉气血充足时,月经正常,生殖和养育胞胎的作用正常。若肾气虚弱,冲、任脉气不足,就会出现月经不调、经闭或不孕等症。此外,心主血,肝藏血,脾统血的功能正常都为正常的月经、胎儿的孕育提供必要的保证。当心、肝、脾的功能失调时,往往影响到胞宫的正常功能。若心脾两虚,气血不足,可见经行量少,后期而至,甚则闭经等表现;若脾虚下陷,不能摄血,可见崩漏;肝气郁结,疏泄失职,也常引起月经不调。

小结

从中医理论出发,总结推拿常用的经络腧穴、推拿解剖基础以及人体脏腑功能、生理及病理特点,使推拿治疗师对人体结构、人体功能有进一步的认识,为临床中医辨证推拿奠定理论基础。

目标检测

一、填空题

1. 腧穴是穴位的统称,根据其特性可分为________、________、________。
2. 合谷常用推拿手法是________、________、________。
3. 肩关节具有________、________、旋内和旋外三组拮抗性的运动以及环转运动。
4. 腹肌的主要作用是________和________腹腔脏器,增加腹压。

二、单项选择题

1. 全身最灵活且活动范围最大的关节是 ( )
A. 髋关节 B. 肘关节 C. 肩关节 D. 腕关节
2. 胸锁乳突肌单侧收缩使头向________倾斜,面转向对侧,________收缩可使头后仰 ( )
A. 对侧、两侧 B. 同侧、两侧 C. 同侧、单侧 D. 对侧、单侧
3. ________是重要的运动调节中枢,维持身体平衡,保持和调节肌张力,协调躯体的随意运动 ( )
A. 大脑 B. 小脑 C. 间脑 D. 脑干

3　推拿学的基本知识

学习目标

1. 掌握推拿禁忌证、推拿不良反应及处理方法
2. 熟悉推拿学的特点、推拿适应证以及推拿辅助用品的使用方法
3. 了解推拿医者自护方法
4. 推拿学的理论基础

3.1　推拿学的特点

(1) 中医理论挂帅,多元理论并重

推拿学在数千年的发展历程中,始终以中医理论为指导,这是我国推拿学科的独有特色。如阴阳五行、气血津液、脏腑经络等理论的指导。而在现代推拿学的临床实践中,在治疗不同系统疾病时,应用的理论则又是多元化的,如治疗运动系统疾病,多以现代解剖学、生理学、病理学为理论基础;治疗儿科疾病时,又以小儿推拿独特的理论为指导。在研究推拿手法的作用机制、力学特征时,则又结合了现代生物力学的理论。这种多元化的理论基础在一定程度上推动了推拿学科的发展,但同时也反映出推拿学科理论系统尚不成熟。

(2) 突出整体观念,强调辨证施术

推拿临床应用时强调整体调整,并不仅仅在疼痛不适的局部操作,如上病下取、左病右取等方法的运用就是整体观念的体现。例如,摩肾俞既可防治腰痛,又可通过它的补肾作用防治膝关节痛、肾虚泄泻,甚至用于面部美容等。

推拿临床应用时同样强调辨明虚实寒热,辨证施术。如失眠,心脾两虚者宜取神门、三阴交等穴,而阴虚火旺者则宜选用肾俞等穴。

(3) 重视经络穴位,手法丰富多样

中医传统推拿手法丰富多样,且形成了各具特色的流派,如以一指禅推法为代表的一指禅推拿流派,以㨰法为代表的㨰法推拿流派,以擦法、棒击法为代表的内功推拿流派等。根据手法形态可将手法分为摆动、摩擦、振动、叩击、挤压和运动关节 6 类手法。

在临床应用中,尤为重视经络、穴位,通过在穴位、经络上运用各种推拿手法,借助经络系统的作用调整人体功能状态。如擅长在经穴上施以一指禅推、按、揉、点、掐等手法,或以一指禅推法沿经络路线运行,有"推穴位、走经络"之说。

(4) 强调功法锻炼,指导养生保健

推拿功法学是中医传统推拿学科中的一个独具特色的分支学科,也是推拿专业的前期基础课程。功法训练对推拿专业人员而言,具有两层意义:①通过功法训练,有助于掌握推拿手法的技巧,并能获得手法技能与应用能力的提高。②可以指导患者进行具有针对性的功法锻炼及自我按摩方法,以巩固疗效或达到保健防病的目的。

推拿疗法在临床应用时还具有简便易行、临床适应证广、疗效确实可靠、安全无副作用、易于医患沟通等特点及优势,因此,广泛被患者所接受。

3.2 推拿适应证

推拿的适应证十分广泛，包括骨伤、内、妇、儿、神经内科等多种疾病。目前常用推拿治疗的适应证有：

（1）骨伤科

1）软组织急性损伤，如落枕、急性腰扭伤、踝关节扭伤及其他四肢关节急性扭挫伤、运动损伤等。

2）软组织、脊柱、关节慢性劳损及退行性病变，如颈椎病、前斜角肌综合征、颈肩综合征、慢性腰肌劳损、第3腰椎横突综合征、臀中肌损伤、梨状肌综合征、腰椎间盘髓核突出症、膝关节半月板损伤、关节脂肪垫劳损等。

3）软组织急慢性炎性病变，如膝关节炎、肱二头肌长头腱鞘炎、肩峰下滑囊炎、肱骨外上髁炎、肱骨内上髁炎，桡骨茎突部狭窄性腱鞘炎、指部腱鞘炎（掌指关节腱鞘炎）、退性行脊柱炎、类风湿关节炎等。

4）各种常见关节脱位，如下颌关节脱位、肩关节脱位、肘关节脱位、桡尺远端关节分离症、腰椎滑脱症（轻度）、骶髂关节半脱位等。

5）骨折后遗症，如关节活动功能受限、肌肉萎缩等。

（2）内科

内科适应证如感冒、气管炎、哮喘、胃脘痛、胃下垂、慢性胆囊炎、呃逆、便秘、腹泻、高血压病、冠心病、糖尿病、眩晕、失眠、昏厥以及阳痿等。

（3）妇产科

妇产科适应证如月经不调、痛经、闭经、带下病、产后耻骨联合分离症、产后缺乳、子宫脱垂等。

（4）外科

外科适应证如急性乳腺炎、乳腺增生等。

（5）儿科

儿科适应证如脑瘫、咳嗽、哮喘、发热、泄泻、呕吐、疳积、夜啼、遗尿、脱肛、惊风、肌性斜颈、小儿麻痹后遗症、臂丛神经损伤、斜视、桡骨头半脱位等。

（6）神经内科

神经内科适应证如面瘫神经性偏头痛、自主神经功能紊乱、臂丛神经损伤、中风后遗症等。

（7）五官科

五官科适应证近视、慢性鼻炎、慢性咽炎、急性扁桃体炎、耳鸣、耳聋等。

（8）其他

其他如单纯性肥胖症，此外推拿还可用于养生保健和美容等方面。

3.3 推拿禁忌证

推拿疗法虽具有较广泛的临床适用范围，但也有明确的禁忌证，临床应用推拿治疗前应首先问清症状，查明病情，排除应用推拿的禁忌证。

1）急慢性传染病患者。如急性肝炎、活动性肺结核等。

2）怀疑或已经确诊恶性肿瘤的患者。

3）怀疑有骨折或已经确定骨折的部位。

4）骨与关节结核、骨髓炎及化脓性关节疾病患者。

5）急性脊柱损伤伴有脊髓症状的患者。

6）出血性疾病患者，如胃肠溃疡性出血、恶性贫血、白血病等。

7）皮肤破损、感染，或有严重皮肤病疾的患者，如传染性皮肤病、皮肤湿疹、水火烫伤、皮肤溃疡以及各种疮疡等，其病损局部和病灶部位禁止推拿。

8）有严重心脑血管疾病的患者。

9）不能与医者配合的严重精神病患者。

10）久病极度虚弱者。

11）有其他诊断不明的可疑病症患者，应先进行全面检查，待确诊后属于推拿适用范围方可给予治疗。

此外，妇女经期、怀孕期间、空腹饥饿时、饭后即刻、剧烈运动后及极度疲劳时，进行推拿治疗均应慎重，包括施术部位、力量、选用穴位、操作时间等，避免休克、流产等意外的发生。

3.4 推拿常见的不良反应及处理

（1）晕推

晕推是指患者由于精神过度紧张、过度劳累或正当饥饿状态等原因，在推拿治疗过程中发生晕倒、昏厥的现象。

处理方法：立即停止手法治疗，并将患者平卧于空气流通处，轻者静卧片刻，给饮温水或糖水后即可恢复；重者可再配合掐水沟、十宣，拿肩井、合谷等。

（2）疼痛

疼痛是指由于医者手法不熟练或局部施术时间过长、刺激量过大等因素，患者推拿治疗后局部皮肤产生疼痛的现象。

处理方法：一般不需要做特别处理，1～2 天疼痛即可自行消失。若疼痛较为剧烈者，可在局部施以轻柔的揉、摩、推等手法，并配合湿热敷。

（3）瘀斑

瘀斑是指由于医者由于手法生硬、用力过大或局部治疗时间过久等因素，患者在推拿治疗中或治疗后，局部皮下出血、肿胀，皮肤出现青紫等瘀斑现象。

处理方法：局部瘀斑面积较小者，一般不需要做特别处理。如瘀斑面积较大，局部青紫严重，肿胀疼痛明显，则应立即停止手法治疗，先制动并局部冷敷；待皮下出血停止后，局部可施于轻柔的按揉、摩等手法，同时配合湿热敷以消肿、止痛、促进局部淤血吸收。

（4）破皮

破皮是指由于手法使用不当，患者在推拿中或推拿后出现皮肤破损的现象。

处理方法：损伤处立即停止手法治疗，并清洁创口，防止感染。

（5）骨折

骨折是指在推拿治疗过程中，因诊断失误、患者体位不当或医者手法不当引起骨折的现象。

处理方法：立即停止手法操作，做 X 线检查并及时进行整复与固定。

（6）疲乏

疲乏是指在推拿治疗后患者出现疲倦的现象。

处理方法：一般不需要做特别处理，患者休息片刻即可恢复。但也可配合头面部操作，如按揉太阳、指按印堂—百会、拿风池、拿肩井等。

（7）烫伤

烫伤是指推拿治疗中配合使用热敷、拔罐等方法，由于医者操作不当或失误造成患者局部皮肤烫伤的现象。

处理方法:首先应立即停止治疗,局部用冷水冲洗,以减少渗出、肿胀以及水疱形成。然后局部拭干,并薄薄地涂抹蓝油烃等针对烧烫伤的外用药。如出现水疱,则可用消毒针在低位刺破水泡放出水液,并保持创面清洁与干燥。

3.5 推拿辅助用品

(1) 拔罐用品

1) 竹罐 用坚固的细毛竹,截成长约 2~3 寸(1 寸=0.333m)的竹管,一端留节为底,一端为罐口,用刀刮去青皮及内膜,用砂皮磨光,罐口必须平整光滑。竹罐的特点是轻巧、价廉、不易跌碎,且取材容易,制作简便。缺点是易燥裂漏气。

2) 陶罐 由陶土烧制而成,罐的两端较小,中间略向外展,形同腰鼓,口径的大小不一,口径小的较短,口径大的则较长。特点是吸力大,缺点是较重易碎。

3) 铜罐和铁罐 用铜或铁皮制成,形状如竹罐。优点是不易破碎,缺点是传热太快,容易烫伤患者的皮肤。目前应用较少。

4) 玻璃罐 用玻璃制成,有大、中、小 3 种规格。优点是质地透明,使用时可以观察罐内皮肤的淤血程度,便于掌握留罐时间;缺点是容易破碎。

5) 抽气罐 用青、链霉素药瓶或类似的小药瓶,将平底切去磨平,切口须平整光滑,瓶口的橡皮塞须保留完整,便于抽气时应用。现有用透明塑料制成的,上置活塞的真空抽气罐,使用简便且不易破碎。目前应用较多。

(2) 热敷用品

热敷是指在推拿手法治疗的基础上,将药物、药汁加温,趁热敷于患部,借助其热效应和药物作用以加强手法的治疗效果,同时也可减少手法刺激过度对局部所引起的不良反应的一种推拿辅助疗法。

1) 热敷袋 早期将盐、沙、铁砂、中药等炒热后装入布袋备用。现在"热敷袋"其中的成分主要是铁粉、碳粉、木屑和少量的氯化钠、水或高聚合物等,用高密度塑料袋密封,使用时轻轻揉搓就会产热。

2) 热敷巾 应选全棉质地的毛巾或薄而柔软的帆布巾。

3) 热敷药汁 将具有祛风散寒、温经通络、活血止痛作用的中草药,如杜红花、桂枝尖、伸筋草、路路通、乳没药、羌独活等药物置于布袋中,将袋口扎紧放入煎药锅中,加适量清水煮沸备用。

(3) 介质

介质是指在推拿治疗过程中,涂搽在受术体表的膏剂、油剂、酊剂、水剂或粉剂等。作用是减少与皮肤的摩擦,或借助其中的药物作用增强按摩手法的功效。

1) 膏剂 ①冬青膏:由冬绿油、薄荷脑和凡士林等调配而成,有温经通络、消炎止痛的作用,适用于各种软组织损伤和虚寒性疾病。②膏摩方:将我国古代传统的膏摩方,用现代制药方法制备而成的按摩膏,根据所选膏摩方的不同,具有益肾壮阳、健脾和胃、行气止痛、活血化瘀等不同作用。

2) 油剂 ①红花油:由红花、冬绿油、薄荷脑等配制而成,适用于各种软组织损伤肿痛。②润肤油:对皮肤的刺激较小,不易引起过敏,主要起润滑作用。也可用麻油、橄榄油等代替。③精油:从植物的花、叶、果实等部位提炼而成。常用的有薰衣草、茶树、迷迭香、桉叶、天竺葵、柠檬、洋薄荷、橙花、茉莉、玫瑰精油等。根据精油各自不同的功效特点,可选择性地用于呼吸系统、消化系统、心血管系统、神经系统等多种疾病的治疗与保健。推拿使用时必须用植物油或润肤油稀释。

3) 酊剂 解痉镇痛酊,由辣椒和陈皮浸出液、薄荷脑以及水杨酸甲酯配制而成的橙红色或橙黄色澄清液体,具有舒筋通络、活血祛瘀、消肿止痛的功效,可用于颈、肩、腰腿痛及其他软组织损伤。

4) 水剂 ①葱汁或葱姜汁,将新鲜葱白或加生姜捣烂,加入酒精,浸泡取汁使用。具有祛风解表的作用,用于感冒发热等症。②外用药酒,将中药浸泡于白酒中数日,取浸出液使用。根据所用中药的不同,而有行气活血、解痉镇痛、活血化瘀等不同作用。

5) 粉剂 滑石粉,也可用婴儿爽身粉代替,可减少手与皮肤的摩擦。多用于夏季以及小儿推拿。

6) 乳(霜)剂 按摩乳(霜),多用于软组织损伤疼痛者以及面部美容推拿等。

(4) 推拿器械

推拿器械有的能模拟部分手法的动作,如振动、滚动、挤压、按揉、叩击、拔伸等;有的则是手的功能的延伸,如桑枝棒、刮痧板等。可不同程度取代推拿医生的手工工作,并能接近或达到部分手法的效果,甚至加强手法的作用。

推拿器械具有省力、可自我选择等优点。通常可分为电动与手动两类,有的还结合磁、频谱、红外线等物理刺激。电动推拿器械目前多见的有电动牵引床、颈椎电动牵引椅、电动按摩床、电动按摩椅,以及挤捏式、振动式和各种组合式电动推拿器械。手动推拿器械有桑枝棒、点穴棒、叩击捶、刮痧板以及各种滚轮式、滚珠式手动推拿器械等。此外,推拿治疗床、伏坐式按摩椅等也属于推拿器械。

3.6 医者自护

3.6.1 推拿职业损伤的防护

多年来,有些缺乏自我防护经验的推拿医生以及大多数从事推拿保健的人员由于缺乏自我防护意识,同时也没有经过长期、规范、系统的推拿功法、手法训练,导致推拿实践操作中不能合理用力,手法动作要领不规范或不正确,推拿医者损伤比较广泛。如容易疲乏、手法不能持久、手部皮肤破损或粗厚、关节变形等,更有甚者导致指部腱鞘炎、腕关节损伤、腰肌劳损、腰椎间盘突出症以及因长期心脏负荷过重而致的心血管疾病等严重后果。因此,推拿的学习、实践过程中必须十分重视医者的自护。

首先,应学习和掌握中医学的基础理论以及现代医学的理论和技术,明确诊断,排除禁忌证,避免由于诊疗失误导致的医疗纠纷。其次由于手法治疗和功法训练是推拿学的基本特征,因此,必须进行刻苦的功法锻炼和手法训练,掌握手法的基本技能、操作规范与临床应用,使手法技术由生到熟,熟能生巧,将技巧与力量完美地结合。此外,在临床应用时,患者和医者都要采用舒适、利于治疗的体位;医者应重视双手小关节的保护,尽量选用大肌肉群做功的手法;要善于用力,不用暴力,能合理借助身体重心用力;以及习惯双手替换操作等。

3.6.2 医患沟通能力的培养

医患关系是医疗人际关系中最主要的一种关系,是以医疗职业为基础、以道德为核心、以法律为准绳,并在医疗实践活动中产生与发展的一种人际关系。良好的医患关系不仅可以促进患者的康复,而且对医生的心理健康也是必需的。

当前医患关系紧张,医患纠纷、医疗纠纷愈演愈烈,医生和患者之间缺乏有效的沟通是主要原因。随着现代医学模式由生物医学模式向"生物-心理-社会"医学模式的转变,以及患者维权意识的增强,社会和患者对医生、医疗过程提出了越来越高的要求,良好的医患沟通能力和医患关系在诊疗工作中的地位日趋重要。有效的医患沟通有利于医疗行为的开展、有利于提高医患之间的配合,从而提高临床医疗质量,并有效降低医疗纠纷的发生率。因此,医患沟通能力目前已是医学生应具备的最基本能力之一。医学生不仅要具有高超的诊疗技术,还要具备高尚的职业道德和良好的人文素质以及较强的医患沟通能力。

医患沟通能力的培养首先应树立"以患者为中心"的思想观念,建立"以患者为中心"的服务意识,自觉维护患者的权利,充分尊重患者的知情权和选择权,保护患者的隐私,为患者提供温馨、细心、耐心的服务。其次,应充分认识到医患沟通是医护人员进行医疗工作的需要,同时也是患者及其家属的需要。此外,还要重视对患者的心理疏导,包括细心的观察、耐心的倾听、认真的解释等。切忌语言简单粗暴、态度生硬,夸大疗效或对预后估计不足,或医护人员解释内容前后不一等。如果出现医患纠纷,医护人员应保持理智、克制情绪,而不能意气用事,使医患矛盾加剧。

小结

本章结合临床,论述了推拿学的特点、推拿的适应证、推拿辅助用品以及推拿医者的自护方法,强调了推拿学禁忌证和常见的不良反应及处理方法,本章内容涉及临床医疗安全,这是每个推拿师必须了解和掌握的内容。

目标检测

一、名词解释

1. 热敷 2. 介质

二、填空题

1. 推拿常见的不良反应有________、________、________、________、________、________等。

2. 拔罐所用的罐有________、________、________、________、________等。

3. ________是目前医学生应具备的最基本能力之一。

三、单项选择题

1. 有的人在轻手法按摩后皮肤也会出现瘀斑,应怀疑________可能 ( )

A. 贫血 B. 胃出血 C. 血小板减少 D. 中风先兆

2. 饥饿时按摩可能导致休克,主要原因是 ( )

A. 血糖过低 B. 血糖过高 C. 血压过低 D. 血压过高

3. 有发高热的顾客要求做保健按摩,应当 ( )

A. 用按摩法为其退热 B. 请其泡个热水澡再做按摩

C. 拒绝按摩 D. 先给其吃退热药再做按摩法

4. 有皮肤破损的人要求保健按摩,应该 ( )

A. 局部包扎后按摩 B. 局部不要按摩

C. 盖上毛巾后按摩 D. 暂时不要做按摩

5. 剧烈运动后的人要求做保健按摩,应当 ( )

A. 立即按摩放松 B. 让他休息一段时间再做按摩

C. 拒绝按摩 D. 请他睡一觉第二天再做按摩

6. ________属于保健按摩的严格禁忌范围 ( )

A. 高热 B. 血压偏高 C. 血糖偏高 D. 血脂偏高

4 推拿功法

学习目标

1. 掌握本章功法的功势
3. 熟悉常用功法的临床运用
3. 了解推拿功法的简介

4.1 推拿功法简介

推拿功法是指为了提高推拿医务者专项技能及身体素质，以满足推拿临床需要为主要目的的一种传统练功方法，它是根据特定的练功目的和对象而命名。即手法为推拿治疗的基本手段，这就要求推拿医务者不仅需要具备强健的体魄、充沛的精力、深厚的功夫，还要有持久的体力和耐力（包括腰力、臂力、腕力、指力及腿力）、灵活的关节活动度及敏锐的触感，这些也正是推拿功法训练的目的所在。同时，推拿功法对医疗保健、某些病证的治疗、康复和预防也有一定的作用。

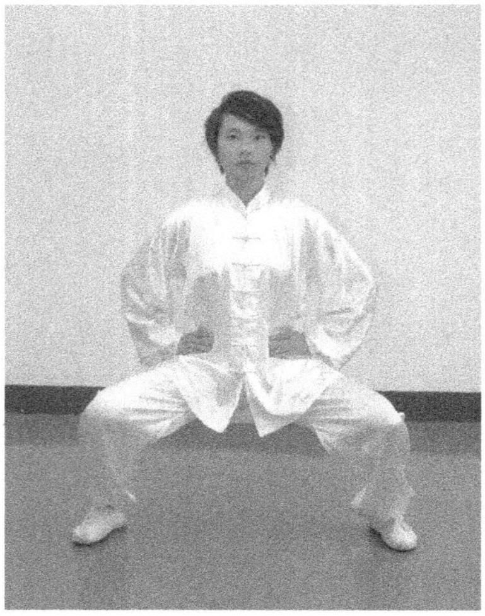

图 4-1　马步势

4.2 基本姿势

4.2.1 马步势

站立，开步，两脚间距约为练功者自己脚长的 2～3 倍，屈膝半蹲，膝关节与脚面垂直，大腿趋于水平，两膝和脚尖微向内扣（图 4-1）。

4.2.2 弓步势

身向右旋，右足向右前跨出一大步，横向之间保持一定宽度，右腿屈膝前弓，膝部与足部垂直，脚尖微内扣；后腿蹬直，脚跟蹬地，脚尖微内扣。此为右弓势，左功步时，则左脚在前，右脚在后（图 4-2）。

4.3 实用练功方法——易筋经

4.3.1 易筋经简介

易筋经相传为天竺和尚达摩所创，是我国古代流传的一种健身方法，目前流传较广的是清代潘蔚整理编辑的《易筋经十二势》。易筋经的“易”有“改变”的意思,“筋”是指“筋骨”,“经”指“方法”,即通过锻炼,能改变筋骨的练功方法。目前。易筋经不仅为广大推拿及骨伤医生常用的练功方法之一,也是人们防病、保健、延年益寿的常用功法。易筋经的特点是:“身心并练,内外兼修,外练筋骨皮;内练精、气、神”。强调动作与呼吸配合,并采用静止性用力。因此,易筋经包括内功和外功两种锻炼方法。易筋经内功采用站式,以一定的姿势,借助呼吸诱导,逐步加强筋脉和脏腑的功能。大多数采取静止性用力。呼吸以舒适自然为宜,不可屏气。外功注重身体外在强壮,《易筋经外经图说》:“凡行外壮功夫,须于静处面向东立,静虑凝神,通身不必用力,只须使其气贯两手,若一用力则不能贯两手矣。每行一式,默数四十九字,接行下式,毋相间断。行第一式自觉心思法则俱熟,方行第二式。速者半月,迟者一月,各式俱熟,其力自能贯上头顶。此炼力炼气,运行易筋脉之法也。”

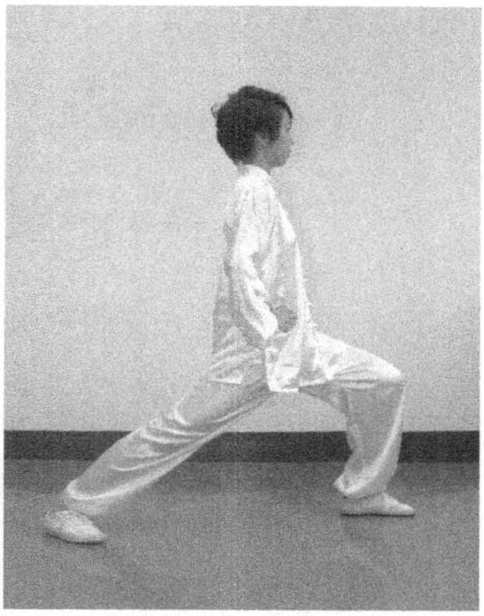

图 4-2 弓步势

练习者在练功前,宜穿宽松、有弹性的衣服,充分活动肢体,排除二便,并做好准备活动,如压腿、活动各关节等;练功中,动作尽量舒展、缓慢、神贯意注,心力兼到,初学者以自然呼吸为主,练功久了,可与功法配合;练功后应注意保暖,忌受风寒。易筋经共有 12 式,练习者可根据自己的情况,选择其中几式,但练习的时间和强度要适宜,以微微出汗为度,做到循序渐进,持之以恒。

4.3.2 易筋经功势

4.3.2.1 第一式 韦驮献杵第一势

【功势】

1) 预备 并步站立,头若顶物,两目向前平视,舌抵上腭,含胸拔背,收腹直腰,蓄臀,松肩,下颌微收。膝微屈,但不过足尖,神态安宁,精神内守,自然呼吸。其他各式的预备姿势均与此相同(图 4-3)。

2) 合掌胸前 左脚向左分开,与肩同宽,两臂外展与肩平,掌心向下。转掌心向前,在胸前合拢,指端向上,腕、肘与肩平。两臂内旋,指端指向天突穴,腕、肘、肩在同一平面上,可保持 1~3min。

3) 拱手抱球 两肩缓缓向左右拉开,十指微屈,掌心相对,双手掌在胸前如抱球状,相聚 15cm 左右,沉肩垂肘(图 4-4)。

4) 收势 先深吸气,然后慢慢呼出,两手于落于体侧,左脚收回。

【要领】

合掌胸前时肩、肘、腕在同一平面上,脊柱背部舒展,全身各部肌肉放松,上虚下实。

【作用】

具有平心静气、安神定志的作用,对神经衰弱、心烦、失眠有一定效果,也可增强臂力。

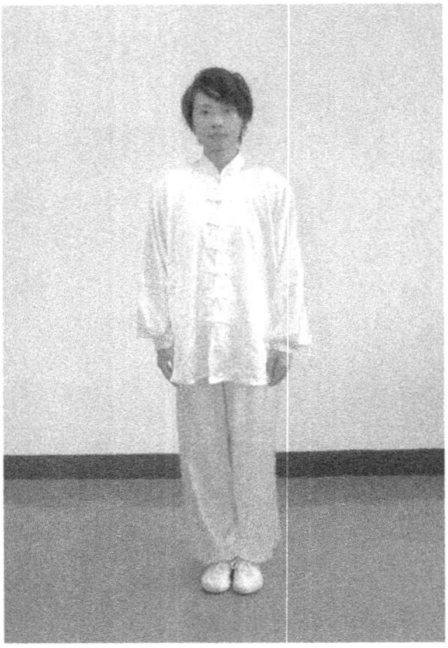

图 4-3　预备姿势

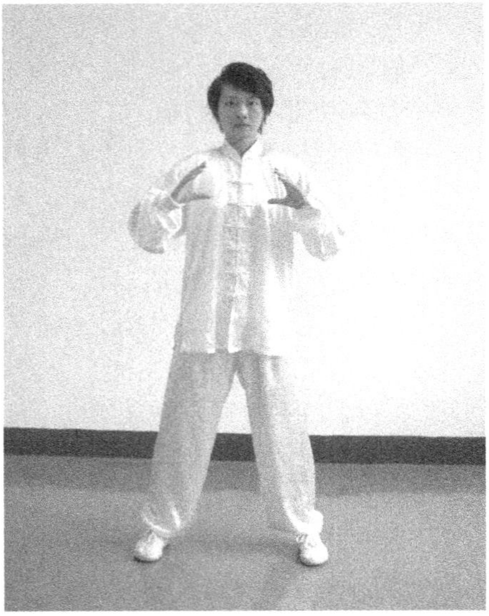

图 4-4　拱手抱球

4.3.2.2　第二式　韦驮献杵第二势

【功势】

1）预备　同上势。

2）两掌后撑　左脚向左分开，与肩同宽，腕背伸，肘伸直，掌心向下，指端向前，两目向前平视（图 4-5）。

3）提掌前推　两手同时翻掌心向上提，至胸前，高与肩平，向前推出。

4）翻掌提踵　双手掌心向上，向左右分开，肘挺直。翻掌心向下，腕背伸，十指朝上，脚跟提起，足趾抓地，两膝伸直，身体略向前倾，可保持 3～15min（图 4-6）。

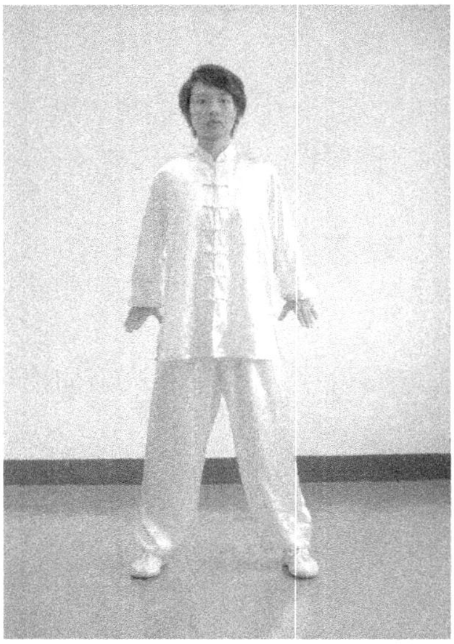

图 4-5　两掌后撑

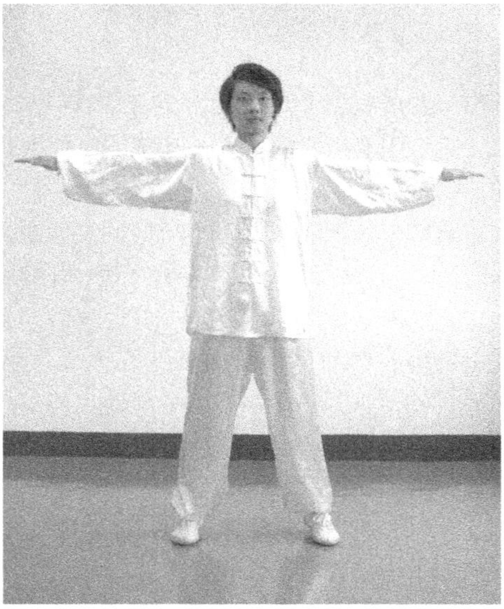

图 4-6　翻掌提踵

5）收势 先深吸气，再缓慢呼气，同时放下两手及脚跟。

【要领】

两足跟提起，两膝挺直内夹，双目圆睁，闭嘴咬牙（两目不可乱视）。

【作用】

具有宽胸理气、疏通血脉、平衡阴阳，改善心、肺功能，调节平衡的作用，对共济失调有一定的疗效。也可增加臂力及腿力。

4.3.2.3 第三式 韦驮献杵第三势

【功势】

1）预备 同上势。

2）提掌旋腕 两手掌心向上提，中指相对，相聚约3cm，上提至与肩平，旋腕，转掌心向上，托举过头，四指并拢，拇指相对，两虎口外分，对向天门穴，同时提足跟。头微向后仰，目视掌背，即掌托天门（图4-7）。

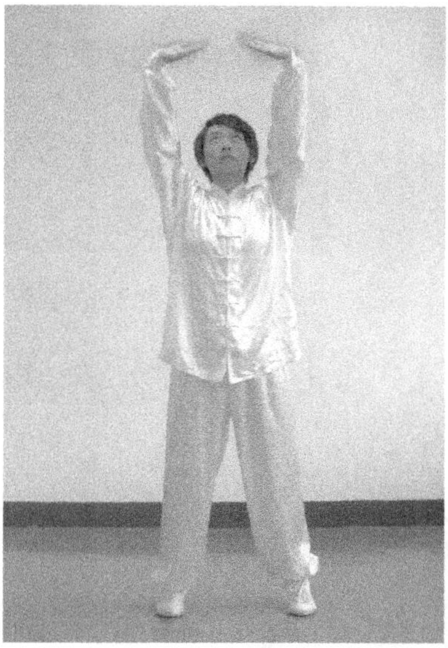

图4-7 掌托天门

3）收势 先深吸气，然后慢慢呼气，同时收两手及脚跟，左脚收回。

【要领】

两臂上托，忌贯力，提足跟，目视掌背，不可过分仰头。

【作用】

具有调理三焦，激发脏腑气息，引血上行的作用（高血压患者不宜练此功）。也可增强臂力、腰力、腿力。

4.3.2.4 第四式 摘星换斗势

【功势】

1）预备 同上势。

2）握拳护腰 左脚分开，与肩同宽，双手拳心向上，拇指握与掌心，置于腰上。

3）弓步分手 左脚划向左前方成左弓步，同时左手变掌位于左前方，高与头平，掌心向上，右手向后，手背位于命门穴，目视左手（图4-8）。

4）虚步钩手 重心后移，右脚屈膝，上体左移，左脚稍收回，成左虚步，左手顺势先向右平摆，眼随左手。左手再随体左摆，变钩手举于头前上方，钩间对眉中，眼视钩手掌心（图4-9）。

5）收势 深吸一口气，缓缓呼出，收回左脚，同时双手变掌下落于体侧。

以上为左式动作，右式动作唯左右不同。

【要领】

转体动作，须用腰来带动。五指微微捏紧，屈曲腕部，犹如钩状，目视钩手的掌心。

【作用】

具有增强消化，调理三焦，按摩肝、胆、脾、胃的作用。也可增强腕力、臂力、腰力、腿力。

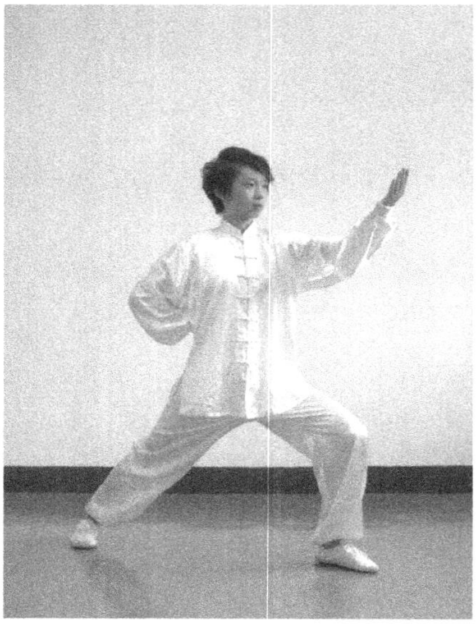

图 4-8 弓步分手

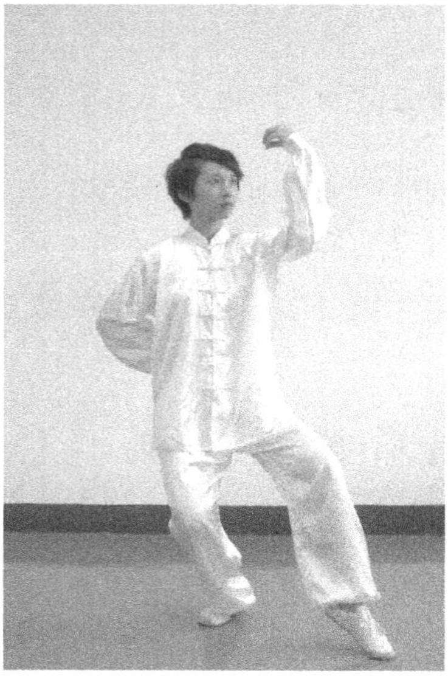

图 4-9 虚步钩手

4.3.2.5 第五式 倒拽九牛尾势

【功势】

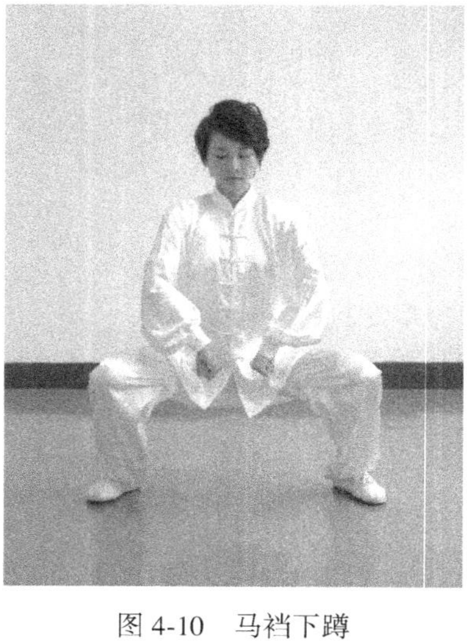

图 4-10 马裆下蹲

1）预备 同上势。

2）马裆下蹲 左脚向左分开，比肩稍宽，两臂由体侧举至头上，掌心相对，肘伸直。屈膝下蹲成马步，两掌变拳经体前下落至两腿间，拳背向对（图 4-10）。

3）左右分推 两拳上提至胸，拳心向下，变拳为掌，向左右分开，坐腕，掌心向外，两肘挺直。

4）前俯后仰 成左弓步，两掌变拳，划弧，左手在前，肘屈曲，拳高不过眉，右手在后，上体前俯，使胸部靠近大腿，再直腰后仰（图 4-11）。

5）收势 深吸气，缓缓呼出，收回左脚，同时双手变掌下落于体侧，并步直立。

以上为左式动作，右式动作唯左右不同。

【要领】

两腿前弓后箭，前肘微屈，似半圆，后肘微屈曲，内旋向前用力，目视拳心，两臂做螺旋用力。拳高不过肩，肘不过膝，膝不过足。

【作用】

具有防治肩部、背部及腰腿肌肉损伤的作用。也可增加臂力及指力。

4.3.2.6 第六式 出爪亮翅势

【功势】

1）预备 同上势。

2）握拳护腰　两腿并拢，两手握拳，上提至腰侧，拳心向上。

3）推掌提踵　两拳上提至胸，划弧掌前推，同时上提足跟，两膝挺直，肘直腕背伸，十指用力外分，目视指端（图 4-12）。

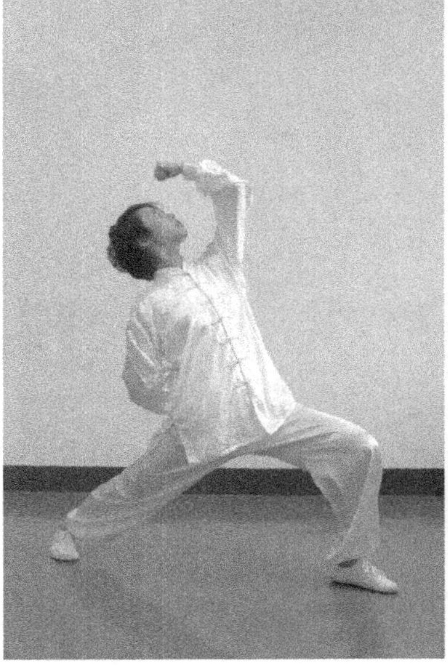

图 4-11　前俯后仰

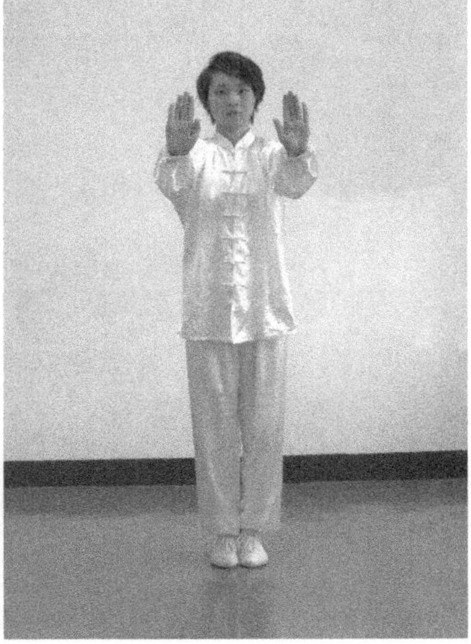

图 4-12　推掌提踵

4）收拳推掌　用力握拳，收回至胸前侧，同时慢慢落足跟，再提足跟，变掌心向前，十指外分前推，重复做 7 次。

5）收势　先深吸气，握拳收与胸前，缓缓呼出，同时双手下落于体侧，并步直立。

【要领】

配合呼吸，收拳时吸气，推出时呼气。脚趾抓地，并腿伸膝，两胁用力，力达指端。

【作用】

具有疏肝气，养肾气，强肺气的作用，对老年性肺心病、肺气肿有一定的疗效。也可增强上肢臂力及指力。

4.3.2.7　第七式　九鬼拔马刀势

【功势】

1）预备　同上势。

2）交叉上举　左脚向左分开，与肩同宽，两手交叉，左手在前，从体前举至头上方，两手分开，向左右降落至体侧。

3）抱枕按背　左手由体侧上举过头，后按住头后枕部，右手向后置于左肩胛骨上，掌心向前，按紧背部，同时项部用力后仰。身体随势向左充分拧转，眼向左平视（图 4-13）。

4）撤力转正　双手同时撤力，身体转正，两手原路返回成左右平举，掌心向下。

5）收势　先深吸气，缓缓呼出，同时双手下落于体侧，并步直立。

以上为左式动作，右式动作唯左右不同。

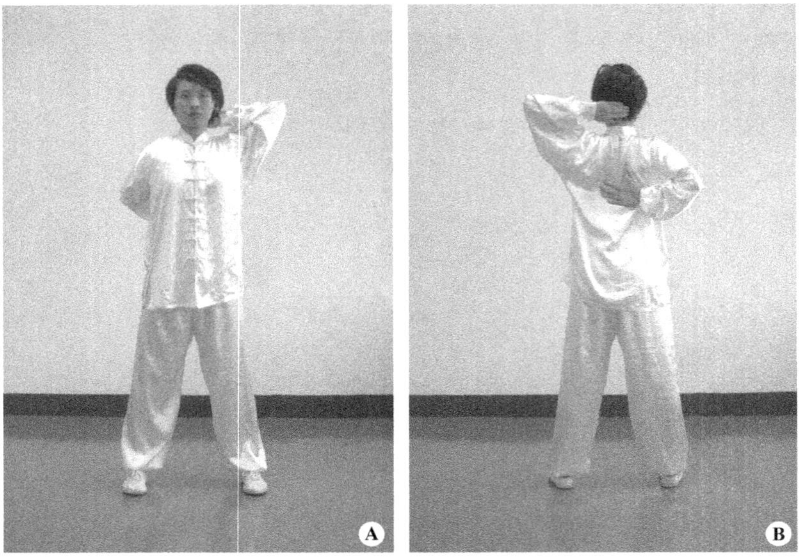

图 4-13　抱枕按背

【要领】

上体左右拧转，保持躯干中轴正直，两手按压，用内劲。

【作用】

具有疏通督脉、通督强脊，增加脊柱活动范围及各肋骨关节活动度的作用，可改善头部供血，防治颈椎病、脑供血不足及肺心病等，也可增强臂力与腰力。

4.3.2.8　第八式　三盘落地势

【功势】

1）预备　同上势。

2）仰掌上举　左脚向左分开，比肩稍宽，两手仰掌上举，与肩同高，两掌心翻转向下，两手臂内旋使肘往外展。

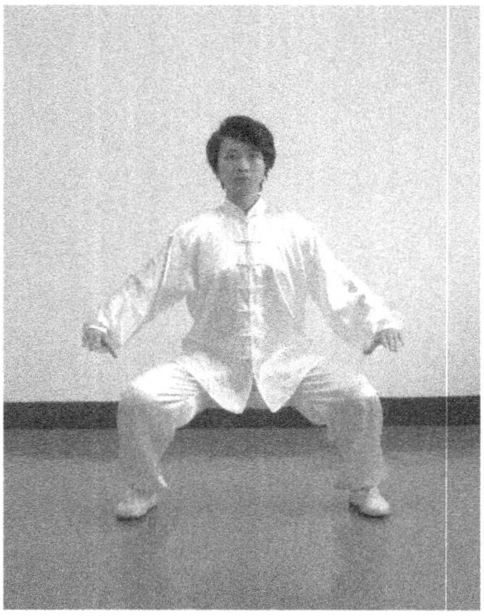

图 4-14　马步下蹲

3）马步下蹲　两腿顺势屈膝下蹲成马步，两手掌下按，悬空于膝部上方（图 4-14）。

4）三盘落地　两腿缓慢伸直，同时两掌心翻转，缓慢向上至与肩平，再两膝屈曲下蹲，同时旋掌屈肘下按，按至膝部外侧（图 4-15A），两腿缓慢伸直，同时两掌心翻转，缓慢向上至与肩平，再两膝屈曲深蹲，同时旋掌屈肘下按，按至小腿外侧中部（图 4-15B）。

5）收势　先深吸气，缓缓呼出，同时两腿缓慢伸直，两掌心翻转向上，上托至与肩平，再翻掌心向下，收回体侧。

【要领】

“两手向上，如托千斤；两手下落，如按水中浮球”。

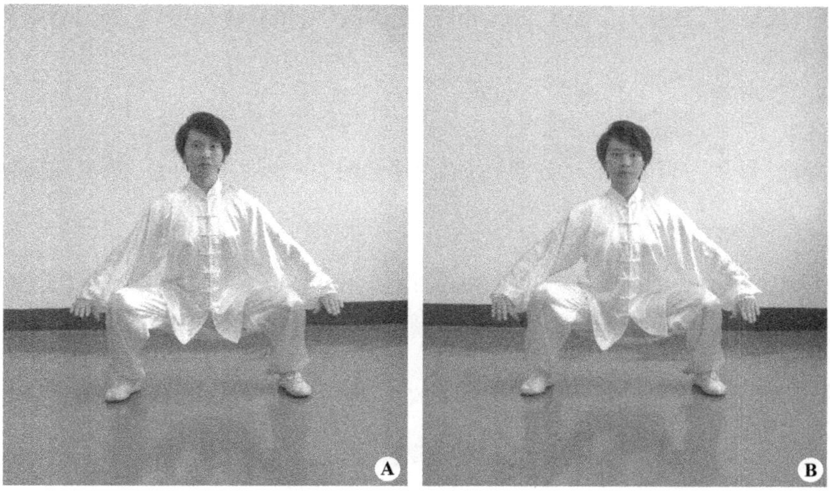

图4-15 三盘落地

【作用】

具有促进腹腔及大腿静脉回流的作用，能消除盆腔淤血，缓解腰腿痛及盆腔炎等疾病。也可增强腿力、腰力。

4.3.2.9 第九式 青龙探爪势

【功势】

1）预备 同上势。

2）举掌侧腰 左脚向左分开，比肩稍宽，两手握拳上提，拳面抵两侧章门穴，拳心向上。右拳变掌向前上举至头上，上臂靠近头部，掌心向左。腰随势向左侧弯（图4-16）。

3）转体屈指 向左转体至面部朝下，右手四指并拢，屈拇指按于掌心，掌心向下，右臂向左侧伸展。

4）俯身探地 上体向左前下俯，右掌顺势推撑至左足正前方，触地按紧，两膝挺直，足跟勿抬离地面，抬头，目视前方（图4-17）。

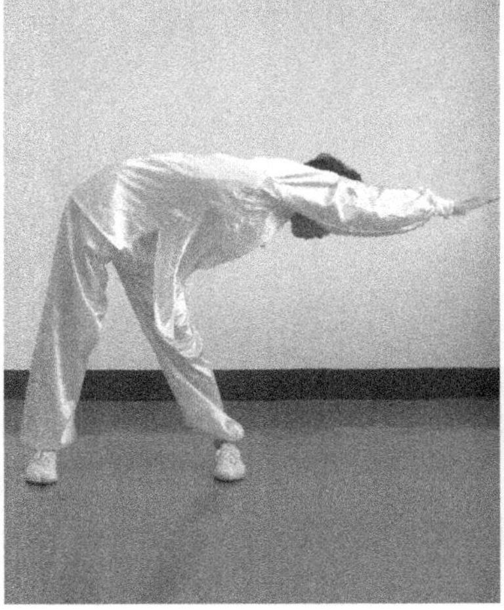

图4-16 举掌侧腰

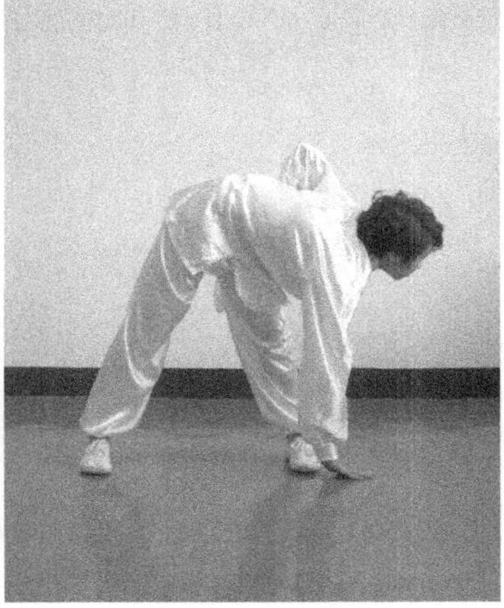

图4-17 俯身探地

5）收势　成马步，右臂外旋至右大腿外侧，先深吸气，然后缓缓呼气，同时两腿伸直，两臂收回体侧，左脚收回。

以上为左式动作，右式动作唯左右不同。

【要领】

侧腰转体时，做到手臂、躯干充分伸展，俯身探地时，做到肩松、肘直、掌实、膝挺、足定，自然呼吸。

【作用】

具有疏肝利胆、宣肺束带，调节脏腑气机的作用，故对呼吸系统疾病、肝胆疾病及妇科疾病有一定的效果。也可增强腰力，腿力。

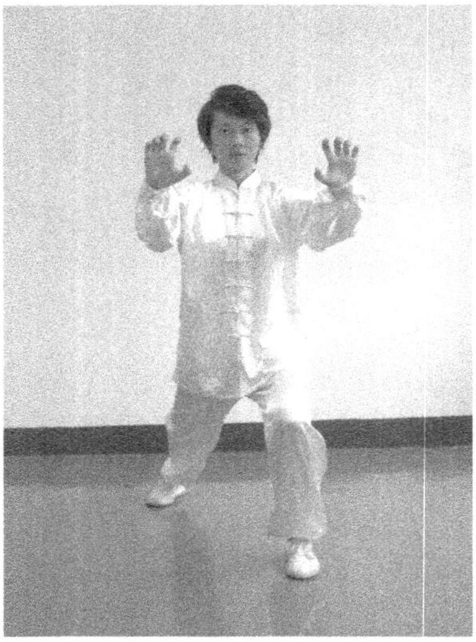

图 4-18　弓步探爪

4.3.2.10　第十式　卧虎扑食势

【功势】

1）预备　同上势。

2）弓步探爪　左脚向前迈开一大步，成左弓步，双手由腰侧向前做扑伸，坐腕，手成虎爪状（图 4-18）。

3）撑掌叠足　双手直掌撑地置于左足两侧，指端向前，收左足与右足上，两足背相叠，身体向后收回，两足踏紧，臀高背低，两臂伸直，头位于两臂之间（图 4-19）。

4）前探偃还　头、胸、腹、腿依次紧贴地面，向前成弧形推出，至抬头挺胸、沉腰收臀，再依次成弧形收回，交换右足在上，动作同前（图 4-20）。

5）收势　于臀高背低位时，先深吸气，然后缓缓呼出，右足落下向前收，再收回左足，成并步站立，双手收回于体侧。

【要领】

波浪起伏往返动作，须紧贴地面，双肘及两膝忌用力过猛，不可硬挺，配合呼吸，呼气向前，吸气收回，勿屏气。

【作用】

具有舒筋健骨、强腰壮肾的作用，可增加指力、腰力、臂力及下肢力量。

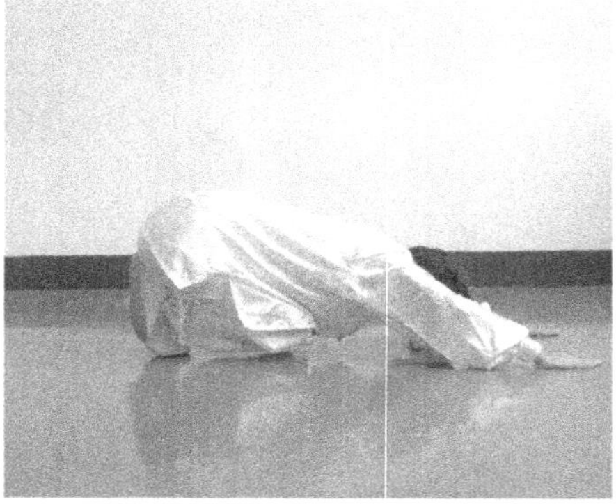

图 4-19　撑掌叠足

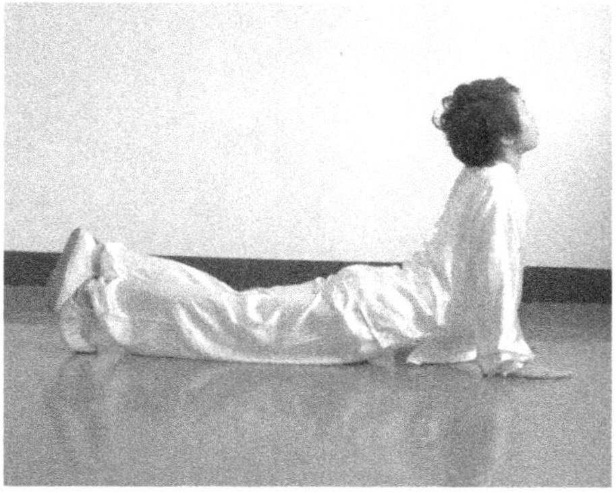

图 4-20　前探偃还

4.3.2.11 第十一式 打躬势

【功势】

1）预备 同上势。

2）展臂下蹲 左脚向左分开，比肩稍宽，两臂外展，掌心向上，上举至头上，掌心相对，同时屈膝下蹲成马步。十指交叉相握，屈肘，双掌抱于头枕部，双手掌与项部对抗用力，目视前方（图4-21）。

3）直膝俯腰 两膝伸直，俯腰向前，两手用力，使头压向胯下，膝挺直，足跟勿抬离地面，两目后视（图4-22）。

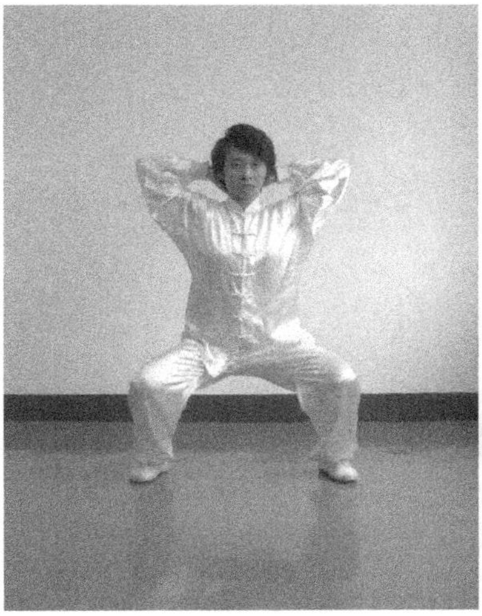

图4-21 展臂下蹲

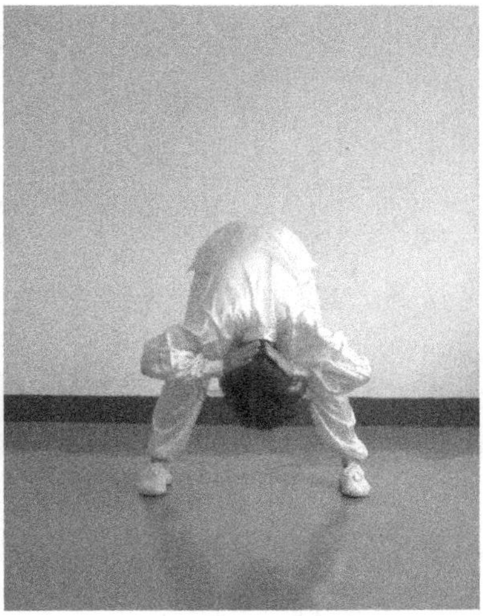

图4-22 直膝俯腰

4）击鸣天鼓 两手掌心掩盖耳部，十指指向枕部，以食指从中指滑落，弹击枕骨，使耳内可听到“咚咚”响声，共击24次。

5）收势 先深吸气，缓缓呼出，同时伸直腰部及两膝，双手从枕部变掌心向下，缓缓收于体侧，左脚收回，并步直立。

【要领】

双手掌抱紧枕部，两肘向后充分伸展，与项争力，俯腰时，头尽量下压，保持膝挺直，足跟勿离开地面，自然呼吸。

【作用】

具有醒脑固肾、聪耳明目的作用，对预防头部供血不足及耳聋、耳鸣有一定的疗效，并可缓解腰背部肌肉紧张。也可增强臂力、腰力及腿力（高血压患者忌练此势）。

4.3.2.12 第十二式 掉尾势

【功势】

1）预备 同上势。

2）交叉上托 并步站立，双手十指交叉，位于小腹前。掌心向上，托至与肩平，旋腕翻掌心向上，肘部伸直，目平视（图4-23）。

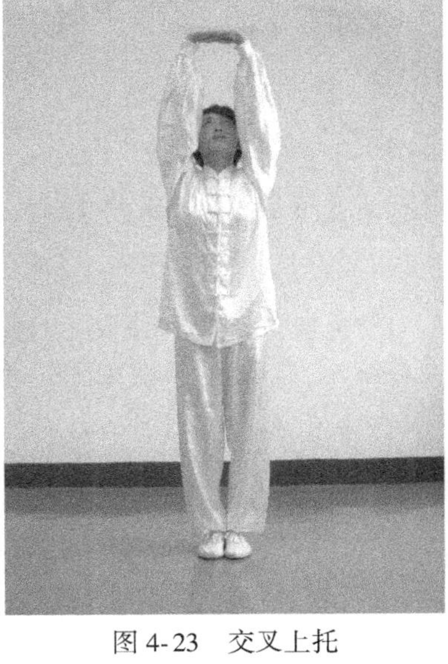

图4-23 交叉上托

3）*左右俯身*　上身向左侧转体90°，顺势向左前方俯身，双手掌推至左足外侧，掌心尽量贴地，膝挺直，足跟勿离地，抬头目视前方。原路返回，向右前方俯身，动作同左（图4-24）。

4）*后仰式弓*　双手头、背、脊背依次用力后仰，双膝微屈，足跟不离地，如拉紧的弓箭，两目上视。

5）*俯身推掌*　起身直腰，俯身向前，顺势掌心向下，推掌至双足正前方，抬头目前视，膝挺直，足跟勿离地（图4-25）。

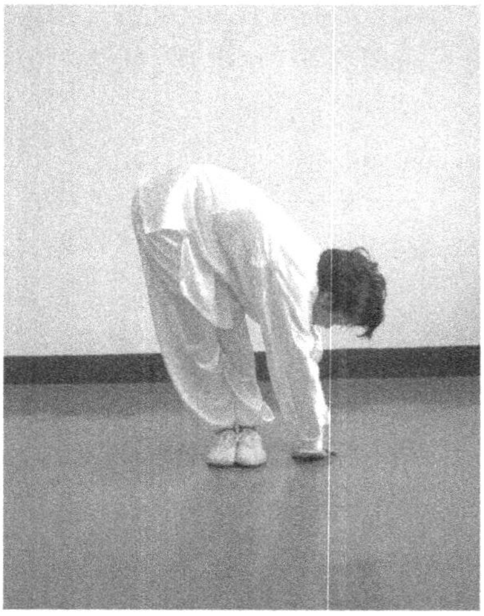

图4-24　左俯身

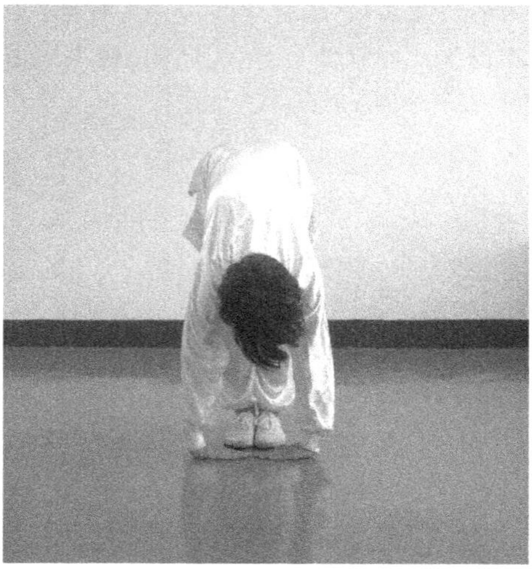

图4-25　俯身推掌

6）深吸气时，起身直腰，提掌至小腹前；呼气时下按，推掌直地，重复4次后，深吸气，起身直腰，呼气时，双手缓缓分开收回体侧。

【要领】

十指交叉相握，勿松，上举时肘部挺直，俯身推掌时，保持膝挺直，肘直，抬头，目视前方，自然呼吸。

【作用】

具有疏通经络、畅通气血，强健筋骨的作用，也可增强上肢、前臂及下肢的柔韧性。

4.4　身体各部练功法

4.4.1　颈项功

4.4.1.1　大鹏展翅势

【动作要领】

双臂外展，双手十指交叉，掌心扣于头后部，肩臂向前下用力压头，头项部用力后仰，对抗用力。持续5s，然后慢慢放松回位。连续做20次为1组，早晚各做1组（图4-26）。

【临床运用】

本功法能增强颈项部肌力，改善颈部血液循环，解除颈肌痉挛，对颈部活动受限、疼痛、酸楚均具有良好的治疗作用。

4.4.1.2 苍龟缩颈

【动作要领】

双臂下垂,置于体后,同时极度耸肩、扩胸,头颈后仰,下缩,如乌龟将头颈缩回躯体一样。两目直视头顶正上方,使项背部肌肉强力收缩持续 5s,然后完全放松回位。连续做 20 次为 1 组,每日早晚各做 1 组(图 4-27)。

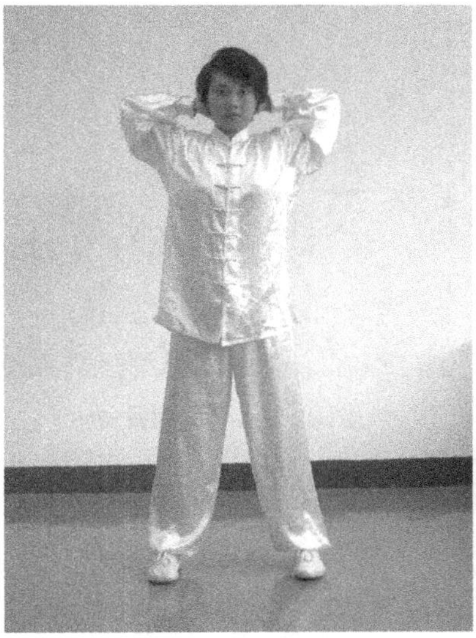

图 4-26 大鹏展翅势

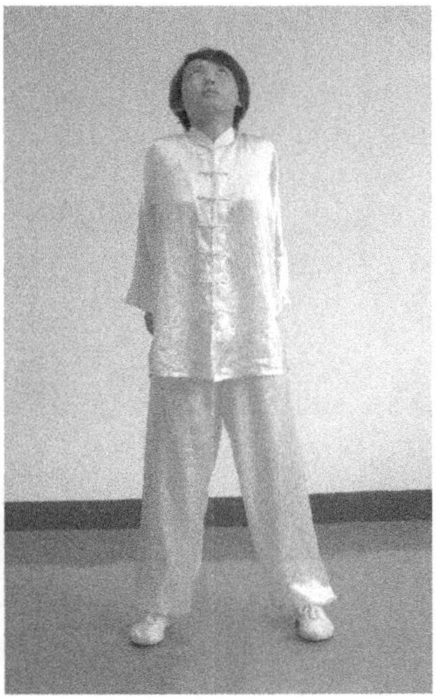

图 4-27 苍龟缩颈

【临床运用】

本功法能放松颈部肌肉,对颈椎病同时并发颈肌筋膜炎者尤为适宜。

4.4.1.3 白鹅引颈势

【动作要领】

以下颌引领头颈,在矢状面上做前伸、后缩的环状活动,如天鹅伸展长颈吞食。连续做 20 次为 1 组,每日早晚各做 1 组(图 4-28)。

【临床运用】

本功法可增加颈椎活动度(颈椎病术后、老年人、脑梗死、内耳眩晕者不宜选用本法锻炼)。

4.4.1.4 回头望月势

【动作要领】

左脚向左迈开,与肩同宽,双手叉腰。头颈尽力向右后上方旋转,同时眼向右后上方注视,如望向天空月亮。头颈只转动,而不必向前探出。配合呼吸,转动时吸气,还原时呼气(图 4-29)。

【临床运用】

本功法可增强颈项部肌肉力量与柔韧性,可用于辅助治疗各种原因引起的项背筋络酸痛,如颈部扭挫伤、落枕和颈椎病引起。

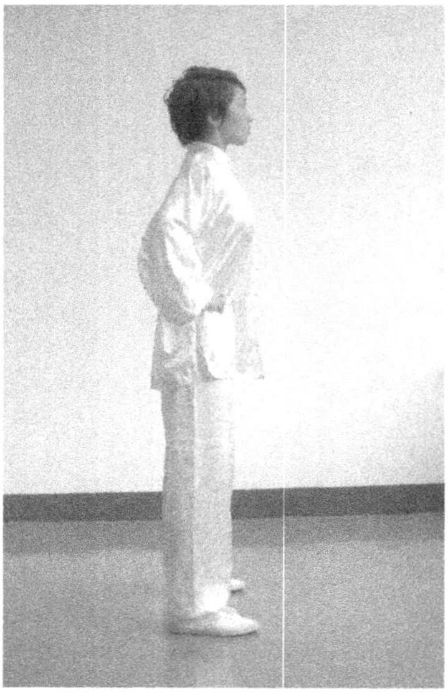

图 4-28　白鹅引颈势

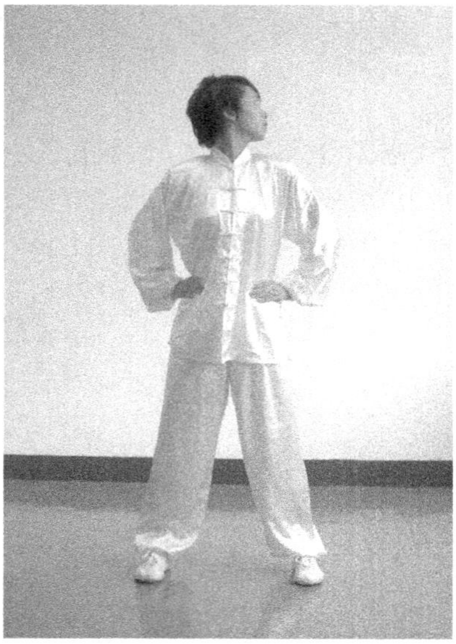

图 4-29　回头望月势

4.4.2 肩　臂　功

4.4.2.1 左右开弓势

【动作要领】

成马步站立，双手成虚拳置于两髋之外侧。双手向上提于胸前，与乳平。左手向左横拉至距左乳约两拳许；右手向右侧推出，同时头转向右侧，视线随右手示指，向远方凝视，左手如弓，右手似箭，伺机而射。保持 5s，然后慢慢回位。此为右式，左式反之（图 4-30A、B）。

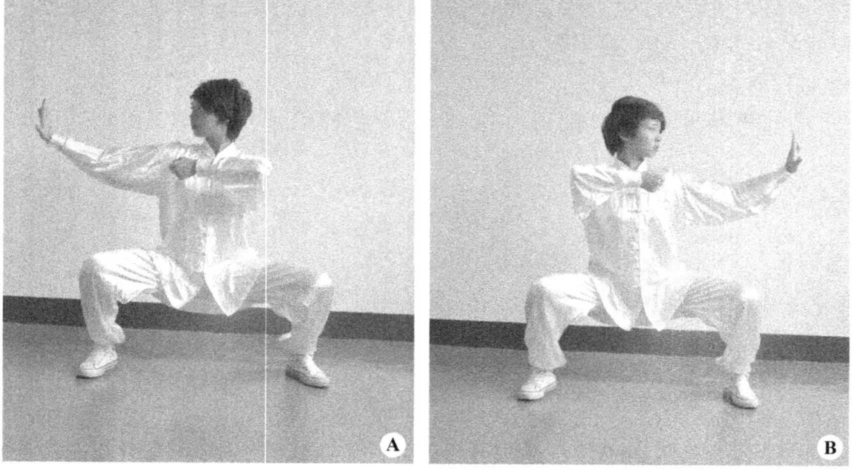

图 4-30　左右开弓势

【临床运用】

本功法具有增强臂力的作用。

4.4.2.2 霸王举鼎势

【动作要领】

两脚分开站立，与肩同宽，双手握虚拳，吸气时，屈肘上举至与肩平高。然后两拳松开，掌心向上，如托重物，吸气时，两臂用力向上直举，举过头顶，眼随两掌向上看；缓缓呼气，两手逐渐下降，恢复预备姿势（图 4-31）。

【临床运用】

本功法可增强上肢上举的肌力。对损伤等原因引起的上肢上举功能障碍有一定的康复作用。

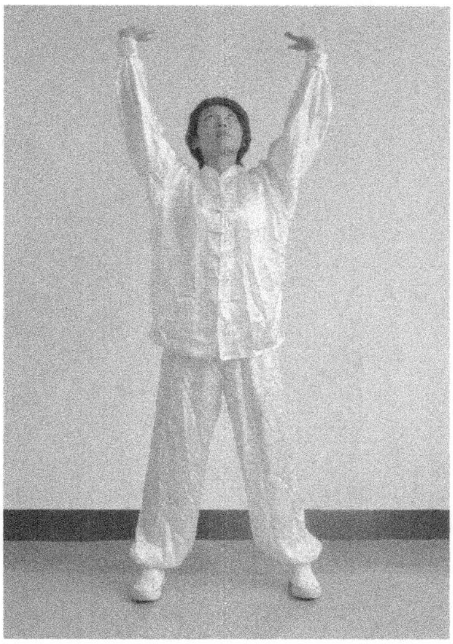

图 4-31 霸王举鼎势

4.4.3 腰背功

4.4.3.1 风摆荷叶势

【动作要领】

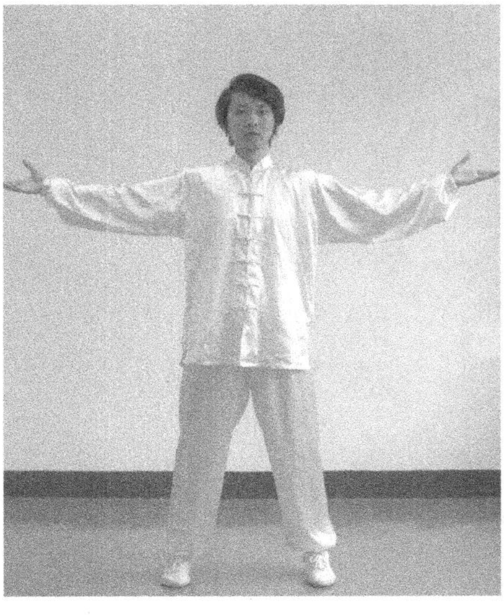

图 4-32 风摆荷叶势

两脚平行开立，比肩稍宽，两手叉腰，拇指在前。腰部自左向前、右、后做回旋动作 30 次。再改为腰部自右向前、左、后做回旋 30 次。上身挺直，膝部勿屈，双手护腰，回旋的幅度可逐渐增大（图 4-32）。

【临床运用】

本功法可疏通气血，对腰扭伤、腰肌劳损等有辅助治疗作用。

4.4.3.2 摇头摆尾势

【动作要领】

两脚成马步站立，两手扶膝，臀部后坐。头向一侧摇转时，两目跟随向后瞧，同时臀部向另一侧摆动，呼吸自然，左右交替进行。如模仿动物摇头摆尾动作一般。臀部后坐，勿翘起。同时转动头颈与臀部（图 4-33A、B）。

【临床运用】

本功法可缓解颈腰劳损、炎症等引起的颈、腰疼痛。

4.4.4 腿功

4.4.4.1 白鹤转膝势

【动作要领】

两脚并拢站立，身向前俯，两手轻按于膝上，双膝微屈，两目注视前下方。两膝自左向后、向

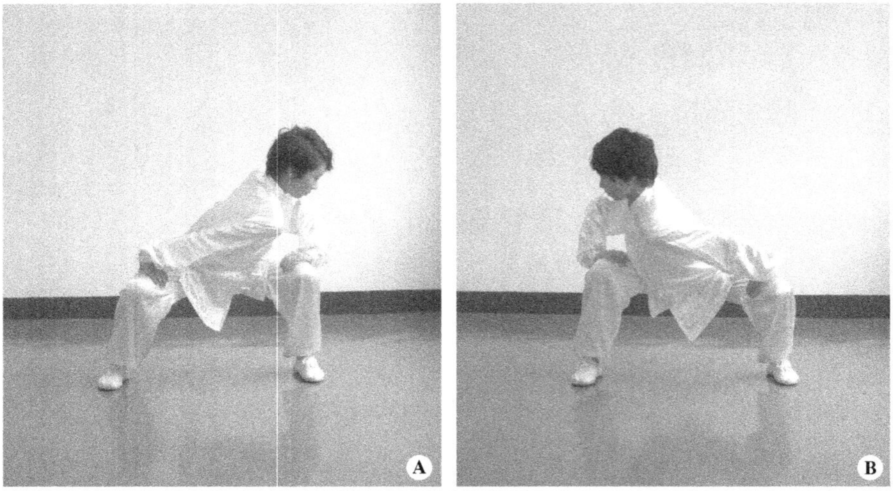

图 4-33　摇头摆尾势

右、向前做回旋动作 30 次。然后自右向后、向左、向前回旋 30 次。配合呼吸，膝部每回旋 1 周，呼吸 1 次(图 4-34A、B)。

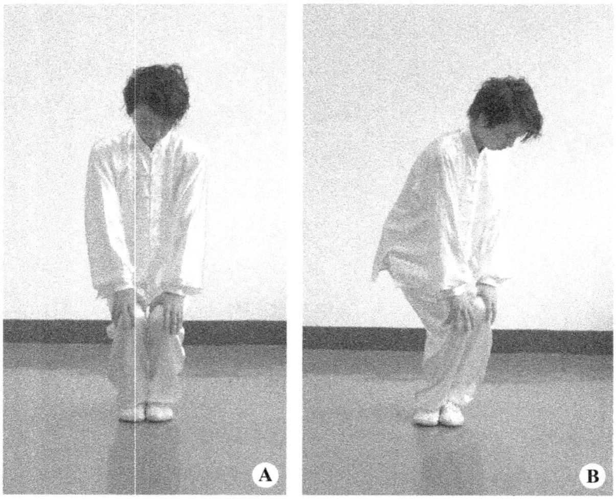

图 4-34　白鹤转膝势

【临床运用】

本功法可解除膝关节粘连，促进膝关节功能的恢复；对改善膝部酸痛、膝骨性关节炎等病症有一定的疗效。

4.4.4.2　行者下坐势

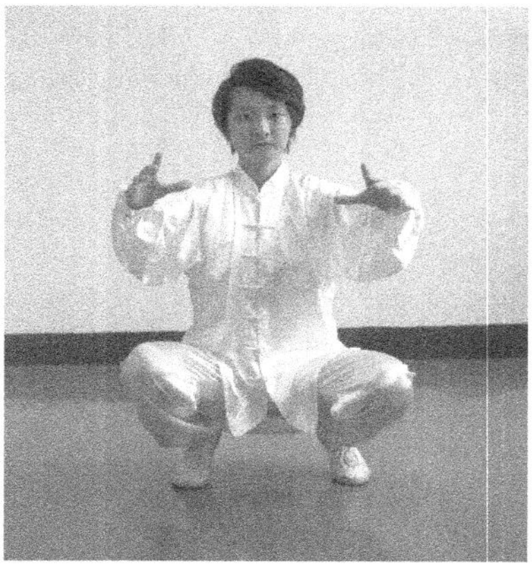

图 4-35　行者下坐势

【动作要领】

左脚向左横向迈开，比肩稍宽，两手抱球。脚尖着地，脚跟轻提，随后下蹲，使臀部触及脚跟，两手成掌，向前伸直平举，起身还原(图 4-35)(注：下蹲程度应根据患者自身条件，不应勉强，必要时可扶桌椅等进行)。

【临床运用】

本功法可增强大腿伸肌及臀部的力量。有利于腰、腿、膝疼痛的缓解。

4.5 力量练习

4.5.1 上肢力量练习

4.5.1.1 俯卧撑

【动作要领】

双掌或五指撑地，两臂伸直与肩同宽；两腿并拢伸直，两脚尖着地，身体俯卧，做上肢带动身体的屈伸运动。初练者可先用双掌撑地，练习久了，改为五指撑地。

【临床运用】

反复练习可增强指力、腕力及手臂力量。

4.5.1.2 冲拳

【动作要领】

马步站立。两拳抱于腰间，拳心向下。拧腰瞬间，右拳从腰间向前内旋，同时猛力冲出，力达拳面，交替练习两拳(图 4-36)。

【临床运用】

反复练习可增强手臂力量及动作的协调性。

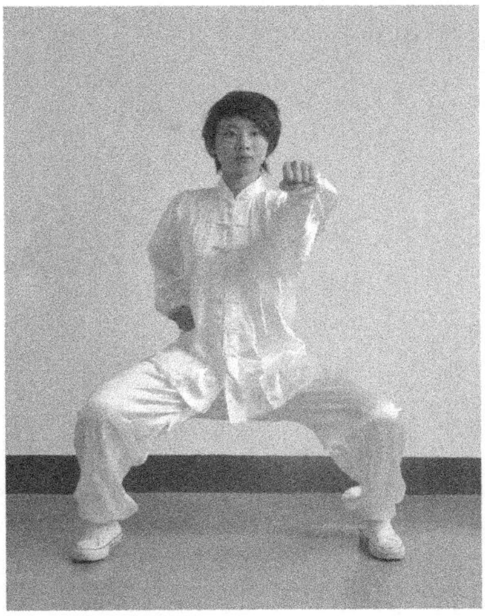

图 4-36 冲拳

4.5.2 下肢力量练习

4.5.2.1 马裆式

【动作要领】

左足向左横开一步，比肩稍宽，两膝及足尖稍稍内扣；屈膝屈髋下蹲，上身挺胸，收腹微微向前倾；两手平放两胯处，虎口朝内。练习须循序渐进，逐渐延长练习时间。

【临床运用】

反复练习可增强腿部力量及动作的协调性。

4.5.2.2 弓箭裆式

【动作要领】

并步站立，身体左旋，左足向前跨出一大步，约为脚长的 4~5 倍，左腿屈髋屈膝，膝不过足。右腿在后，膝部挺直，足跟着地，足趾斜向内侧，上身正对前方，双手叉腰。左右交替练习。练习须循序渐进，逐渐延长练习时间。

【临床运用】
反复练习可增强腿部力量及动作的协调性。

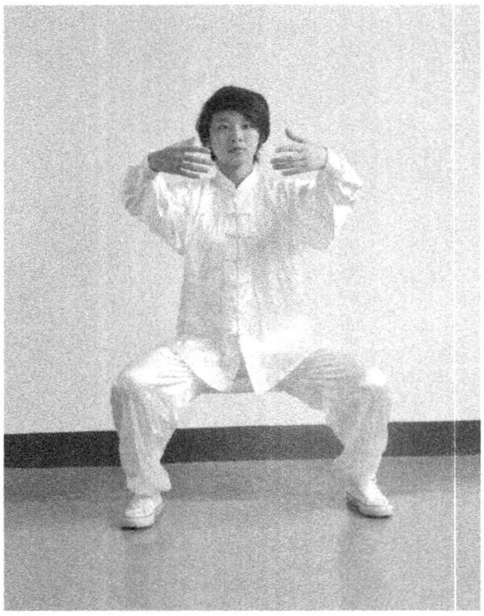

图 4-37 无极桩

4.5.2.3 无极桩

【动作要领】
两脚平行分开站立，与肩同宽，两膝微屈（也可马步站立），两手臂成球形抱于胸前，手心向里，十指自然展开，目视两手。每次练习 4～5min，逐渐增加（图 4-37）。
【临床运用】
反复练习可稳固重心，增强腿部力量。

4.5.3 腰背力量练习

4.5.3.1 飞燕

【动作要领】
身体俯卧，两手可放于头后或腰背部，以腰部为支点，头项、胸背及两腿部同时向上用力抬起（图 4-38）。

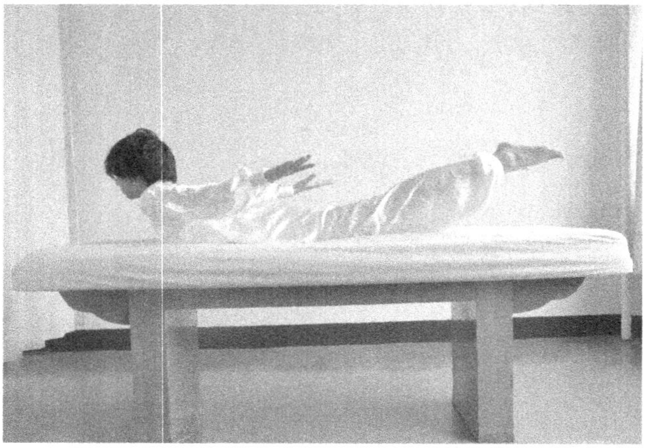

图 4-38 飞燕

【临床运用】
反复练习可增强腰背部力量。

4.5.3.2 拱桥

【动作要领】
身体仰卧，全身放松，自然呼吸，手在胸前交叉，双膝屈曲，以足跟、背部为支点，将骨盆抬离床面，尽量抬至腹部与膝关节相平，然后缓慢放下，一次可做 20 个左右（图 4-39A），循序渐进，练习时间长后，可以将一条腿抬起，使足、膝和腹在同一平面上（图 4-39B）。

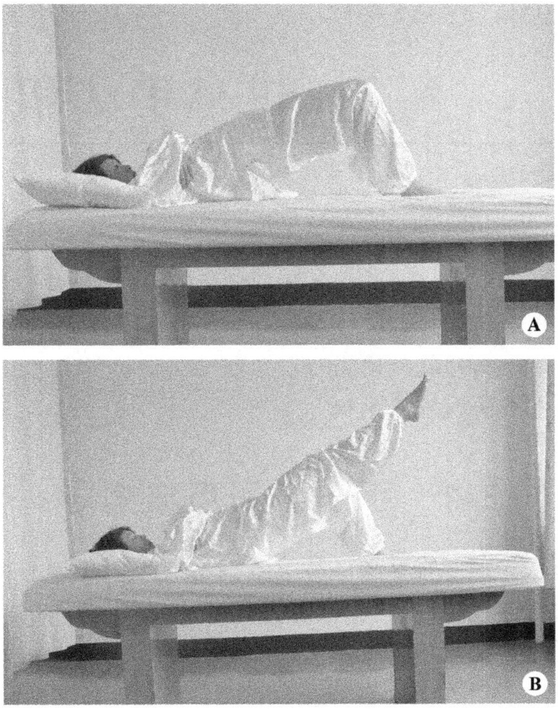

图 4-39 拱桥

【临床运用】

反复练习可增强腰背肌力量及腰椎稳定性。

小结

推拿的工作性质要求推拿医师必须具备良好的身体素质和指力、臂力及腰腿的力量，还要求推拿医师达到心平气和、“阴平阳秘”的健康状态，所以推拿练功中强调畜养气机，充实精血，而要达到这种良好的生理功能状态，则需经过诸如“外练筋骨皮，内练一口气”的锻炼过程，本章节针对性地介绍易筋经的练功方法，系统地介绍了身体各部的力量训练，使推拿医师既能强身健体，亦能防治疾病，为推拿医师的必内容。

5 推拿手法和辅助疗法

学习目标

1. 掌握各式手法的操作
2. 熟悉各式手法的临床运用
3. 了解各式手法的注意事项

5.1 手法学习方法指导

要熟练掌握手法操作技巧,并具备临床运用能力,必须进行认真刻苦的手法练习。尤其对某些比较复杂、难度较高的手法,如一指禅推法、滚法、振法等,更应经过长期反复的练习,直至娴熟,才能在临床上正确运用。手法练习一般一可分为两个阶段,即沙袋练习和人体练习。

5.1.1 沙袋练习

1. 沙袋的制作 用棉布制一长约 26cm ,宽约 16cm 的布袋,内装大米或黄沙(以大米为佳),可掺入适量碎海绵,使其妊有弹性。将袋口缝合,并根据练习的程度进行合适的绑扎。开始练习时袋可扎得紧些,便于着力,以后逐渐放松。外面再套一干净布袋,便于洗涤、更换。

2. 手法练习 沙袋上手法练习以一指弹推法、滚法、揉法和摩法为主。练习姿势可采取坐位或站位。一指弹推法和摩法练习多用坐位,滚法和揉法练习多采用站位。

沙袋练习首先在于训练手法的动作结构、技巧、要领和注意事项,同时也训练指力、腕力和各关节的灵活性。练习中应结合所掌握的手法理论知识,进行对照检查,及时纠正,同时通过练习又可加强对理论知识的理解。

手法的练习应潜心静气,循序渐进,切忌浮躁。刚开始练习时以手法的动作结构和要领为主,不要刻意强调力度,避免手法练“僵”。待掌握了手法的动作结构和要领而能正确操作后,再逐渐增力。每种手法的练习应定时、定型,既可对各个动作要领加以细心体会并掌握,又可有针对性地锻炼操作的持续性和耐久性,提高对手法的运用能力。

经过一段时间的练习,基本掌握了手法的动作结构和要领,并具备相应的各方面能力后,便可转为在人体上练习。

5.1.2 人体练习

人体练习是为临床手法应用打基础的阶段,应根据临床一般操作常规,在人体各部位有针对性地练习手法,培养综合素质。

人体练习以提高手法的操作运用能力为首要目标,其不仅强调单式手法的练习,而且重视双手协调动作和多种手法配合应用的练习;既能在不同部位上正确操作各种手法,又能将多种手法融为一体，变化衔接自然流畅。

人体练习时强调定手法、定部位、定线路、定时间练习，不可在同一部位盲目操作、没有练习计划安排，初期练习时可先练单手操作，当手法初步掌握后就要开始练习双手操作，不可单手操作自如，就忽略非惯用手的使用。

其次，对“手感”的培养也是人体练习的一个重要内容。练习中，应结合所学解剖知识，细心体会各骨性标志、肌肉、肌腱、神经、血管等组织结构的位置、形态在手下的感觉，特别是在手法刺激下各种组织的张力和弹性变化、人体呼吸运动的变化，便于将来运用时能根据“手感”正确选用手法和判断手法的效果，真正做到“以手们之，自悉其情”。

另外，对一些基本要素的掌握也不容忽视，如体位的选择、语言的交流等也是人体练习中应加以重视的内容。

总之，人体练习是具有多种培养目标的综合练习，应从实际应用出发，先易后难，循序渐进，刻苦训练，从而为临床手法运用打下坚实的基础。

5.2 单式手法

【手法基本操作要领】

1）持久　在一定的时间内，能够保持手法的动作结构不变，且具有稳定的“动力型式”。

2）有力　手法的作用所具有的刺激量，这种刺激量要达到一定的刺激阈值，以激发机体的应答反应。

3）均匀　手法动作要有节律性，用力均匀，即操作频率不要时快时慢，用力不能忽轻忽重。

4）柔和　《医宗金鉴·正骨心法要旨》：“使患者不知其苦，方称为手法也。”强调手法要令受术者舒适畅和，要求手法用力要适当做到：轻而不浮，重而不滞，刚柔并济。手法动作变换要自然流畅，不得跳动、碾压、损皮。

5）深透　手法要掌握作用力的方向，使其直达病所，提高临床疗效的目的。

5.2.1 㨰法

【定义】

㨰法是由肘关节做周期性的伸屈与前臂旋转运动，带动腕关节的屈伸运动共同完成。它包括掌指关节㨰法、小鱼际㨰法和前臂㨰法 3 种。

【操作方法】

1）预备姿势　术者常取丁字步或弓步势，沉肩、垂肘、立臂、竖掌，上身正直并略前倾，利于发力。

2）动作姿势

掌指关节㨰法：术者手握空拳，用小指、无名指、中指及食指的掌指关节突起处附着于治疗部位或穴位上。腕关节的伸屈摆动，使掌指关节在治疗部位上做来回㨰动（图 5-1）。

小鱼际㨰法：术者以小鱼际掌侧至第 3、第 4、第 5 掌指关节部分着力与治疗部位上，腕关节的伸屈与前臂的旋转运动，使小鱼际掌背侧在治疗部位上来回㨰动（图 5-2）。

【动作要领】

1）㨰法操作时动作灵活、连贯而有节奏性，腕关节的屈伸交替过渡要自然，不要跳动。

2）㨰法操作时着力部位不宜做擦或拖的动作，以免破皮。

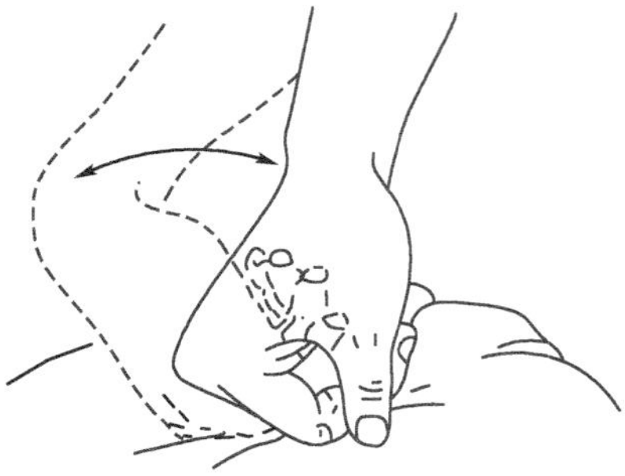

图 5-1 掌指关节㨰法

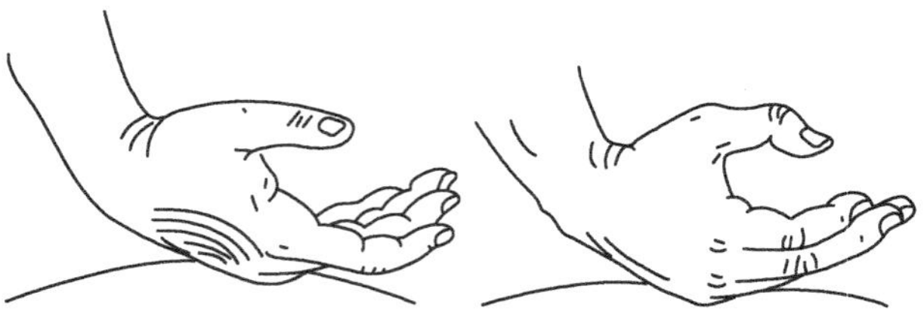

图 5-2 小鱼际㨰法

3）频率每分钟 120~160 次。

4）操作时可采用上身向前倾以增加手法的作用力。

【临床运用】

1）掌指关节㨰法，具有压力大，刺激强的特点。故常用于肌肉丰厚坚实的部位（腰臀部以及下肢后侧的肌肉群）或特定的穴位以激发经气，如常在环跳穴处采用掌指关节㨰法，治疗坐骨神经痛。

2）前臂㨰法，具有柔和舒适，接触面积大的特点，常用于治疗腰背部劳损性疾病以及下肢肌肉酸痛、麻木等症。

【手法练习】

㨰法：以小鱼际㨰或掌指关节㨰的练习为主，将移动和定点结合起来练习，即在往返移动中，过相应区域时定点操作，再继续移动。要术求手法均匀连贯，不可出现摩擦、滑动；避开骨性突起部位，不可发生碰撞。施术后受术者应有明显的放松感。应根据不同部位灵活选择不同的㨰法，但注意手法衔接要自然、连贯，两手动作配合协调。可多位于肩背部、腰臀部及下肢大腿后侧、腘窝、小腿后侧进行操作练习。

【注意事项】

1）㨰法操作时腕关节的伸屈度要控制在 90°之内。

2）㨰法操作时不能使用蛮力，避免第 5 掌指关节向下按压等生硬动作。

5.2.2 一指禅推法

【定义】

用拇指指端、螺纹面或桡侧缘着力于治疗部位，以肘关节为支点，前臂做主动摆动，带动拇指关节屈伸的联合动作，即谓一指禅推法。

【操作方法】

1）预备姿势　施术者沉肩、垂肘、悬腕、掌虚、指实。

2）动作姿势　动作分为外摆和内摆两个部分。肱三头肌发力，肘关节为支点，前臂做主动摆动，并带动腕部与拇指向外摆动约 45°（外摆位）；然后肱二头肌收缩，肱三头肌放松，前臂由外伸转向内屈，并带动腕部从外摆位向内经过起始位再向内摆动 30°左右（内摆位）（图 5-3A、B、C）。

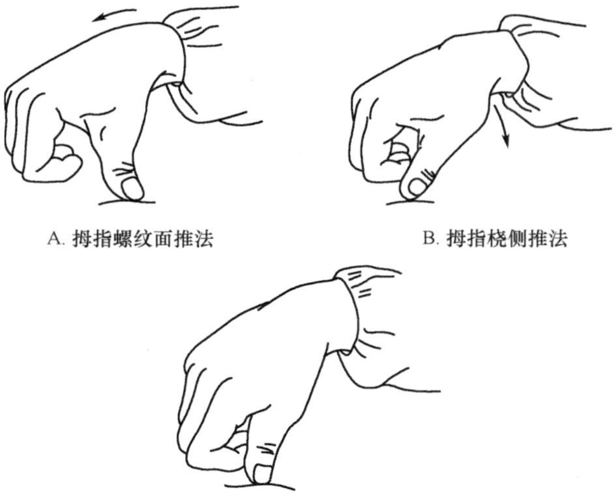

A. 拇指螺纹面推法　B. 拇指桡侧推法

C. 拇指指端推法

图 5-3　一指禅推法

【动作要领】

1）沉肩、垂肘、悬腕、掌虚、指实。

2）内外摆动时动作变换要自然、流畅、平稳，不能跳动。

3）本法的频率控制在每分钟 140~160 次。

【临床运用】

具有调和营卫、舒筋活络、调节脏腑、泻热散寒及祛瘀消肿的作用，临床时，常用于穴位，辨证取穴组成相应的推拿处方，可用于治疗内、外、妇、儿、骨伤、五官等各科常见病症，如头痛、失眠、月经不调及颈椎病等。

【手法练习】

一指禅推法：可在穴位上定点练习指端推、螺纹面推，如选取曲池、内关、合谷等穴位，要求上肢各关节放松，摆动均匀、连贯，充分吸定，防止滑移，使手法有足够的深透性，但不可用力下压。要求紧推慢移，不可有拖动感。可在头面部、颈项部、上肢部腧穴进行操作练习。

5.2.3　揉　　法

【定义】

用鱼际、肘尖部或掌根等部分吸定于治疗部位做轻柔缓和的环旋运动。

【操作方法】

1）预备姿势　术者坐位或站于受术者一侧，以肘尖、掌根或大、小鱼际等，按压在治疗部位上。

2）动作姿势　通过相应的肩、肘、前臂、腕关节等部位的协同下，使上述治疗部位在接触面上做环旋运动，并带动深层组织。

以肘尖部，以肩关节及上臂用力带动其环旋揉动，为肘揉法（图 5-4A）；以掌根和大、小鱼际吸定于治疗部位上者，为掌根和鱼际揉法（图 5-4B、C）。

【动作要领】

1）接触部位一定要吸定，不与表面形成摩擦，而要带动皮下组织。即古人谓之“皮不动”，

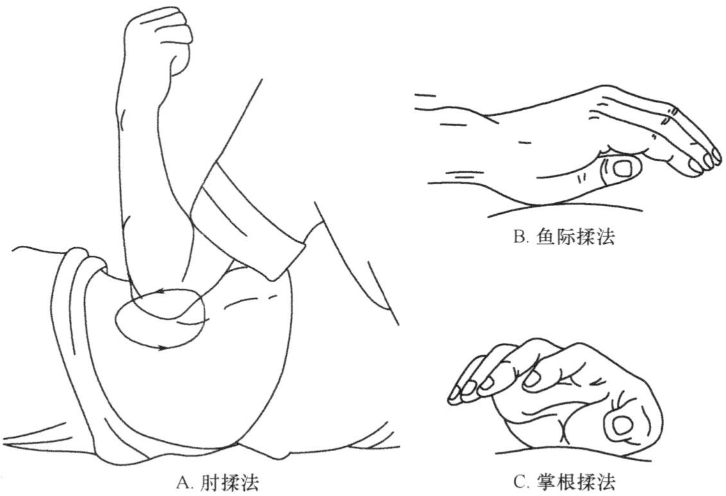

图 5-4 揉法

“肉动”。

2）频率控制在每分钟 120~160 次。

3）动作柔和，用力由轻到重，幅度由小到大。

【临床运用】

1）可在深层组织产生温热的作用，适用于全身各种肌肉痉挛的放松、缓解疼痛及急性损伤所致的局部肿痛等。

2）根据其为和法的代表手法广泛用于各种内妇杂证，如眩晕、面瘫、脘腹胀痛、便秘等。

【手法练习】

揉法：要求从容和缓，带动吸定部位一起回旋转动，受术者有舒适、放松的感觉。可在肩背部、腰臀部及头面部进行操作练习。肩背部先沿大椎到肩峰练习鱼际揉法，沿脊柱两侧练习掌揉法、叠掌揉法。然后在相应腧穴上练习指揉法，在肩胛间区、冈上窝、冈下窝等部位定点练习掌根揉。腰臀部揉骶棘肌、臀大肌，前臂揉腰背，指揉腧穴，肘揉臀大肌和相应腧穴。要求手法和缓、放松。头面部练习鱼际揉前额、面颊，指揉太阳、颊车、下关、颧髎等腧穴。要求吸定、带动受术部位旋转，手法从容和缓，幅度由小逐渐增大。掌根揉以练习单手操作为主，指揉以练习双手同时操作为主。

【注意事项】

1）肘、腕与掌指关节要灵活协调，不可僵硬。

2）初练时一定要吸定在治疗部位上，移动时也要注意动作要缓慢。

3）手法操作过程中，腕关节不能外展。

5.2.4 摩 法

【定义】

用手掌或指腹着力于治疗部位，以肩关节小幅度环转带动着力面作环形的、有节律的平移摩动手法。常见有指摩法、掌摩法两种。

【操作方法】

1）预备姿势 术者坐位，沉肩、垂肘，用手指指腹或手掌面，轻放于治疗部位或穴位上。

2）动作姿势 术者腕关节微屈，指掌部并拢、自然伸直，将四指的末节指面吸定于治疗部位，以肩关节小幅度环转联合肘关节屈伸，带动前臂、腕指在体表做顺时针或逆时针方向环旋摩动，为指摩法（图 5-5A）。以掌心或掌根部吸定于治疗部位者，为掌摩法（图 5-5B）。

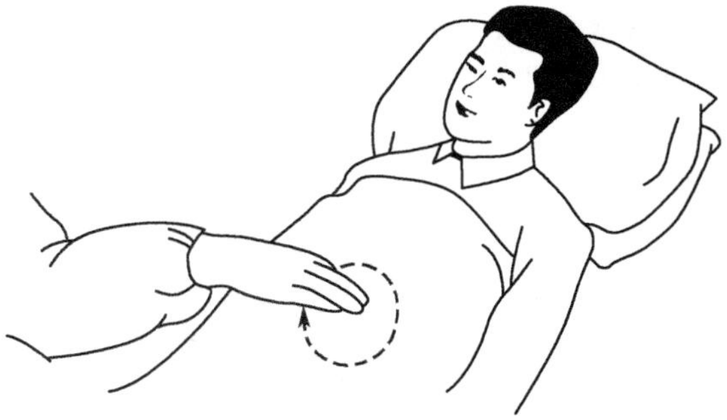

A. 指摩法

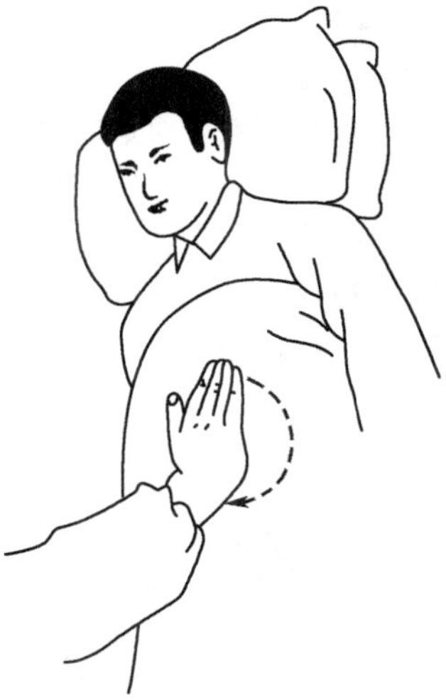

B. 掌摩法

图 5-5 摩法

【动作要领】

1）操作时不带动皮下组织，仅与皮肤表面发生摩擦，即“皮动肉不动”。《厘正按摩要术》云：“摩法较推法则从轻，较运法则从重”。

2）古代有顺时针方向摩动为补，逆时针方向摩动为泻之论述。但腹部操作时与之相反。

3）本法频率每分钟控制在 100～120 次左右。

【临床应用】

1）腹部应用，具有理气和中、消食导滞、温宫调经及补益肾气等作用。临床上常配合推摩法及大鱼际揉法，治疗腹胀、腹痛、便秘、泄泻等胃肠道疾病及男女泌尿生殖系统疾病。

2）腰背、四肢部位应用，具有行气活血、散瘀消肿之功效。临床上常配合滚法，治疗四肢关节外伤肿痛以及风湿痹痛等症。

【手法练习】

摩法：分别练习掌摩、指摩。要求摩动轻快灵活，平稳着实。可在胸腹部、头面部进行操作练习。在胸腹部指摩膻中、神阙、气海，掌摩全腹，顺、逆时针方向均要练习。在头面部练习指摩法，可以用两指摩或三指摩，由前正中线打小圈到两侧，双手同时操作。

【注意事项】

摩动时压力要均匀，动作要轻柔。

5.2.5 擦 法

【定义】

用鱼际或掌等贴附于体表治疗部位，作直线来回摩擦使热能渗透深层组织的手法，称为擦法。常见有大鱼际擦法、小鱼际擦法、掌擦法3种。

【操作方法】

1）预备姿势　术者多取站势，保持沉肩、垂肘，腕关节伸直，使前臂与手掌近似相平。以小鱼际部或大鱼际部或全掌或手指，吸定于体表的治疗部位。

2）动作姿势　以肩关节为支点，前臂做主动屈伸，带动着力部位在体表作均匀的直线往返摩擦移动，使治疗部位产生一定的热量并渗透深层组织。用手指指面着力摩擦，称为指擦法。用鱼际着力摩擦，称为鱼际擦法（图5-6A、B）。用全掌着力摩擦的，称为掌擦法（图5-6C）。

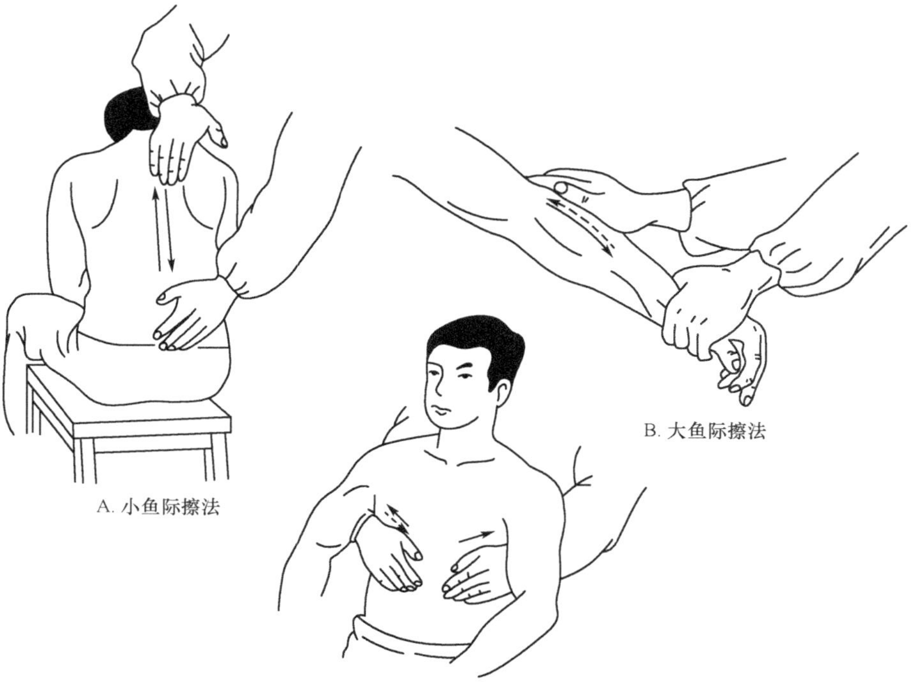

A. 小鱼际擦法

B. 大鱼际擦法

C. 掌擦法

图5-6　擦法

【动作要领】

1）操作必须直线往返，不可歪斜。动作要连续不断，来回往返的距离要拉长。

2）压力要均匀适中，以摩擦不使局部皮肤折叠为宜。压力太大，易使表皮过热，擦破皮肤。压力过轻，则又不易影响到组织深层。

3）擦法操作时使用适量润滑剂（麻油、冬青膏）或介质，既可保护皮肤防止破皮，又可使擦的热量深透，提高手法治疗的效应。

4）操作时术者不可屏气，保持呼吸自然。频率控制在每分钟100次左右。

【临床运用】

擦法是一种柔和温热的刺激，常用于胁肋部、胸骨部、腰背部及四肢部操作，对慢性支气管炎和肺气肿效果较好。它也常用于腰酸、四肢麻木、脾胃虚寒等病症。

【手法练习】

擦法：可在脊柱两侧和四肢各关节进行操作练习。用鱼际擦法沿脊柱两侧上下往返操作，或横向擦肩胛区、肩胛间区、胁肋部、腰骶部。要求擦动的速度要快，距离要长，以透热为度。

【注意事项】

擦法一般在其他手法之后操作，以免破皮。擦后若配合湿热敷法，可提高临床疗效。室内应注意保暖，以免患者身体暴露后着凉。

5.2.6　推　　法

【定义】

推法指运用适当的压力，以拇指、手掌、拳面以及肘尖着力于治疗部位，进行单向直线推动的手法。它包括拇指推法、掌推法、肘推法等。

【操作方法】

1）预备姿势　术者可取弓步，以拇指、手掌、拳面以及肘尖着力于治疗部位。

2）动作姿势　术者用拇指指面着力于治疗部位，做大拇指内收运动，其余四指并拢前按以助力，按肌纤维平行方向或经络循行做直线推进，为拇指推法；以全掌或掌根着力于治疗部位者，为掌推法（图5-7A）；术者屈肘关节，以肘尖着力于治疗部位者，为肘推法（图5-7B）。

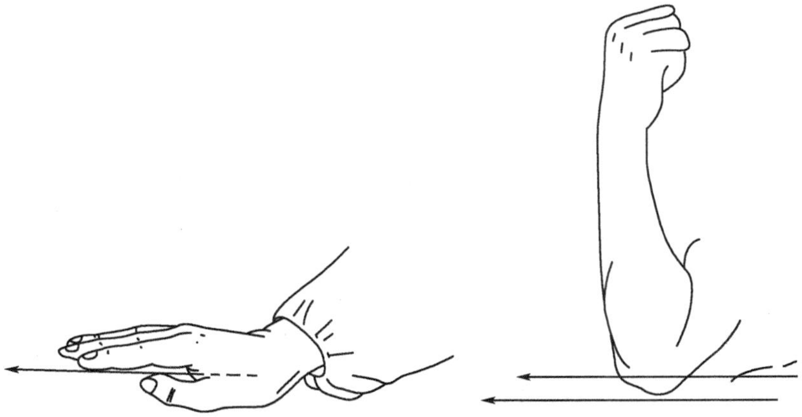

A. 掌推法　　B. 肘推法

图5-7　推法

【动作要领】

1）操作时向下的压力应均匀适中，压力过重易引起皮肤折叠而发生破损，过轻则起不到治疗效果。

2）成直线移动，不可歪斜，用力深沉平稳。

3）推进频率控制在每分钟50次左右。

【临床运用】

推法常与擦法、按法、湿热敷配合使用，具有舒筋通络、理筋止痛的功效。临床上根据治疗面积选用不同的推法，如肘推法，适用于脊柱两侧华佗夹脊穴及双下肢大腿后侧。

【手法练习】

推法：可在脊柱两侧和下肢进行操作练习。要求缓慢单方向推动，手法平稳、均匀、着实。掌根推法主要练习沿脊柱两侧足太阳膀胱经经第一、二侧线或沿大椎推至肩峰。下肢部从上而下单向推下肢的内、外和后侧。拇指推法主要练习颈项部自翳风推至缺盆，可一手扶住头部，另一手的拇指指面或偏锋进行双侧的交替练习。

【注意事项】

1）可在施术部位上先涂抹少许介质（冬青膏、凡士林、麻油），使皮肤保持一定的滑润度，防止破皮。

2）操作时，术者自然呼吸，不要屏气。

5.2.7 搓 法

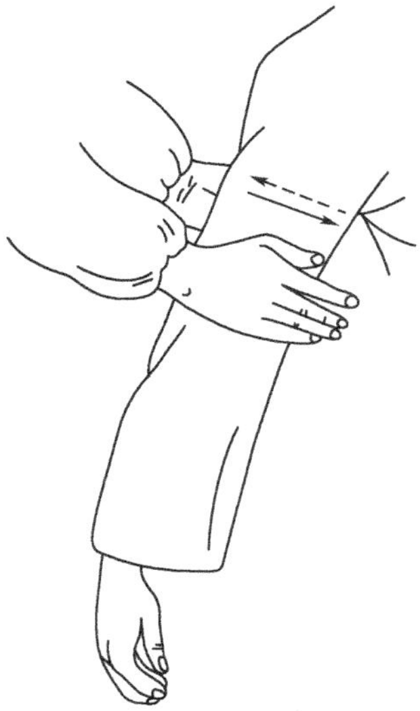
图 5-8 搓法

【定义】

用双手掌面夹住一定的部位，相对用力作协调的交替快速搓揉，同时上下往返移动，称搓法。

【操作方法】

1）预备姿势 术者可马步站立，以双手掌面夹住一定的治疗部位。

2）动作姿势 本法操作以手臂主动施力，方向相反、上下往返的快速搓揉或按摩移动动作（图 5-8）。

【动作要领】

1）操作时，双手用力对称，不宜夹得太紧或太松，以能搓动肢体为度。术者动作要灵活自如，腕关节充分放松。

2）“快搓慢移”，即搓揉动作要快，上下移动要慢。

【临床运用】

常见于肩、上肢部的应用，有较好的放松肌肉的功效。可用于治疗上肢及肩部酸痛不适、关节活动不利等病症。

【手法练习】

搓法：可在肩背和胸腹部进行操作练习。肩背部要求快速搓揉，缓慢移动。先练习两手抱搓肩关节，再练习往返搓上臂，使肩及上臂有明显的放松感。然后重点练习由肩到腕自上而下搓上肢，可配合抖上肢、捻手指等手法练习。胸腹部用四指指面及掌部挟住两胁肋自上而下搓动。

5.2.8 按 法

【定义】

以指、掌、肘尖或身体其他部位着力，由轻渐重地反复用力深按治疗部位的手法，称按法。可分为指按法与掌按法等。

【操作方法】

1）预备姿势 术者常取站位。指按时，以拇指或中指指端或指面着力（图 5-9A）；单掌按时，掌心对准主治穴位，以全掌着力；双掌叠按时，一手掌在下按放在治疗部位着力，另一手掌叠在其背侧助力（图 5-9B）。

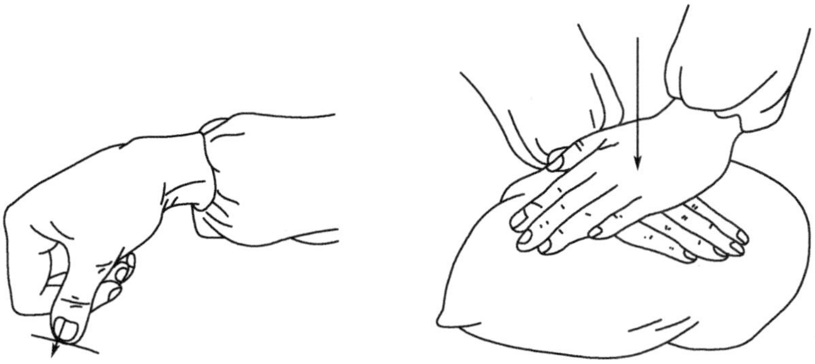

A. 拇指按法　　B. 掌按法

图 5-9　按法

2）动作姿势　术者分别以各着力面为支撑点，由轻渐重向下用力，按至一定深度，使受术者穴下产生轻或中等强度得气感后，术手在原处停留约 5s，再缓慢抬起恢复起始的位置，重复按压。

【动作要领】

①根据施术面积大小，选用不同的按法。②按压的方向应与治疗面相垂直。③用力要由轻到重，由浅而深。④按压时，可伸直肘关节或身体前倾，借助自身重力来施加压力，可使作用力强而省力。

【临床运用】

本法具有疏通经络、活血化瘀、止痛的作用。临床上各种按法的选择要因人而异，且不同部位选用不同按法，如面积较大、肌肉较丰厚部位掌按法，深层组织及脊柱两侧选用肘按法与双拇指叠按法，而指按法较轻，适用于头面部。

【手法练习】

按法：按、点法常配合使用。可在肩背、腰臀部、上、下肢部常用腧穴进行操作练习。要求缓慢用力，按而留之，再缓慢收力，不可疾发疾止。局部应有明显的“得气感”，并可配合指揉法练习。点、按足太阳膀胱经第一、二侧线上及肩背部的腧穴。如肩井、天宗、肺俞、心俞、肝俞、脾俞、胃俞、肾俞、大肠俞、气海俞、命门、腰阳关等。初学时指端力量不足常导致点、按至最深层时指下颤抖感，可循序渐进地练习拇指撑推拿床面、五指撑地、斜撑墙面等方法改善指端力量及稳定性。

5.2.9 点　法

【定义】

以肘尖或指间关节突着力治疗部位，由轻到重按压到深层组织的方法，谓点法，又称按点法。常见有指节点法和肘点法。

【操作方法】

1）预备姿势　术者取坐位或站位。指间关节点法，以食指或中指近侧指间关节突起部在治疗部位上着力（图 5-10）。

2）动作姿势　术者分别以各着力面为支撑点，由轻渐重，逐渐向下用力，点按至一定深度，受术者穴下产生轻或中等强度得气感后，术手在原处停留约 5s，再缓慢抬起恢复起始的位置，重

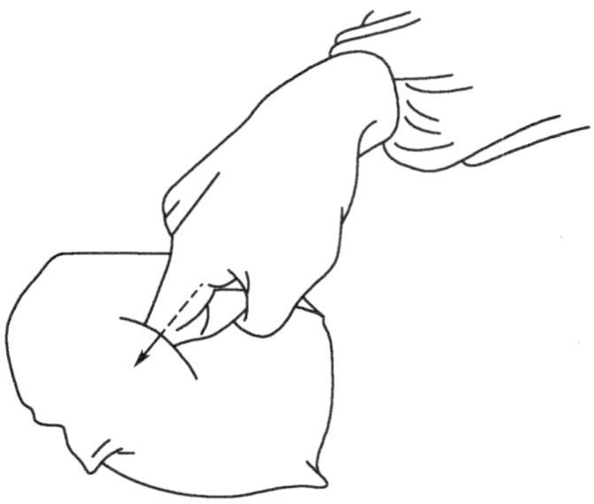

图 5-10 指间关节点法

复按压。

【动作要领】

①用力要沉稳着实，由轻到重，由浅而深。②按压的方向应与治疗面相垂直。

【临床运用】

本法具有解痉止痛、舒筋活血作用，能较好的缓解疼痛，临床上常“以指代针”，可用此法辨证取穴治疗各种退行性病变，软组织损伤、以及内、妇、五官科等疾病。

【手法练习】

点法：可在肩背、腰臀部、上、下肢部和头面部常用腧穴进行操作练习。以指端点上肢部腧穴，如曲池、曲泽、手三里、内关、外关、合谷等，下肢部腧穴，如委中、承山等。以肘尖点腰臀部的肾俞、大肠俞、气海俞、环跳等腧穴。在头面部腧穴上练习指尖关节点法，如点攒竹、印堂、神庭、百会、风池、下关、颊车等，注意手法的力度要合适，既要有酸胀感，又不能用力太重。运用肘尖点法练习时同样如按法要求，控制身体缓慢用力至深层，留之片刻，再缓慢收力，不可疾发疾止。

5.2.10 捏　法

【定义】

用拇指与食、中、无名指指面相对用力，将治疗部位的皮肤连同皮下组织夹持提起，并向前捻搓的一种手法。

【操作方法】

1）预备姿势　术者多取站位，两指捏时用拇指与屈曲的食指桡侧面相对用力，四指捏时用拇指与食、中、无名指指面相对用力。

2）动作姿势　操作时，用拇指与四指相对用力，将治疗部位的皮肤连同皮下组织夹持提起，并向前沿经穴及肌肉走行方向捻搓，一捏一放，反复操作(图 5-11)。

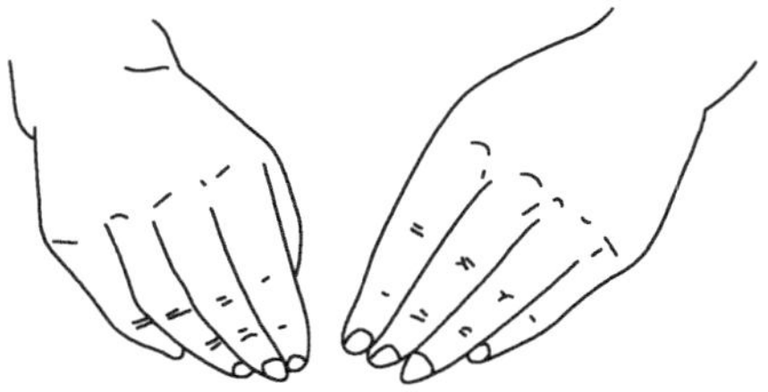

图 5-11 捏法

【动作要领】

①勿用指端用力掐按，以免损伤皮肤。②夹持时，指面相对用力要适中，且不可拧转。

【临床应用】

常用于小儿保健、消化系统及妇科疾病，在肩背、四肢、颈项部和头部等浅表肌肤上施术，主要治疗食欲不振、消化不良、失眠、小儿疳积等症。

【手法练习】

捏法：可在背脊部进行操作练习。练习指捏脊柱及脊柱两侧的督脉、膀胱经时，拇指与食、中、无名指相对用力挤压，夹持提起皮肤连同浅层的皮下组织，两手一捏一放交替操作，沿经络走形方向不断向前推进，从腰骶部捏至肩背部向上捏动，重复数次至所捏皮肤潮红。在作相对用力挤压动作时要循序而下，均匀而有节律性。

5.2.11 拿 法

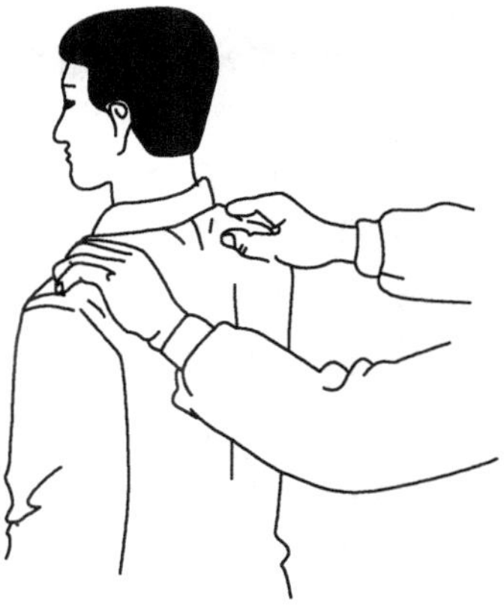

图 5-12 拿法

【定义】

用拇指与其余四指相对用力，夹持、提起治疗部位，进行捻搓揉捏的手法，谓拿法。

【操作方法】

1）预备姿势 术者多取站位。以拇指与其余四指着力（图 5-12）。

2）动作姿势 操作时，术者夹持住治疗部位的筋腱或条索，然后提起，并同时捻搓揉捏数次，然后放松，如此反复操作。

【动作要领】

1）腕部要尽量放松，保持动作柔和、灵活、协调并富于节律。

2）提拿的劲力要深重，提拿深层组织，不要仅夹持表皮，更不能用指甲着力抠掐治疗部位，用力要由轻到重，再由重到轻。

3）各式拿法可在局部反复拿揉操作，也可顺其筋索、经络走行方向边拿边缓慢移动。

【临床运用】

本法具有放松肌肉、祛风散寒、舒筋通络、解痉止痛的作用。

1）拿颈项部，肩井穴及患侧上肢，常与颈项部捏法，按揉法等配合使用，治疗颈椎病、运动性疲劳。

2）治疗腹痛，可拿肚角（肚脐下 2 寸，旁开 2 寸）。

【手法练习】

拿法：可在颈项部和上肢部进行操作练习。手法练习时避免指面与施术部位产生滑动摩擦，避免力量过于集中于指端形成不舒适的抠、掐的体验。单手拿双侧风池穴及颈项两侧，双手拿两侧肩井穴。提拿上肢部的肌肉，如三角肌、肱二头肌、肱三头肌、前臂肌群，可配合揉法，对称拿揉内关、外关、合谷等穴位，以有酸胀感为度。平时可多练习使用手掌夹持一定重量的沙袋来增强虎口力量。

5.2.12 捻 法

【定义】

用拇指和食指夹持受术者的指、趾等治疗部位，用适当的力，做来回快速搓揉的手法。

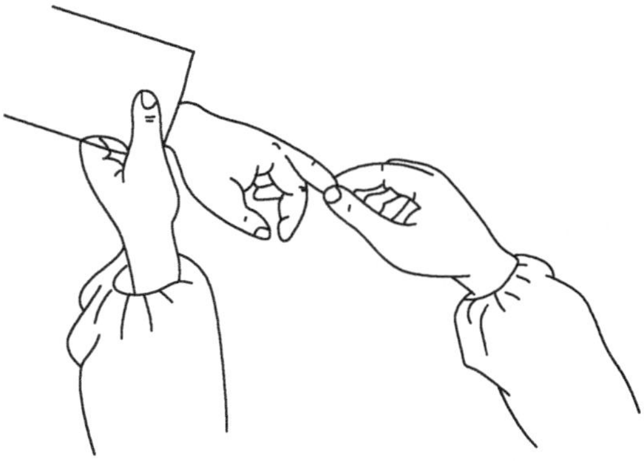

图 5-13 捻法

【操作方法】

1）预备姿势 取坐位或站位，一手握受术者腕部，一手用拇、食两指螺纹面着力或拇指螺纹面与屈曲成弓形的食指中节桡侧面着力或拇与食、中两指螺纹面着力，夹持住受术者指（趾）根部，或指（趾）间关节。

2）动作姿势 操作时，术者相对指适当用力，边捻转边由指（趾）根向指（趾）端方向移动，做对称性的快速来回搓揉的动作。也可定位在关节周围夹持在指（趾）间关节，作反复捻转（图 5-13）。

【操作要领】

1）动作要灵活连贯，用力适中，重而不滞，轻而不浮。

2）紧捻慢移，即捻动的速度宜快，在治疗部位的移动速度要慢。

3）操作时，可使用一些介质，防止破皮，并可以提高临床疗效。

【临床运用】

本法具有理筋通络、滑利关节、消肿止痛等功效，主要用于十指（趾）及指（趾）间关节。治疗指、趾间关节疼痛、肿胀、屈伸不利与扭伤、麻木、腱鞘炎等病证。

【手法练习】

捻法：可在四肢小关节进行操作练习。用拇、食指罗纹面捏住一定部位，两指相对作搓揉动作。操作时动作要灵活、快速，用劲不可呆滞。

5.2.13 拨 法

【定义】

术者用指面着力于肌筋施治部位的一侧，先向下用力压，再做与肌纤维（或肌腱、韧带）方向垂直的单向或双向来回推动。

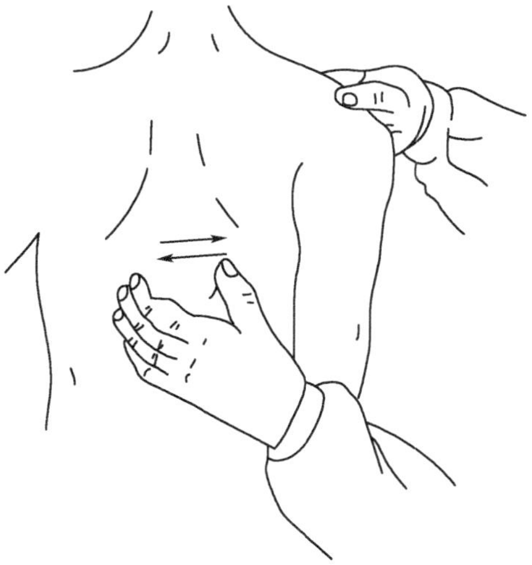

图 5-14 拨法

【操作方法】

1）预备姿势 受术者视需要取卧位或坐位，术者取坐位或站位。

2）动作姿势 用拇指着力于肌筋的一侧，先用力下压至产生一定的酸胀感，再做与肌纤维（或肌腱、韧带）方向垂直的单向或双向来回推动（图 5-14）。

【动作要领】

1）拨动时手指面不能在皮肤表面摩擦移动，应带动肌纤维或肌腱韧带一起拨揉运动，不能用指甲着力操作，以免损伤皮肤。

2）用力要轻重得当，太轻则力浮，只能揉动皮肤，起不到对筋腱的刺激作用；过重则力死，使动作滞涩而产生不适感。

3）骨折的愈合期、急性软组织损伤者禁用。

4）拨动的频率要均匀、适中，一般在每分钟 150～200 次。

【临床应用】

具有剥离粘连、调理筋膜、消散结聚、解痉镇痛的功效。常作用于肩部、颈项部、腰背和上下肢肌群，用于治疗肩周炎、冈上肌腱炎及颈椎病等所致颈项酸痛，腰椎间盘突出症，梨状肌综合征等导致的腰臀及下肢疼痛等。

【手法练习】

拨法：可多位于肩背、腰部、臀部进行操作练习。沿脊柱两侧拨竖脊肌和足太阳膀胱经第一、二侧线，要求拇指叠按至深沉肌肉组织，与经络、肌肉走行相垂直的来回缓慢拨动，带动肌群的横向牵扯拉动。另外，在腧穴上定点练习拨法，可配合指揉法，使受术者有明显酸胀感而无疼痛。指拨法或肘拨法拨骶棘肌、棘上韧带、臀大肌、梨状肌，拨完后顺势沿其走向练习掌根推法。在腧穴或腰椎横突尖上定点练习拨法，拨后可配合揉法练习。施术后要有明显酸胀感，而无疼痛感。上下肢沿相应的肌肉、肌腱、韧带走向往返拨动，要求力量深沉有酸胀感，不可使用暴力。

5.2.14 拍　　法

【定义】

用虚掌拍打体表的一种方法，谓拍法。

【操作方法】

1）预备姿势　受术者视需要取卧位或坐位，术者取坐位或站位，以虚掌对准治疗部位。

2）动作姿势　操作时，五指并拢，掌指关节微屈，拇指盖住拳眼，使掌心空虚，腕关节放松，前臂主动运动，上下挥臂平稳而有节奏地用虚掌拍击施术部位。用双掌拍打时，可交替操作（图 5-15）。

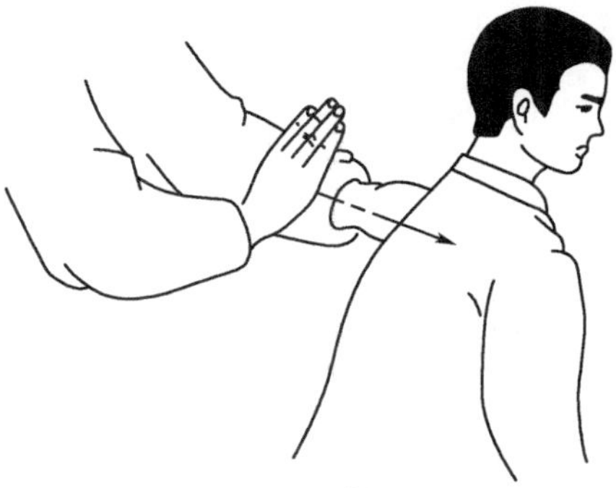

图 5-15　拍法

【动作要领】

1）拍击时不能摆动，动作平稳，整个掌、指周边同时接触体表，声音清脆而无疼痛。

2）直接接触皮肤拍打时，以皮肤轻度充血发红为度。

3）要有节奏感，力量越大，速度越慢。

【临床应用】

本法适用于肩背部、腰臀部和下肢后侧。拍法亦常作为推拿结束手法和保健手法使用。仰头位拍打前额还可治疗鼻出血（须用清水为介质）。

【手法练习】

拍法：可在肩背、腰臀部及下肢部进行操作练习。在肩胛区、胁肋部、腰骶部等部位上练习虚掌拍法，要求手腕摆动轻快、连贯、快起快落，虚掌手面与施术部位之间同时接触同时离开，无偏向四指端或掌根部先着落或先提起，能引起深层组织的震荡感，可闻及清脆的空气闷响音，受术者感觉舒适、放松。沿肩、背、腰不同部位练习此手法时应注意手掌落下时的角度调整和接触面的贴合，尽量避免手掌的某一局部与施术部位形成击打。

5.2.15 击　　法

【定义】

击法是指用手掌、拳背、手指或特制的器械有节奏地叩击拍打体表。击法包括拳击法、掌击法、指击法和棒击法。

【操作方法】

1）预备姿势　受术者视需要取卧位或坐位，术者取坐位或站位。拳背击法时，以拳背节律性平击施术部位（图 5-16A）；掌根击法时，以掌根节律性平击施术部位（图 5-16B）；指尖击法时，以指尖节律性平击施术部位（图 5-16C）。

2）动作姿势　前臂主动施力，腕关节放松，用相应部位节律性平击施术部位。

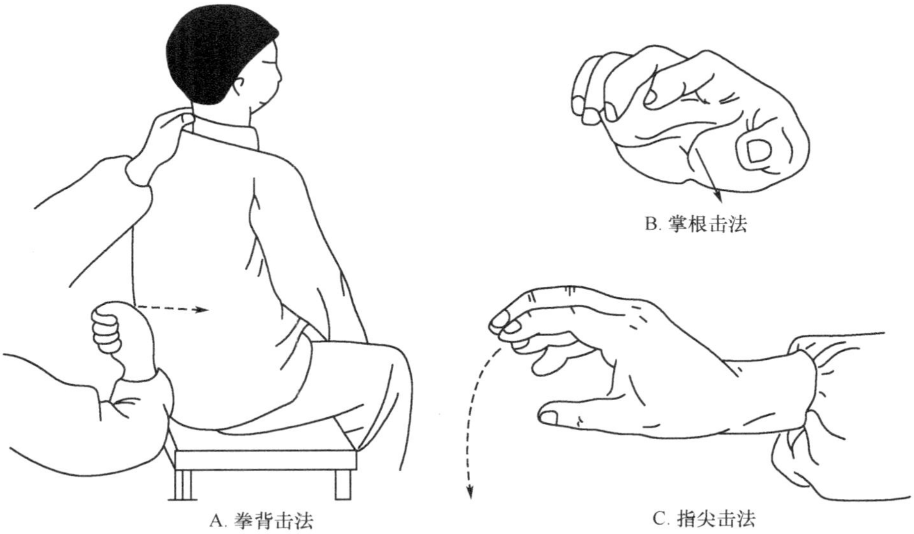

图 5-16　击法

【动作要领】

1）击打时用力要稳，含力蓄劲，收发自如。

2）击打时要有反弹感，不要停顿或拖拉，当一触及受术部位后即迅速弹起。

3）击打动作连续而有节奏，快慢适中。

4）击打的力量适中，应因人、因病而异，应避免暴力击打。

5）棒击打时，接触面积要大，棒打方向与肢体以及肌纤维方向平行（腰骶部除外），垂直叩击，不使用冷棒。

【临床应用】

具有放松肌肉，促进瘀血向表皮渗透，振奋阳气，恢复神经控制能力等功效。击法主要用于颈腰椎疾患引起的肢体酸痛、麻木、风湿痹痛、疲劳酸痛、肌肉萎缩等病症。

【手法练习】

击法：可在肩背、腰臀部及头部进行操作练习。在肩胛区、胁肋部、腰骶部等部位上练习掌根击法、拳背击法，同样要求轻快、连贯、快起快落，能引起深层组织的震荡感。在头部练习指尖叩击经脉，要求练习时双手指尖同时叩击头部皮肤，叩击时注意手指的放松、手腕的灵活。

5.2.16　抖　　法

【定义】

用双手握住患者的上肢或下肢远端，用力做连续的小幅度的上下颤动的手法，谓抖法。

【操作方法】

1）预备姿势　受术者仰卧，术者站在其足侧，用双手握住其患肢小腿下端或手腕部。

2）动作姿势　抖下肢法 操作时先将其牵引至自然伸直并抬离床面约30°处，再小幅快速地上下抖动。上肢抖法相似，唯部位不同（图 5-16）。

【动作要领】

1）操作时动作要连续、轻松，固定患肢的双手不要捏得太紧，否则使动作滞涩。

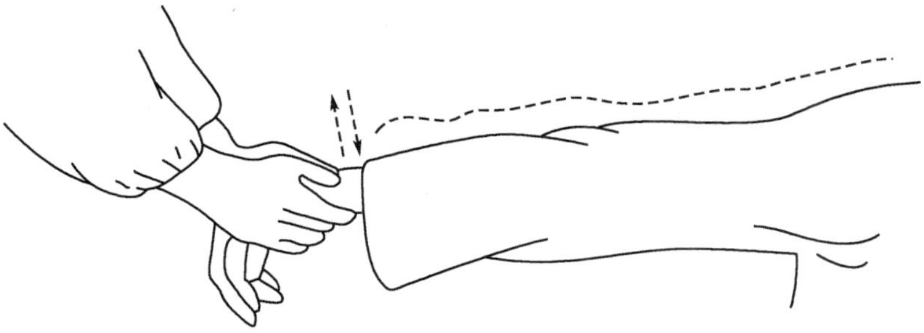

图 5-17 抖上肢法

2）被抖动的肢体要自然伸直、放松，使其处于充分放松状态，不要将抖动的肢体牵拉得太紧。

3）颤动的幅度要由大而小，频率要快。

【临床应用】

本法主要用于四肢，具有调和气血、放松肌肉与理顺组织的作用。

【手法练习】

抖法：可在上肢部进行操作练习。双手握腕关节抖上肢，要求抖动幅度小而连贯，抖动感能沿上肢传导，不可施加过大的牵拉力量。此外，还可配合拔伸法练习肩关节的牵抖法，要求牵拉力持久、平稳，抖动连续不断，两手配合协调。

5.2.17 振 法

【定义】

以食指、中指指端或以掌面置于施术部位或穴位上，前臂伸、屈肌群交替性静止性用力，使受术部位或穴位产生快速而强烈的振动感。其中以手指端为着力振颤称为指振法；以手掌面着力振颤谓掌振法。

【操作方法】

1）预备姿势 以振颤胃脘为例，受术者仰卧，术者站在其腰腹一侧，用单掌或双掌一上一下叠起后，对准受术穴位，如中脘，或脐中穴处（图 5-18）。

2）动作姿势 操作时，术者有意识地主动用力，做反复快速小幅度的一压一放动作，使受术部位持续振颤。

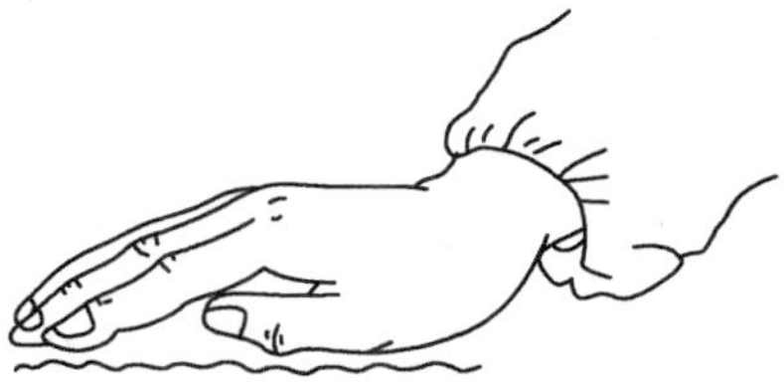

图 5-18 振法

【动作要领】

1）振幅与压力不宜过大，以免引起腹部过度受压而发生疼痛欲吐等不适反应。

2）动作时，术者肘关节屈曲 120°～140°，用肘关节的节律性小幅度屈伸带动手掌产生颤动动作。不要将肘伸直，而用手腕主动发力，这样容易导致疲劳。

3）施术者注意力集中，但不可闭气，防止自身正气受损。

【临床应用】

本法用于胃脘部时，振颤宜幅度大而频率低，具有温胃散寒、理脾止痛的功效，主要用于治疗寒性腹痛、胃脘胀满、胃肠功能紊乱等病症；用于头部时，振颤宜幅度小而频率高，具有镇静安神、放松肌肉的作用，主要用于头痛、失眠。

【手法练习】

振法:于全身各部位和穴位均可操作练习。练习时将手指或手掌着力在体表,力量要集中于指端或手掌上,着力可稍重,振动的频率要高。

5.3 复合手法

【动作要领】

1) 单手着力于一个点,术手在一个着力点上同时进行两种单式手法操作,使受术部位可同时接受两种手法的合成刺激效应,如按揉法、拿揉法等。

2) 亦可用双手同步各操作一种单式手法,在同一个受术部位,施加两种手法的作用应力,如牵抖法等。

以上任何一种形式的复合手法不能分离,即不能先操作一种手法后,再做另一种手法,要保持两种单式手法动作合成的同步性。

5.3.1 按 揉 法

【定义】

在按法的基础上,配合揉法动作结构相叠加而成的复合手法,谓按揉法,常用的有指按揉法和掌按揉法两种。

【动作要领】

1) 指按揉法　施术者上身略前倾,用单指或双指指腹按压于治疗部位,配合揉法的动作要领进行节律性的揉动。

2) 掌按揉法　施术者上身略前倾,用掌根部或双掌根部叠按于治疗部位上,配合揉法的动作要领进行节律性的揉动。

【临床应用】

主要用于腹部,腰背部操作,可用于颈椎病、腰背筋膜炎及腰椎间盘突出症等的治疗。

【手法练习】

按揉法:指按揉法多于颈项部、肩部、肩胛骨内侧缘及全身各部腧穴进行操作练习。掌按揉法,其中单掌按揉法多于肩部、上肢、脊柱两旁的膀胱经侧线;双掌按揉法多于背部、腰部及下肢后侧进行操作练习。指按揉法:用单手或双手拇指罗纹面置于施术部位。余指置于对侧或相应的位置以助力。腕关节悬屈,拇指和前臂部主动施力,进行节律性按压揉动。掌按揉法:单掌按揉法是以掌根部着力于施术部位,余指自然伸直,前臂与上臂主动用力。进行节律性按压揉动。双掌按揉法则双掌重叠,增加力量,置于施术部位,以掌中部或掌根部着力,以肩关节为支点,身体上半部小幅度节律性前倾后移,于前倾时将身体上半部的重量经肩关节、前臂传至手部,从而产生节律性按压揉动。

5.3.2 拿 揉 法

【定义】

在拿法的基础上,配合揉法动作结构相叠加的手法,谓拿揉法。

【动作要领】

在做拿法提拿的同时，配合揉法动作要领，整个操作过程应掌握以拿法为主，揉法为辅的原则。

【临床应用】

具有行气活血、舒筋止痛的作用，常用于肩周炎、颈椎病、落枕、四肢酸痛等病症。

【手法练习】

拿揉法：多于颈项部、上肢和下肢部进行操作练习。将拿法和揉法相结合练习，可边拿边揉，也可以拿而揉之。操作时腕关节要放松、以指腹面着力，提拿方向应与肌肤垂直，在拿起肌肉组织后应稍待片刻再松手复原，力量要适中，以局部酸胀、微痛或放松后感觉舒适为度，提拿揉捏动作应连绵不断以 5~10 次为宜。

5.3.3 牵 抖 法

【定义】

在牵拉拔伸的同时，配合抖法的动作结构相叠加运用的手法，谓牵抖法。

【动作要领】

患者取俯卧位，全身放松，助手双手托握住其双侧腋窝，术者双手握住其小腿下端。将患者下肢提起，术者身体后仰，术者与助手同时相对用力，使对抗牵拉力作用于患者腰部，同时小幅度摇摆腰部，待其完全放松时，术者两臂同时用力，做瞬间的、较大幅度腰部牵抖 2~3 次，然后缓慢放松。本法亦可用于肩关节及髋关节。

【临床运用】

本法具有整复错位、滑利关节、松解粘连的作用，可用于治疗腰椎间盘突出症、关节滑膜嵌顿、肩周炎、骨盆错位、髋部伤筋等病症。

【手法练习】

牵抖法：上肢操作同抖法练习。为增加牵拉拔伸力量，可二人配合练习，在牵拉状态下抖动上肢体。腰部牵抖法需二人配合练习，一人抓住患者腋部，用以固定患者身体，另一人两手分别握住患者两踝部上端，用力进行拔伸牵拉，然后放松，做左右摆动，待患者腰肌松弛时，再突然抖动腰部 3~4 次，然后再用力牵拉拔伸。

5.4 运动关节类手法

Ⅰ. 摇法

【动作要领】

1）颈椎、腰椎及髋关节摇法时，要注意双手动作的协调，配合用力。

2）受术关节周围有软组织粘连，病理性约束力较大时，要进行软组织的放松手法后，再进行摇法操作，以保证在最大幅度范围摇动，同时幅度由小渐大。

Ⅱ. 拔伸类手法

【动作要领】

1）施行本法时，确保上下拉伸力的拉力线通过关节轴心，要求术者双手的握点及预备姿势、受术者及其受术关节的体位要准确。

2）操作时要充分利用运动生物力学省力及借力原则，而不要使用蛮力、死力。

3）要避免损伤到握力点部位及邻近组织的皮肤及神经，特别是在大力牵引时，不要死抠或死掐。

4）要区别脊柱与四肢拔伸的不同，并掌握各自的操作要领。

Ⅲ. 关节扳法

【动作要领】

1）扳法操作时，动力手与制动手要做相反方向的沉稳用力，保证治疗环节牢固稳定，以使扳动应力准确传递到受术关节。

2）扳动前，先用摇法，待受术关节放松，运动范围达到某一运动轴方向的病理位或功能位之后，到达一阻挡感的位点，即“扳机点”时，再做瞬间、快速、而有控制的推冲力扳动。

3）扳动的幅度不宜过大，使受术关节的被动运动幅度到达“扳机点”后，再扩大5°~10°。

4）扳动方向，每一次扳动时只能选择一个运动轴所限定的方向施术。

5）在扳动的瞬间，可能出现关节“弹响声”，表示扳动应力到位，手法整复成功，但不能为了追求“弹响声”，而盲目地扩大扳动幅度，以免造成损伤。

6）临床在施行扳法时，受术者常取卧位，有利于其放松，可减少对抗，避免出现头晕等不适。

5.4.1 摇　法

5.4.1.1 颈椎摇法

【定义】

以患者颈椎各运动轴方向为轴心，使颈椎在正常生理活动范围，做各方向被动活动的手法，称颈椎摇法。颈椎正常生理活动范围为：前屈后伸各35°~45°，左右侧屈45°，左右旋转60°~80°。

【操作方法】

1）预备姿势　患者取坐位，医者站于其侧方，一手托握患者颏部，一手置于顶枕部。

2）动作姿势　操作时，双手协同用力使颈椎做往返前后、左右侧屈、左右旋转及左右环转的运动（图5-19）。

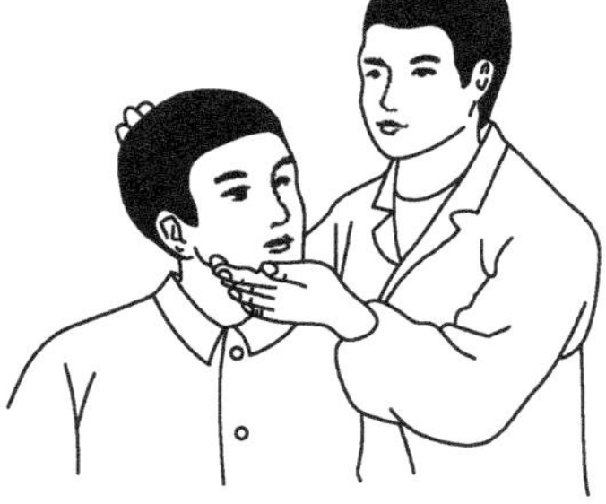

图5-19　摇颈法

【动作要领】

1）操作时双手协同操作，对称用力。

2）摇法操作时，速度要均匀缓慢，幅度要由小渐大。

【临床运用】

具有恢复颈椎各方向的运动功能作用。临床常辅助治疗各种原因引起的颈椎运动功能障碍。如紧张性肌炎、项肌疲劳与劳损等。

【注意事项】

在临床操作中应嘱患者睁开眼睛，以免发生头晕；年老体弱及高血压、脊髓型及椎动脉型颈椎病应慎用或禁用本手法。

5.4.1.2 腰椎摇法

【定义】

以患者腰椎各运动轴方向为轴心,使腰椎在正常生理活动范围,作被动活动的手法,称腰椎摇法。腰椎正常生理活动范围为:前屈 90°,后伸 30°,左右侧屈各 20°~30°,左右旋转各 30°。

【操作方法】

1)预备姿势 患者取坐位,腰部放松,术者站于其后,用一手肘关节按住其一侧腰眼作制动手,另一手扶住患者对侧肩部作动作手。

2)动作姿势 操作时,动作手向水平侧推动肩部,制动手肘关节顶按其腰眼,固定腰椎,双手协同用力,使腰椎按前屈、侧屈、后伸的次序摇动,使腰部旋转运动,一般左右各摇动 3~5 次(图 5-20)。

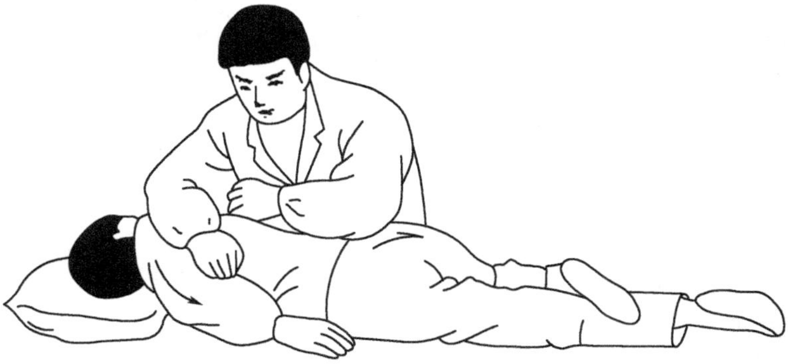

图 5-20 腰椎摇法

【动作要领】

1)各方向腰椎摇法,操作时幅度由小渐大,速度宜缓慢均匀。

2)摇腰时,务必令其肌肉尽量放松,以使摇动充分到位。

3)操作时双手对称用力,协同操作。

【临床运用】

对腰椎椎间关节及腰部软组织有整复调衡,滑利关节的功效。临床上常用于治疗各种原因引起的腰部疼痛及腰椎运动功能障碍。

【注意事项】

使用本法时,环转的幅度宜小,速度宜缓,应尽量避免摇动到极限位置。对年老体弱的腰椎退行性变患者,如腰椎有明显侧弯、后弓畸形者摇腰时幅度不宜过大。

5.4.1.3 肩关节摇法

【定义】

以患者肩关节各运动轴方向为轴心,使肩关节在正常生理活动范围,做被动环转活动的手法,称肩关节摇法。肩关节正常运动范围,前屈 90°,后伸 45°,外展 90°,内旋 80°,外旋 30°,上举 90°。常用托肘摇肩法和握手环转摇肩法。

【操作方法】

1）预备姿势　患者正坐，肩关节放松，患肢自然屈肘，术者站在其一侧，用一手扶住其肩关节近端，托肘环转摇肩法时，另手掌托握其肘部，使患肢前臂放在医者的前臂上（图5-21A）；握手环转摇肩法时，另手与患手相握（图5-21B）。

2）动作姿势　动作手将其上臂由前向后，或由后向前反复环转摇动肩关节。

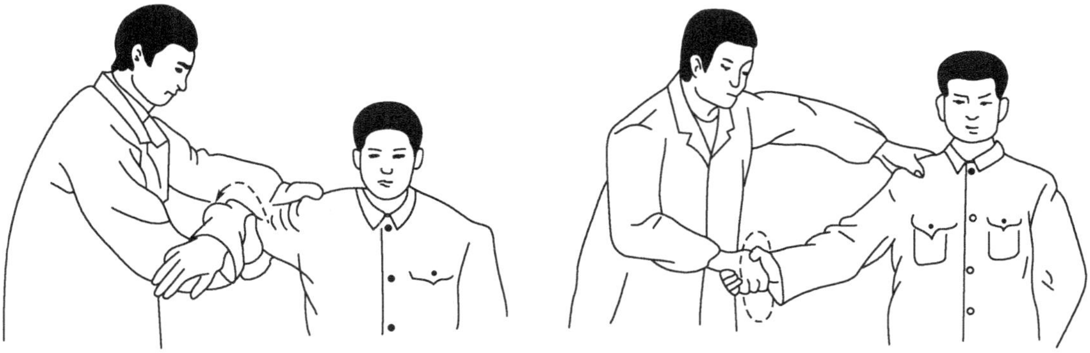

A. 托肘摇肩法　　B. 握手环转摇肩法

图5-21　摇肩法

【动作要领】

1）在进行各种摇肩法操作时，要准确把握好固定手和运动手的握点。

2）操作时双手对称用力，协同操作。

3）操作时幅度由小渐大，速度宜缓慢均匀。

【临床运用】

对肩关节有整复调衡、滑利关节的功效。临床上常用于治疗各种原因引起的肩部疼痛及肩关节运动功能障碍。

【注意事项】

正确选择摇肩方法，并把握好被摇动肩的幅度与方向。

5.4.1.4　髋关节摇法

【定义】

以患者髋关节为轴心，使髋关节在正常活动范围做被动环转活动的手法，称髋关节摇法。髋关节正常活动范围为：屈曲145°、后伸40°、内收20°~30°、外展30°~45°、内旋40°~50°、外旋40°~50°。髋关节摇法包括：屈伸摇髋法、收展摇髋法、旋转摇髋法及环转摇髋法。这里主要介绍环转摇髋法。

【操作方法】

1）预备姿势　病人仰卧，双下肢屈髋90°并自然屈膝，一小腿交叉放在另一小腿的上方；医者站在其一侧，用一手掌与前臂将其双侧膝关节拢住，另一手握住放在上面的小腿下端。

2）动作姿势　操作时，双手同时用力，先向下压膝，使髋关节尽量屈曲，然后双手再同向用力，使双侧髋关节同时自右向左，或由左向右环转，如此反复环转同时摇动双侧髋关节（图5-22）。一般可摇转8~10次。

【动作要领】

1）操作时双手对称用力，协同操作。

2）幅度要由小渐大，速度要均匀缓慢。

【临床运用】

本法对髋关节及髋臀部软组织有疏通经络、滑利关节、恢复运动功能的功效。临床常用于治疗髋关节炎、弹响髋等髋关节病变及臀肌综合征、梨状肌损伤等关节软组织病症引起的活动障碍。

【注意事项】

股骨颈骨折、股骨头坏死者慎用或禁用。

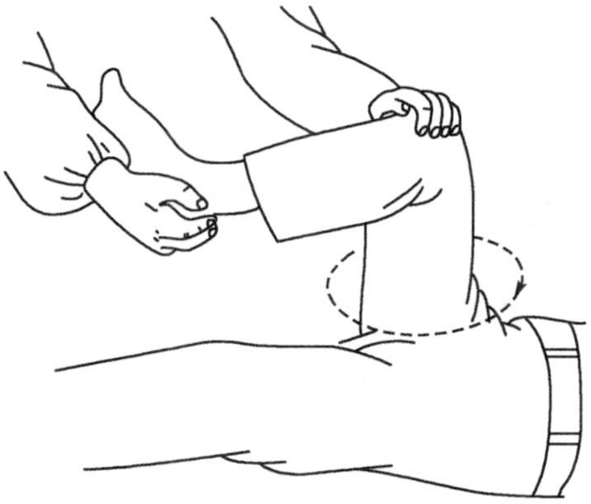

图 5-22 环转摇髋法

5.4.1.5 踝关节摇法

【定义】

以患者踝关节为轴心，使踝关节在正常生理活动范围作被动环转活动的手法，称踝关节摇法。踝关节正常生理活动范围为：背伸 20°～30°、跖屈 40°～50°。这里主要介绍环转摇踝法。

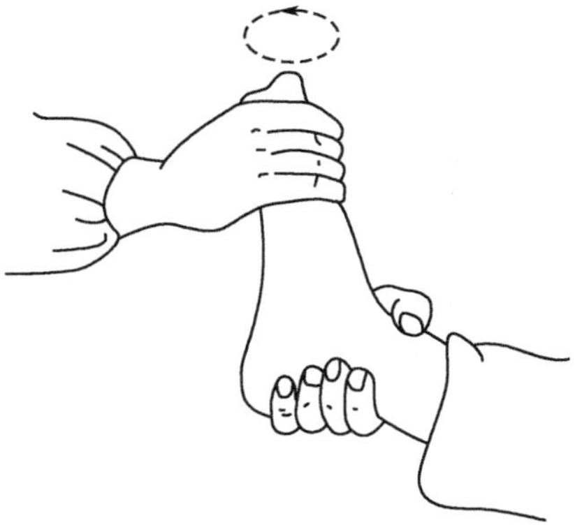

图 5-23 环转摇踝法

【操作方法】

1）预备姿势 患者仰卧位，下肢伸直，医者站于其足后，一手托住其足跟，另一手握住其足趾部。

2）动作姿势 环转摇踝法，两手稍用力作牵引拔伸踝关节的基础上，作足部由内向外或由外向内环转踝关节，如此反复环转摇动踝关节（图 5-23）。

【动作要领】

1）操作时双手对称用力，协同操作。

2）幅度要由小渐大，速度要均匀缓慢。

【临床运用】

本法对踝关节及其周围的软组织，有疏通经络、解痉止痛、整复调衡、滑利关节、恢复其运动功能的功效。临床上常用于治疗踝关节扭挫伤、跟腱拉伤、炎症、内外踝骨折或撕脱性骨折后遗症等病症引起的踝关节疼痛与功能障碍。

【手法练习】

摇法：在全身各关节活动部位进行操作练习。摇颈、肩、腰、髋、踝关节，要求平稳、和缓，顺势而行，幅度由小逐渐增大，两手配合协调。摇颈项部一手扶住头后枕部，一手托住下颌，头微前倾，左右各被动环旋摇动 3 次。要求摇动从容和缓，因势利导。

【注意事项】

距骨滑车前宽后窄，当踝关节跖屈时，较窄的滑车后部进入关节囊内，使其向侧方的内翻、外翻运动范围较大，故在做内外摇踝时，要注意其准确的起始体位。

5.4.2 拔 伸 法

5.4.2.1 仰卧位颈椎拔伸法

【定义】

对颈椎做纵轴方向持续牵拉的被动运动，使其得到牵拉拔伸的手法，称仰卧位颈椎拔伸法。

【操作方法】

1）预备姿势　患者去枕仰卧，头颈部中立位或前屈 10°～15°（颈椎上段病变时采用中立位下牵引，中下段病变时，头前屈 10°～15°体位下牵引），头枕在医者的手掌上。医者一手在上，托住患者的下颌部。另一手在下托住患者头枕部，双手用力握固。

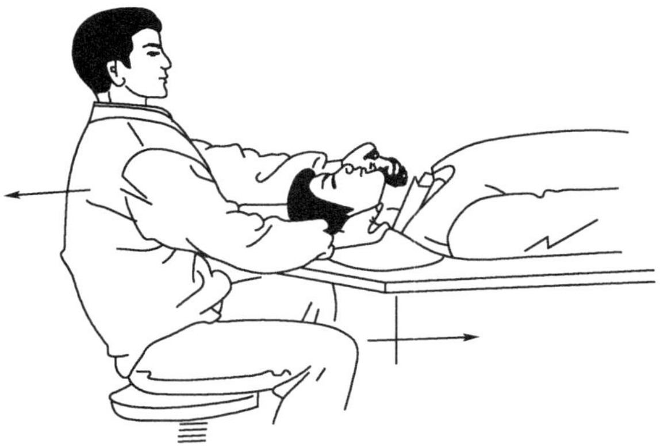

图 5-24　仰卧位颈椎拔伸法

2）动作姿势　医者腰背部发力，两上肢伸直，双手将头部沿长轴纵向牵拉，持续约 15s，放松还原（图 5-24）。重复 3 次，力量依次逐渐加重。

【动作要领】

1）操作时，双手不需发力，只要保持住对患者头部的握固力，利用腰背肌力完成其对颈椎上端的拔伸力；利用患者自身与床面的摩擦力完成其对颈椎向下的拉伸力。

2）托握住患者的下颌部的手要与颈部保持一定距离，避免卡压气管。

3）牵引力线要通过颈椎纵轴，故双手的握固力要均匀。

【临床运用】

松动颈椎关节，降低肌张力，缓解颈项肌肉痉挛及疼痛，增加颈椎关节的活动范围。治疗颈椎病神经根压迫、颈椎失稳症、落枕、项部肌肉与韧带扭伤及痉挛等病症。

5.4.2.2 腰椎拔伸法

【定义】

对腰椎做纵轴方向持续牵拉的被动运动，使其得到牵拉拔伸的手法，称腰椎拔伸法。这里只介绍腰椎瞬间拔伸法。

【操作方法】

1）预备姿势　患者俯卧，全身放松；助手甲用双手紧握住其两侧腋窝，助手乙用双手紧握住其两小腿下端。医者站在其腰部一侧，用双掌叠按在其腰椎后弓之最高点。

2）动作姿势　两助手沿其腰椎纵轴，反方向发力牵引腰椎，医者发令，数到“三”时，令患者咳嗽一声，医者在此瞬间，双掌用力向下做有弹性的快速推按，即在腰椎牵引下完成对腰椎后弓的瞬间整复动作，放松还原（图 5-25）。

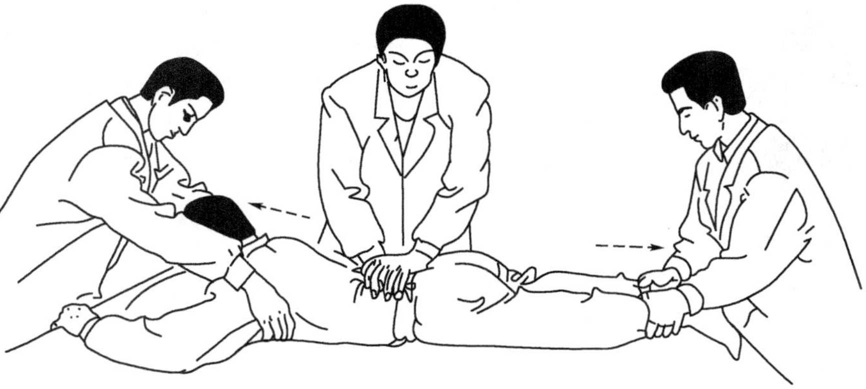

图 5-25 腰椎瞬间拔伸法

【动作要领】

1）腰椎缓力拔伸时，助手身体充分后仰，借用自身的重力以节省臂力。

2）对腋部的固定时，四指不要抠掐住腋窝中间，应托握住其整个上臂的腋根处，以免牵引力过大时损伤腋部神经。

3）腰椎瞬间拔伸时，在瞬间发力拔伸时，医者与两助手及患者之间要双向协同配合。

【临床运用】

增加椎关节的活动范围、松动腰椎关节、解除肌肉痉挛及肌紧张、缓解腰部疼痛。常用于治疗各种腰椎病变，如腰椎间盘突出症、腰椎退行性变、腰椎小关节紊乱及腰部肌肉韧带扭伤等病症。

【手法练习】

拔伸法：多于颈项部进行操作练习。操作时用力应稳而持续，要根据不同的部位和治疗的需要，掌握好拔伸的力量和方向，切不可突然大力猛烈牵拉，以免引起不良后果。很多情况下拔伸法又参加到复合手法中使用。练习时可采用坐位和仰卧位两种方法。坐位：术者站在其后，以双手拇指顶住枕骨后方（亦可置于风池穴上），用两前臂分别压在患者两肩。双手拇指的向上顶推力及双前臂的下压两肩的力，使颈椎处于持续的慢慢向上拔伸的力量中（形成拔伸）。仰卧位：双肩紧靠床边，使头颈部悬于床外，助手站于患者一侧，双手置于患者双肩部，术者坐于患者头侧，一手置于患者下颏部，一手置于患者枕后，与助手同时向相反方向用力，徐徐拔伸患者颈椎。

【注意事项】

急性期及中央型腰椎间盘突出者一般不主张拔伸治疗，应卧床休息，减少腰部活动。避免直接弯腰的动作，可采取“单膝下跪”的动作代替弯腰。

5.4.3 扳　　法

5.4.3.1 颈椎旋转扳法

【定义】

在扳动区位之间，沿颈椎垂直轴，做左旋或右旋方向扳动颈椎的手法，称颈椎旋转扳法，又称颈椎斜扳法。

【操作方法】

1）预备姿势　患者端坐或卧位、头略向前屈约 15°，向左侧旋扳时，医者站在其左侧后方，

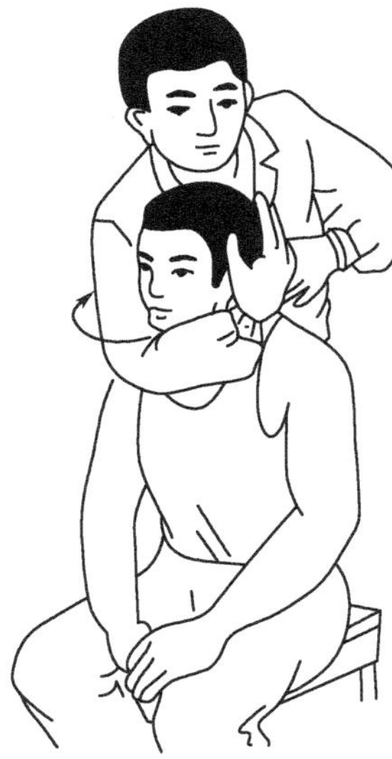

图 5-26　颈椎旋转扳法

一手托握住其下颏部，一手扶住其头枕部。右侧旋扳时，则相反。

2）动作姿势　医者双手先协调用力，沿颈椎垂直轴方向，左右旋转摇动其头部，待其颈部肌肉充分放松后，医者再双手反向用力将其头部向左或向右旋转至“扳机点”后，再用一个快速、瞬间而有控制的推冲力，使颈椎的旋转幅度再扩大 5°～10°，此时常可听到弹响声（图 5-26）。

【动作要领】

1）操作时，要在略低头位下进行操作，禁止在仰头位下进行大幅度旋转扳颈动作。

2）施行本法时，扳动幅度不宜过大，控制在“扳机点”后再扩大 5°～10°的安全范围。

3）术者用扳动颈椎到位后，仍然要护握住着力部位不要马上放手，以防惯力损伤颈椎。

【临床运用】

本法具有整复颈椎关节，促进复位的作用。临床常用于治疗颈椎小关节紊乱、落枕等引起的颈部酸痛和功能活动障碍。

【注意事项】

1）避免颈椎在仰头位下操作。以免造成椎-基底动脉范围内的急性脑梗死等严重后果。

2）扳动的幅度不宜过大。

5.4.3.2　扩胸扳法

【定义】

向后伸方向做被动扩胸动作，以扳动胸锁、肩锁、胸肋、肋椎及肩肱关节的手法，称扩胸扳法。

【操作方法】

1）预备姿势　受术者端坐，两手十指相交叉抱于枕部；术者在其背后一腿站地支撑，另一腿足掌踏于受术者坐凳后缘，其膝部顶在受术者第 5～7 胸椎棘突处，同时双手分别抓握住受术者两肘部。

2）动作姿势　操作时，术者先用两手握住其双肘关节，令受术者呼气时，身体前俯；吸气时，挺胸。待其放松后，将其两臂向后拉伸，使其挺胸及双臂后伸至“扳机点”位后，术者双手向后发力，同时膝部向前用力顶推，将其两肘向后做快速小幅度的扳动（图 5-27）。

【动作要领】

1）扳动前，要使受术关节充分放松。可先令其配合呼吸，反复做前俯与后仰挺胸动作。

2）瞬间扳动的幅度不宜过大，要控制在安全范围内。

3）扳动瞬间，双手与膝要反向同时用力。

4）术者膝部顶按的位置在第 5～7 胸椎棘突处，不能太高，也不能太低。

【临床运用】

本法具有整复胸椎关节、促进复位的作用。临床常用于胸肋椎微细错位病症。

【注意事项】

有胸椎骨折、胸背部开放性创伤时禁用本法；饥饿及饭后不宜直接做手法；手法做完后应躺一会儿。

5.4.3.3 侧卧位腰椎旋转扳法

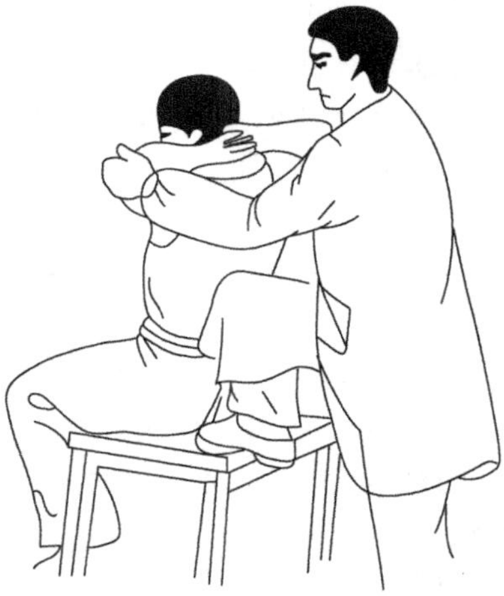
图 5-27 扩胸扳法

【定义】

在侧卧位下，在扳动区位之间，沿腰椎垂直轴，做右旋或左旋方向扳动腰椎的手法，称侧卧位腰椎旋转扳法，又称侧卧位腰椎斜板法。

【操作方法】

1）预备姿势 受术者取侧卧位，下腿伸直，上腿屈髋屈膝，置于下腿上，下面的手自然放于体前侧，上面的手放于身后；术者站在其腰部前侧，用甲手抵握住其肩前部，乙手按抵住髂翼部。

2）动作姿势 甲手将其肩部向其身后方向推摇；同时乙手将其髂骨朝其腹侧方向推腰，至“扳机点”后，再双手做快速、瞬间而有控制的推冲力，使腰椎旋转幅度再扩大 5°～10°。此时可听到关节“弹响声”。扳法操作完后，可配合屈膝屈髋及直腿抬高运动有利于复位（图 5-28）。

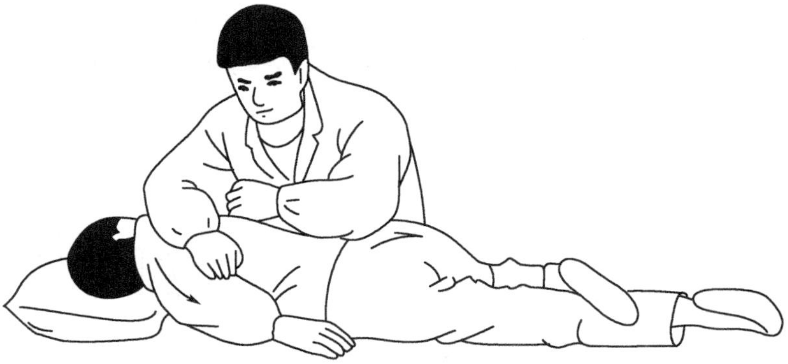
图 5-28 侧卧位腰椎斜板法

【动作要领】

1）在扳动前，术者双手协调将腰椎先前后缓慢摇动，以放松腰部肌肉，再协同发力。

2）术者可用双手掌着力操作，也可用双肘。

3）双手瞬间发力时，要相互配合用同步快速的推冲力。

【临床运用】

本法具有整复腰椎关节，促进复位的作用。临床可用以治疗腰椎功能紊乱引起的疾病，如腰椎小关节紊乱、腰椎间盘突出症、腰部软组织扭挫伤等病症。

【手法练习】

扳法：多于颈项、肩背和腰部。在教师的指导下进行颈项部斜扳法、旋转定位扳法的操作练习。要求严格按规范操作，必须在有教师现场指导的前提下进行练习，每侧只能扳动一次。可在坐位练习颈椎扳法、扩胸扳法，在侧卧位练习腰椎旋转扳法。手法要求“稳、准、巧、快”，不可使用蛮力、暴力，嘱受术者配合呼吸。要求准确判断扳动的时机，扳动应在有明显阻力时进行，掌握巧力寸劲的发力方法。

【注意事项】

严重骨质疏松、腰椎滑脱、腰椎间盘突出超出10mm者禁用;饥饿及饭后不宜直接做手法;手法做完后应躺一会儿。

5.5 小儿推拿手法

小儿推拿手法强调"轻快柔和,平稳着实",是指运用特定手法作用于小儿机体的特定穴,起到调整五脏六腑、气血阴阳、经络功能,达到防治小儿疾病的一种方法。

推法、揉法、运法在小儿推拿手法中操作次数为多,而按法、捣法、摩法次数宜少,掐法强调重、快、少,在掐法后常继用揉法,按法和揉法也常联合应用。在临床上,经常在具体穴位进行操作,如向指尖方向直推,能够清脾经、清肺经;向指根方向推,能够补脾经、补肺经等等。为了避免患儿哭闹,而影响治疗效果,捏脊法等刺激性较强的手法,放在最后操作。

5.5.1 推 法

【定义】

推法包括直推法、分推法、旋推法、合推法4种。指术者用食、中指末节螺纹面或拇指桡侧边缘,在穴位上做单方向直线推动,称直推法(图5-29A);自穴中间向两旁作图5-29B"∧"形推动,称分推法(图5-29C);在穴位上做顺时针或逆时针方向旋转推动,称旋推法;以两拇指螺纹面自穴两旁向穴中合拢推动,称合推法。

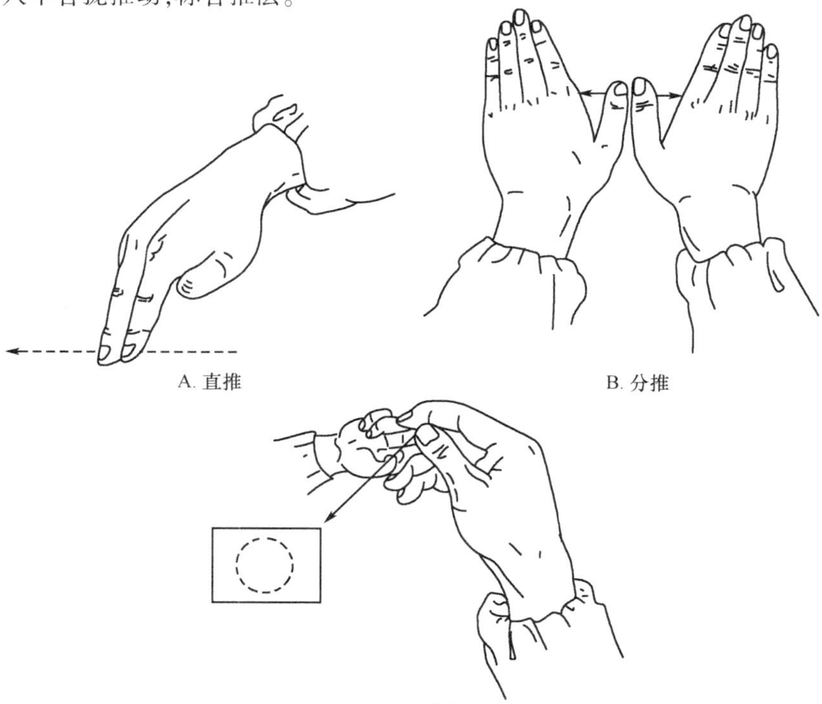

A. 直推 B. 分推

C. 旋推

图5-29 推法

【动作要领】

操作时可配用适量介质，要均匀用力，保持前后一致；做有节奏的推动，频率大约每分钟200~300次。

【临床运用】

本法有调阴阳和脏腑、理脾和胃、化痰散结等作用。主要用于线穴、面穴等小儿特定穴的操作，如推大肠经、推脾经、推肺经等。

5.5.2 揉 法

【定义】

揉法指术者以拇指或中指指腹、掌根或大小鱼际，吸定于治疗部位，做顺时针或逆时针方向旋转揉动。它包括拇指揉法、中指揉法、掌根揉法、鱼际揉法。

【动作要领】

操作时手指要吸定，带动皮下组织随手指的揉动而滑动，不要在皮肤上摩擦，压力均匀，动作轻柔，频率每分钟大约200~300次。

【临床运用】

本法具有调和气血、祛风散热及理气消积等作用。指揉法常用于"点"状穴及经穴，鱼际揉法和掌揉法适用于"面"状穴。临床常用于揉天枢、揉肚脐以调理大肠，对腹痛、腹胀、便秘、泄泻有一定的治疗作用。

5.5.3 按 法

【定义】

按法指术者以指、掌等有节律性地按压在一定的治疗部位。临床上指按与掌按应用较多，并常结合揉法运用，谓"按揉"复合手法。

【动作要领】

按法用力宜由轻到重，稳而持续，不可突施暴力，用力方向为垂直向下或与受力面相垂直。当按压力达到所需的力量后，要稍停片刻，至少5s，即所谓的"按而留之"，然后慢慢松开撤力，再做重复按压。手法操作要富有缓慢的节奏性。

【临床运用】

按法具有可补虚泻实、调和阴阳，作用力强而舒适，易于被接受的特点。指按法多用于面部，因其接触面积小，故刺激性较强，常与揉法并用，可采用"按一揉三"；掌按法多用于背腰部、下肢后侧等面积较大的部位，具有接触面积较大，具有沉实有力，自然舒缓的特点。

5.5.4 摩 法

【定义】

指术者用食、中、环指指面、大鱼际肌腹或手掌面附着于一定治疗部位上，通过腕关节连同前臂做有节奏的环形平移摩擦的手法，称摩法。可分为指摩法和掌摩法。

【动作要领】

本法操作时腕关节要放松，与皮肤表面发生摩擦，不带动皮下组织，故用力要适中；动作轻快，频率大约每分钟 100～120 次。

【临床运用】

本法具有疏肝理气、健脾和胃、消积导滞、消肿退热的作用。可治疗肠胃疾患、胸闷气滞，对急性扭挫伤，可用摩法消肿。多用于头面部、胸腹部的“面”状及“点”状穴，如摩囟门、摩中脘、摩腹、摩脐消积导滞等作用（顺时针摩腹部有消食和胃通便作用，逆时针摩腹部有温中健脾止泻作用）。

5.5.5 掐　法

【定义】

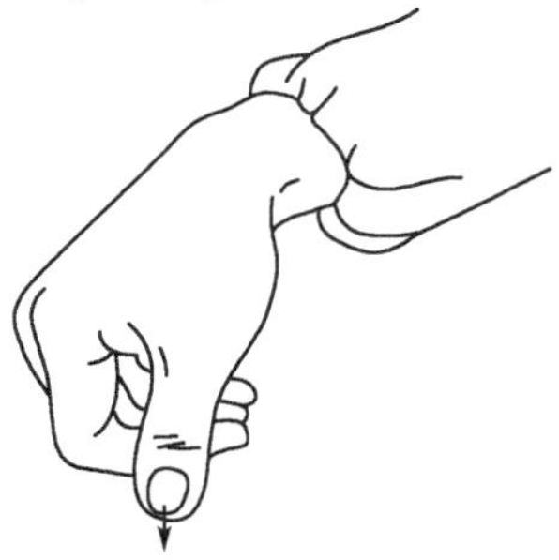

图 5-30　掐法

指术者用指甲在穴位上重刺的方法，称掐法。

【动作要领】

此为强刺激手法之一。掐时要逐渐用力，渗透，但不要掐破皮肤；掐后局部轻揉，以缓解不适，故临床上常与揉法配合（图 5-30）。

【临床运用】

本法适用于头面部、手足部点状穴，以救治小儿急性惊症，如掐人中、掐十王等。具有定惊醒神，通关开窍的作用。

5.5.6 捏 脊 法

【定义】

指术者用食指中节桡侧缘顶住皮肤，拇指向前推按，两指同时向上提拿皮肤，双手捻动交替向前。或拇指桡侧缘顶住皮肤，食、中指向前推按，三指同时向上提拿皮肤，双手捻动交替向前的动作。

【动作要领】

提拿用力大小要适当，太紧不容易向前捻动推进，太松，则不易提起皮肤；而且不可拧转。捻动方向保持直线向前，不可歪斜。可捏三下提拿一下，谓“捏三提一法”（图 5-31）。

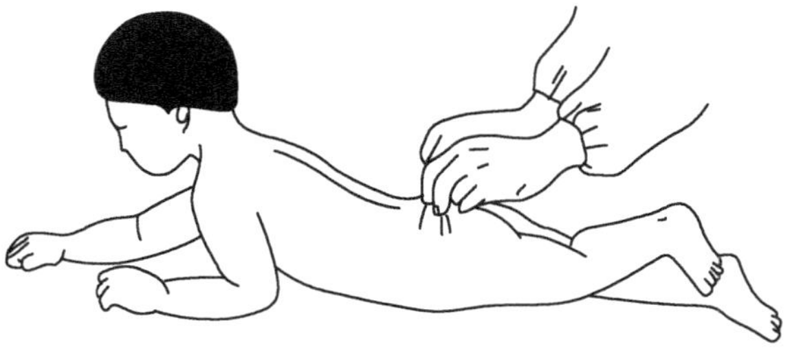

图 5-31　捏脊法

【临床运用】

本法具有调和阴阳脏腑、培养元气、强身健体、健脾和胃、行气血、通经络等作用。主治先、后天不足的一切虚弱病证，主要在脊柱“线”状穴上操作，用于治疗疳积，故谓“捏脊(积)”。

5.5.7 运　法

【定义】

指术者以拇指或中指指端在一定穴位或线状穴上，由此往彼做弧形或环形推动称运法。

【操作要领】

拇指或中指指端在体表旋绕摩擦推动，动作要轻缓，不带动深层肌肉组织。频率控制在每分钟 80~100 次为宜（图 5-32）。

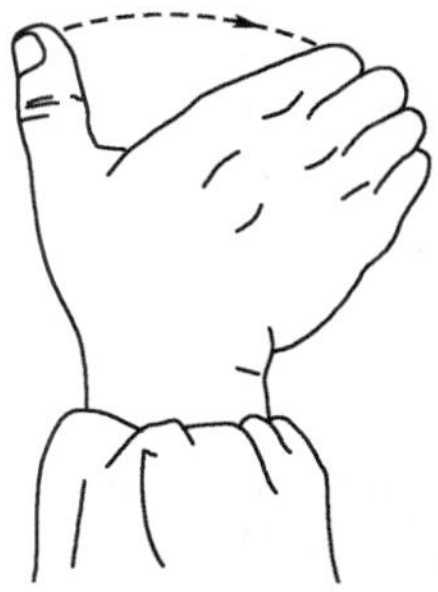

图 5-32 运法

【临床运用】

具有理气宽胸、健脾和胃、化痰止咳及清热安神等作用。常作用于小儿头面及手部线状穴，面状穴及点状穴等特定穴，如运太阳等。

5.5.8 捣 法

【定义】

指术者以中指指端，或食、中指屈曲的指间关节，在穴位上做有节奏地叩击的方法，称捣法。

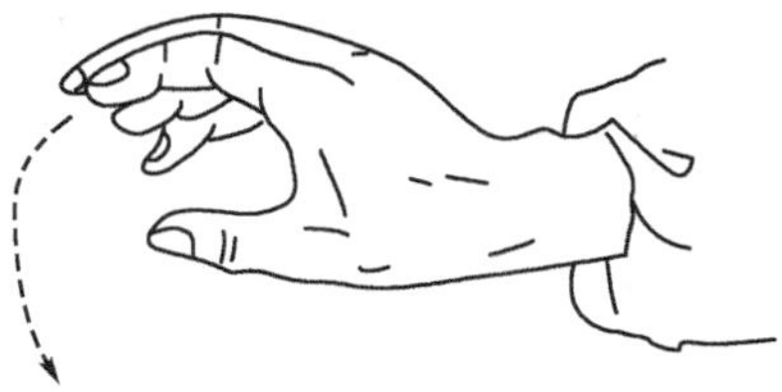

图 5-33 捣法

【操作要领】

以腕关节屈伸为主动，带动指间关节活动，用力时腕关节要放松而有弹性，捣击时位置要准确，捣后指端或之间关节立即抬离（图 5-33）。

【临床运用】

本法具有镇惊安神、宁志明目及利尿清热等作用。作用相应的穴位可用于治疗小儿夜啼、惊风、斜视、癃闭等病证。

5.6 保健推拿手法

5.6.1 经络保健推拿

《黄帝内经》曰："经者，径也；经之支脉旁出者为络。"说明经脉是经络系统中的主干，就像我们交通道路中的主干线，从主干线经脉上发出的分支就是络脉。经脉可分为正经和奇经两类。正经有 12 条，即手、足三阳经和手、足三阴经，合称"十二正经"，通常认为，十二经脉有一个固定的经气流注的路线，其循行过程就是气血运行的过程。而奇经有 8 条，其中任脉走形于人体前正中线，统管全身各阴脉；督脉走行于人体后正中线，统管全身的阳脉，可见任督二脉统管人体阴阳。经络具有联络全身气血、脏腑和肢体，运输气血和能量，以维持人体的各种生理功能和生命活动的作用。在这个系统中，14 条经脉（十二经脉及任、督二脉）起主要的调控和主导作用。

经络在人体养生保健中具有重要的作用，《内经》曰："经脉者，所以能决死生，处百病，调虚实，不可不通。"《灵枢·经脉》曰："经脉者，人之所以生，病之所以成，人之所以治，病之所以起，学之所以始，工之所至也。"本教材所介绍的推拿保健，在中医理论"整体观"的指导下，遵循人体内在的规律，以经络为主线，运用相应的推拿手法，调理人体的经络系统，使气血通畅，脏腑功能协调，机体处于阴阳平衡状态，从而达到防治疾病、强身益寿的目的。

5.6.1.1 任督二脉保健推拿

督脉为"阳脉之海"、"总督诸阳"，督脉有督领全身阳气，统率诸阳经的作用。任脉为

"阴脉之海",为生养之本、生殖之本和生长之本;正如李时珍在《奇经八脉考》中指出的:"任督两脉,人身之子、午也。乃丹家阳火阴符升降之道,坎离水火交媾之乡。"可见任脉为人体物质基础,而督脉为人体功能基础。任督二脉循环一周,形成"小周天",任督二脉协调运行,生命才能够周而复始的正常运转。本套保健以"小周天"为指导,旨在打通人体任督二脉,调动先天元气,以温煦、充养后天精气,达到"先天养后天,后天滋先天",从而使生命生生不息的目的。

功效及作用:具有温煦后天,滋养先天的功效;可用于强身健体,抗衰老,延年益寿;男子阳气不足引起的阳痿、早泄、不育;女子阴血不足引起的月经不调、不孕等。

具体手法操作:

1)任脉匀油　受术者仰卧位,术者站于受术者头部上方,将油(或推拿膏)放于手掌,双手掌沿着任脉,由上而下进行揉抹分推,使任脉均匀上油。

2)掌推丹田　术者一手四指并拢,以掌根着力置于受术者气海穴(丹田),用推法由上而下直推至耻骨联合,反复操作15遍,以皮肤透热为度(图5-34)。

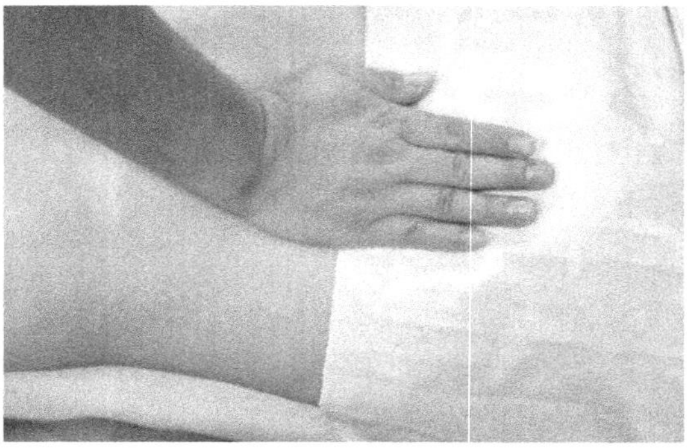

图5-34　掌推丹田

3)督脉匀油　受术者俯卧位,术者站于受术者腰部一侧,将油(或推拿膏)放于手掌,双手掌沿着督脉,在脊柱两旁至下而上进行揉抹分推,使督脉及脊柱两旁均匀上油。

4)掌推督脉　术者一手四指并拢,以掌根着力置于受术者骶骨部由下而上直推至大椎穴,反复操作15遍,以皮肤透热为度。

5)指推督脉旁夹脊　术者两手拇指指腹分别着力置于受术者两侧的第5腰椎棘突旁0.5寸处,由下而上直推至第1胸椎旁0.5寸,反复操作15遍,以皮肤透热为度(图5-35、图5-36)。

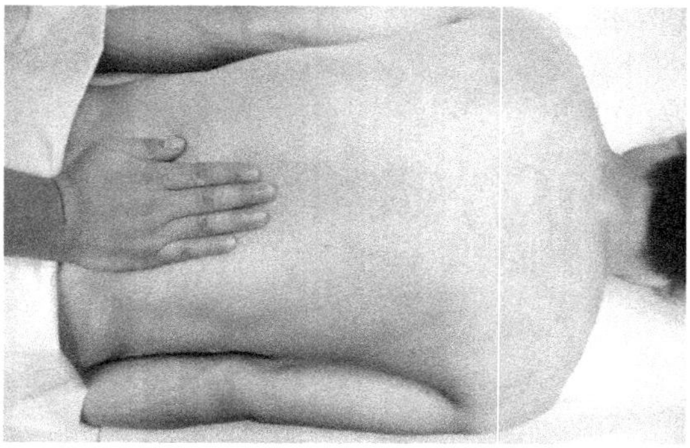

图5-35　掌推督脉

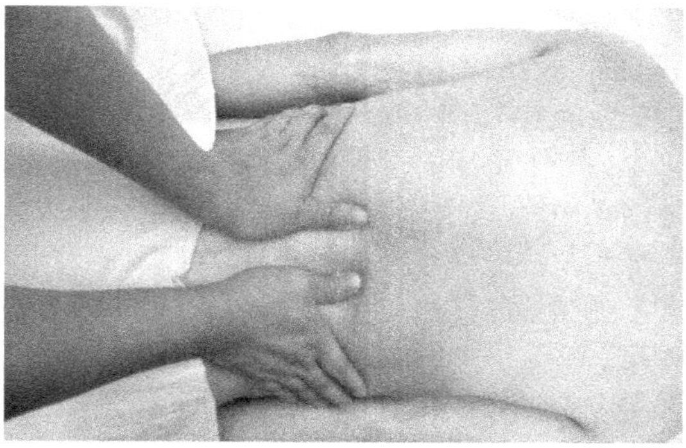

图5-36　指推督脉旁夹脊

6)点按督脉　术者以大拇指指腹按顺序分别点按腰阳关、命门、至阳、大椎、风府、百会穴,每穴0.5~1min,力量以受术者出现发热、酸胀、传导为度。

7)按揉督脉　受术者仰卧位,术者以拇指指腹按顺序按揉上星穴、水沟穴,每穴0.5~1min,力量以受术者出现发热、酸胀、传导为度。

8)掌推任脉　术者一手四指并拢,以掌根着力置于受术者天突穴由上而下直推至耻骨联合，反复操作15遍，以皮肤透热为度。

9）点揉任脉经穴　术者以大拇指指腹按顺序分别点揉承浆、天突、膻中、中脘、气海、关元穴，每穴0.5～1min，力量以受术者出现发热、酸胀、传导为度（图5-37、图5-38）。

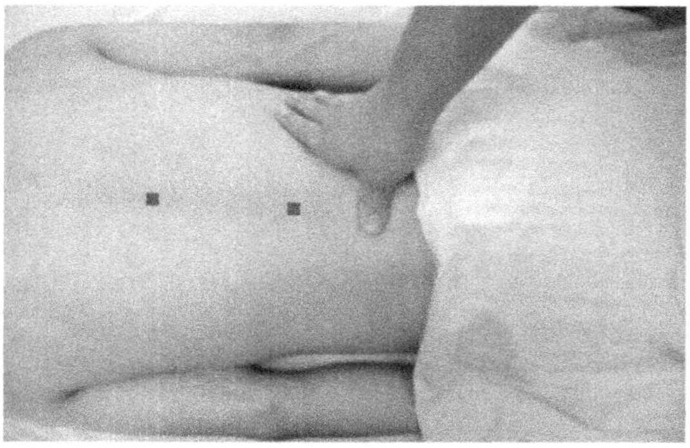

图5-37　点按督脉

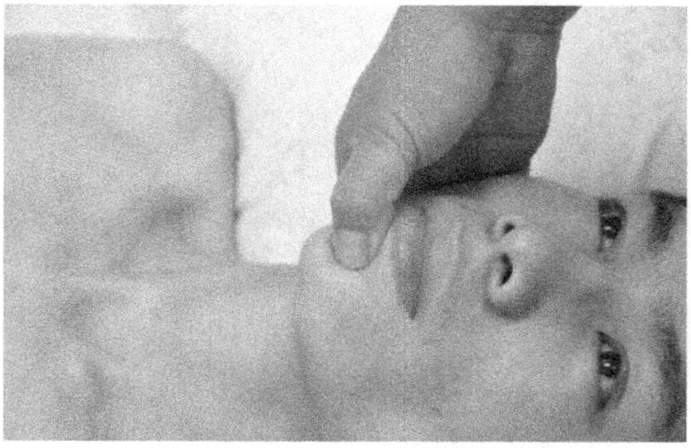

图5-38　点揉任脉

10）掌擦丹田　术者一手四指并拢，以大鱼际或小鱼际着力置于受术者气海穴（丹田），用擦法快速由上而下直擦至耻骨联合，反复操作15遍，以皮肤透热为度。

5.6.1.2　十二经脉保健推拿

《灵枢·海论》篇曰“夫十二经脉者，内属于脏腑，外络于肢节”。可见十二经脉具有联络全身气血、脏腑和肢体，运输气血和能量，以维持人体的各种生理功能和生命活动的作用。本套保健推拿遵循十二经脉走形，按十二经脉走形顺序进行疏通、调理，旨在保持经络的畅通、促进脏腑气机的升降出入，使机体维持正常的生理功能。

功效及作用：具有运行气血，协调阴阳，抗御病邪，补虚泻实的功效，可用于相应经络脏腑的保健，如调理肺经，可防治咳嗽、咳喘、气急等肺部疾病。

具体手法操作（操作时涂抹适当的推拿介质）：

（1）调理手太阴肺经

1）推擦手太阴肺经　顺着经络循行的路线，将一手的四指伸直并拢，轻放在手臂皮肤上，用大拇指指腹自肩部向下推擦手臂内侧上缘手太阴肺经10～20遍，以透热为度（图5-39）。

2）按揉经穴　用一手大拇指指腹从上往下开始在手太阴肺经循行部位做揉压的环形动作，尽量使按揉范围遍布整条经脉的各个区段。重点按揉中府、尺泽、列缺、太渊穴，每穴0.5～1min，力量以受术者出现发热、酸胀、传导为度（图5-40）。

（2）调理手阳明大肠经

1）推擦手阳明大肠经　顺着经络循行的路线，将一手的四指伸直并拢，轻放在手臂皮肤上，用大拇指指腹自合谷穴由下至上推擦手臂外侧上缘手阳明大肠经10～20遍，以透热为度。

2）按揉经穴　用一手大拇指指腹从下至上开始在手阳明大肠经循行部位做揉压的环形动作，尽量使按揉范围遍布整条经脉的各个区段。重点按揉合谷、手三里、曲池、肩髃、迎香穴，每穴0.5～1min，力量以受术者出现发热、酸胀、传导为度。

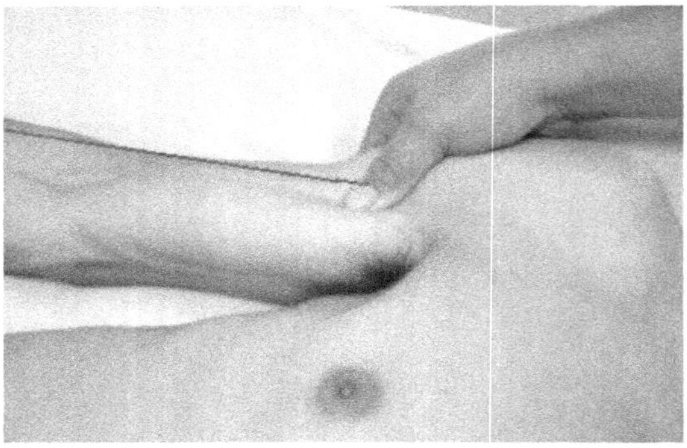

图 5-39 推擦手太阴肺经

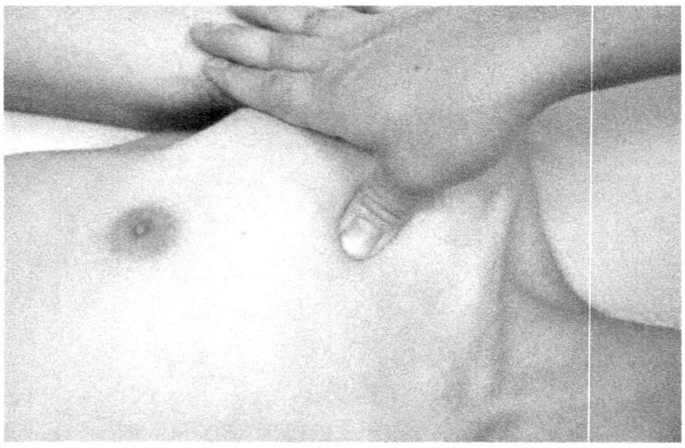

图 5-40 揉按手太阴肺经穴位

(3) 调理足阳明胃经

1) 推按足阳明胃经 术者以大拇指循经推按受术者足三里至内庭穴之间的胃经,共 15 次,力量以受术者皮肤出现潮红、微热、酸胀、传导为度。

2) 按揉经穴 重点按揉天枢、足三里、丰隆穴,每穴 0.5~1min,力量以受术者出现发热、酸胀、传导为度。

(4) 调理足太阴脾经

1) 推按足太阴脾经 术者以大拇指循经推按受术者三阴交至阴陵泉穴之间的脾经,共 15 次,力量以受术者皮肤出现潮红、微热、酸胀、传导为度。

2) 按揉经穴 重点按揉公孙、三阴交、阴陵泉、血海穴,每穴 0.5~1min,力量以受术者出现发热、酸胀、传导为度。

(5) 调理手少阴心经

1) 推擦手少阴心经 顺着经络循行的路线,将一手的四指伸直并拢,轻放在手臂皮肤上,用大拇指指腹自腋窝向下推擦手臂内侧下缘手少阴心经 10~20 遍,以透热为度。

2) 按揉经穴 用一手大拇指指腹从上往下开始在手少阴心经循行部位做揉压的环形动作,尽量使按揉范围遍布整条经脉的各个区段。重点按揉神门、少冲穴,每穴按揉 0.5~1min,力量以受术者出现发热、酸胀、传导为度(对神门进行按揉时,力度不要过大,否则会起到相反效果)。

(6) 调理手太阳小肠经

1) 推擦手太阳小肠经 顺着经络循行的路线,将一手的四指伸直并拢,轻放在手臂皮肤上,用大拇指指腹自腕部向上推擦手臂外侧下缘手太阳小肠经 10~20 遍,以透热为度。

2) 按揉经穴 用一手大拇指指腹从下往上开始在手太阳小肠经循行部位做揉压的环形动作,尽量使按揉范围遍布整条经脉的各个区段。重点按揉少泽、养老、听宫穴,每穴按揉 0.5~1min,力量以受术者出现发热、酸胀、传导为度。

(7) 调理足太阳膀胱经

1) 掌推膀胱经 术者一手四指并拢,以掌根着力置于受术者脊柱两侧膀胱经上由上而下直推至八髎穴,反复操作 15 遍,以皮肤透热为度。

2) 击打足太阳膀胱经 五指微屈,用拳面或小鱼际敲击膀胱经的经络循行,自上而下敲击两腿后侧足太阳膀胱经循行路线 20~30 遍,以轻微温热感为宜。

3) 按揉经穴 重点按揉肺俞、心俞、肝俞、脾俞、肾俞、膏肓俞、八髎、委中、承山穴,每穴 0.5~1min,力量以受术者出现发热、酸胀、传导为度。

(8) 调理足少阴肾经

1) 推按足少阴肾经 术者以大拇指循经推按受术者涌泉至阴谷穴之间的肾经,共 15 次,力量以受术者皮肤出现潮红、微热、酸胀、传导为度。

2）按揉经穴　首选按揉涌泉穴 20~30 次，左右交替进行、直至足心发热为止，其次是太溪穴，按揉、点按 0.5~1min，力量以受术者出现发热、酸胀、传导为度。

（9）调理手厥阴心包经

1）推擦手厥阴心包经　顺着经络循行的路线，将一手的四指伸直并拢，轻放在手臂皮肤上，用大拇指指腹自肩部向下推擦手臂内侧中线手厥阴心包经 10~20 遍，以透热为度。

2）按揉经穴　用一手大拇指指腹从上往下开始在手厥阴心包经循行部位做揉压的环形动作，尽量使按揉范围遍布整条经脉的各个区段。重点按揉曲泽、内关、劳宫穴，每穴 0.5~1min，力量以受术者出现发热、酸胀、传导为度。

（10）调理手少阳三焦经

1）推擦手少阳三焦经　顺着经络循行的路线，将一手的四指伸直并拢，轻放在手臂皮肤上，用大拇指指腹自腕部向上推擦手臂外侧中线手少阳三焦经 10~20 遍，以透热为度。

2）按揉经穴　用一手大拇指指腹从下往上开始在手少阳三焦经循行部位做揉压的环形动作，尽量使按揉范围遍布整条经脉的各个区段。重点按揉关冲、外关、支沟、翳风、耳门穴，每穴按揉 0.5~1min，力量以受术者出现发热、酸胀、传导为度。

（11）调理足少阳胆经

1）推按足少阳胆经　术者以大拇指循经推按受术者环跳至膝阳关穴之间的胆经，共 15 次，力量以受术者皮肤出现潮红、微热、酸胀、传导为度。

2）按揉经穴　按揉环跳、风市、阳陵泉穴，每穴 0.5~1min，力量以受术者出现发热、酸胀、传导为度。

（12）调理足厥阴肝经

1）推按足厥阴肝经　术者以大拇指循经推按受术者太冲至中封穴之间的肝经，共 15 次，力量以受术者皮肤出现潮红、微热、酸胀、传导为度。

2）按揉经穴　按揉膝关、曲泉穴，每穴 0.5~1min，力量以受术者出现发热、酸胀、传导为度。

5.6.2　头面部经络保健推拿

人体各部分生理功能的正常发挥，有赖于头面部的保健。中医学认为：头是“诸阳之会”、“清净之府”，五脏六腑精华之血，清阳之气，皆上注于头，同时头面部也是经脉汇聚场所。而头面部又容易被邪气所侵袭，当头面部感受各种内外邪之后，或当完成紧张工作之余，都会出现头痛、疲乏、失眠、嗜睡等诸多症状。因此，头面部的保健是极为重要的。

功效及作用：具有延缓衰老、聪耳明目、调和气血、安神止痛的功效；可用于防治老年性痴呆、失眠、头痛，还可用于面部美容。

具体手法操作：

1）梳理五经　受术者仰卧位，术者五指分开，中指、食指和环指、拇指和小指、分别定位于前发际正中督脉、两侧的膀胱经、两侧的胆经线上，手指螺纹面紧贴皮肤，自前发际至后顶部进行单方向的梳理。梳理 30 次，以头部温热感为度（图 5-41）。

2）叩头五经　十指指腹用适当的力叩击督脉、两侧的膀胱经、两侧的胆经线。每条经叩击 20 次，以头部温热感为度。

3）按揉前额　在整个前额，以正中为重点，用大鱼际肌做顺时针方向的按揉。按揉 30 次，以前额部温热感为度（图 5-42）。

4）按揉头面经穴　用中指螺纹面按顺序按揉迎香、四百、印堂、太阳、百会穴，每穴按揉 0.5~

1min,力量以受术者出现发热、酸胀、传导为度。

5）干浴养颜　术者将两手手掌搓热,沿着鼻翼旁—鼻梁—前额眼眶周围—耳部进行搓揉30遍。以皮肤发热为度。

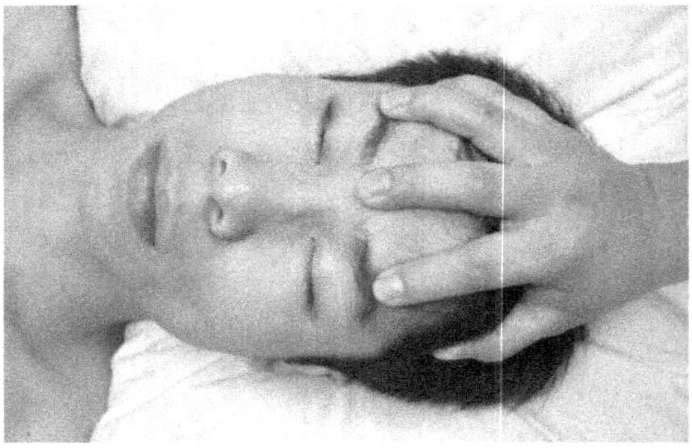

图5-41　梳理五经

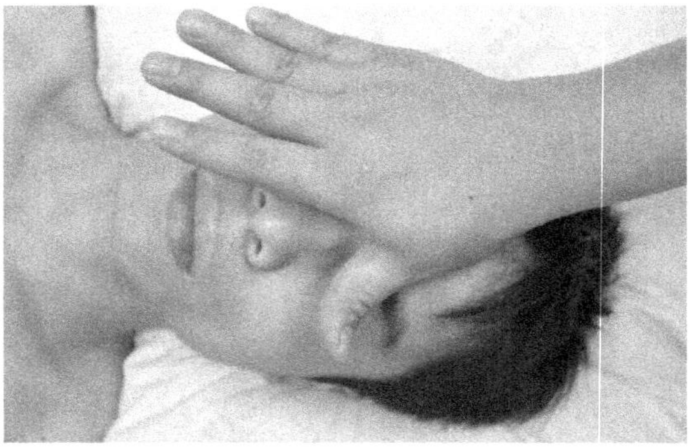

图5-42　揉按前额

5.6.3　颈项部经络保健推拿

随着社会的发展,人们生活及工作方式发生了巨大的改变,从原来的农耕劳作到现在的伏案工作,现在人或低头阅读写作,处理各种各样的文件材料,或整天面对计算机僵坐,这些人不是姿势不良,就是长时间固定一个姿势,缺乏必要的运动,气血难以运行,加之高速公路的发展,急刹车时挥鞭样的损伤越发频繁等因素导致颈项部酸痛现象与日俱增。

功效及作用:具有疏通经络、通调督脉、振奋阳气;理筋整复、滑利关节,可用于防治颈椎病复发或减少发作次数;当颈椎病发作时,能缓解颈项部疼痛、活动不利等症状。

具体手法操作:

1）推按督脉　术者以大拇指循经推按受术者哑门至大椎穴之间的督脉,反复共15次,力量以受术者皮肤出现潮红、微热、酸胀、传导为度。

2）推按夹脊穴　术者分别以大拇指循经推按受术者哑门至大椎穴之间督脉两侧的夹脊穴,各15次,力量以受术者皮肤出现潮红、微热、酸胀、传导为度。

3）推按胆经　术者分别以大拇指循经推按受术者风池至肩井穴的两侧胆经,各15次,力量以受术者皮肤出现潮红、微热、酸胀、传导为度。

4）点按背部夹脊　术者分别以大拇指循经点按受术者第1胸椎旁开0.5寸至第7胸椎旁开0.5寸督脉两侧的夹脊穴,各5~10次,力量以受术者皮肤出现潮红、微热、酸胀、传导为度。

5）点按背部膀胱经　术者分别以大拇指循经分别点按受术者两侧大杼穴至膈俞穴及附分穴至膈关穴,各5~10次,力量以受术者皮肤出现潮红、微热、酸胀、传导为度。

6）拿揉上肢　术者先拿揉上肢后侧,再嘱受术者仰卧位,拿揉上肢前侧及三角肌各5~10次,力量以受术者皮肤出现潮红、微热、酸胀为度。

7）摇肩关节、腕关节　术者一手握受术者对侧手四指,另一手扶持其肘部,先顺时针,后逆时针,环转摇动肩关节各3~5次;术者以一手握住受术者腕关节上部,以使固定;另一手与其掌面相对握住食、中、环和小指,并稍使之背屈,自内向外摇动其手腕3~5周。

8）抖动上肢　术者以双手同时握住受术者一手的大、小鱼际部,在稍用力牵拉的基础上,上下小幅度快速抖动上肢0.5~1min,使抖动波上传至肩部为宜。

9）颈椎复式间歇拔伸法　受术者仰卧位,不垫枕头,术者坐于受术者头前,然后术者双手掌交叉托牢枕颈部，两掌根尺侧部夹住受术者两侧的耳后乳突，缓缓地用托枕颈部的双手将颈部先向上托起，使颈椎处于微微后伸状态，再进行纵向拔伸，拔伸力度以受术者身体不移动为度，后停留 30s，再缓缓放松，间歇休息 5s 为 1 次，可重复操作 7 遍。

5.6.4 胸部经络保健推拿——乳房保健

现在人由于工作压力大，人际关系复杂化，生活节奏快，竞争激烈，加上妇人多愁善感等因素，使现代乳房病发病率逐年增高，所以乳房保健刻不容缓。乳房被称为"宗经之所"与经络密切相关，足阳明胃经贯乳中；足厥阴肝经绕乳头；足太阴脾经经于乳外侧；任脉行于乳外侧。从脏腑功能特点来看，女子乳房属胃，乳头属肝，而脾胃相表里，故乳房病的发生与肝、脾、胃、任脉密切相关。

功效及作用：具有理气和血、散结解郁的功效，可用于防治乳腺小叶增生、乳腺炎、产后乳汁不畅、乳痈、胸部下垂、乳房发育不良等。

具体手法操作：

1) 乳房匀油　受术者仰卧位，术者站于受术者头部上方，将油（或推拿膏）放于手掌，双手掌沿着双乳及双乳周围，环形揉抹，使双乳及双乳周围均匀上油。

2) 掌推任脉　术者一手四指并拢，以掌根着力置于受术者天突穴由上而下沿着任脉直推至脘腹部，反复操作 15 遍，以皮肤透热为度。

3) 按揉双乳房　术者一手掌做由上向下地做顺时针或逆时针方向大面积的环形按揉，两侧各操作 15 遍，以皮肤透热为度。

4) 提拿双乳　术者双手掌搓热，一手掌心，按于乳房上，掌心对准乳头，先进行小幅度的环形抚摩，再全掌握住整个乳房，做垂直于床面方向的向上提拿动作，两侧各操作 15 遍，以皮肤透热为度。

5) 推按肝经　术者以大拇指循经推按受术者太冲至中封穴之间的肝经，共 15 次，力量以受术者皮肤出现潮红、微热、酸胀、传导为度。

6) 推按脾经　术者以大拇指循经推按受术者三阴交至阴陵泉穴之间的脾经，共 15 次，力量以受术者皮肤出现潮红、微热、酸胀、传导为度。

7) 按揉肝、脾胃经腧穴　重点按揉缺盆穴、乳中穴、足三里穴、三阴交穴、太冲穴，配合膻中穴，每穴按揉 1～2min，力量以受术者出现发热、酸胀、传导为度。

5.6.5 腹部经络保健推拿——男女生殖系统保健

与男女生殖系统关系最密切的脏腑是肾和肝，肾为"后天之本"，男子的精液直接来源于肾，女子生殖器的各种分泌物质，也是由肾所主的，所以肾是生殖系统物质基础的来源器官；肝主疏泄，男子正常性功能及女子月经正常周期，依赖于肝的疏泄与调达。因此，调节肝肾，对男女生殖系统至关重要。

功效及作用：具有调肝怡神、冲和任督，调理带脉、补肾强腰、通督助阳等功效，可用于男性前列腺、性功能，女子卵巢、子宫、性功能等生殖系统方面的保健。

具体手法操作：

(1) 仰卧位的推拿手法操作

1) 腹部匀油　术者双掌紧贴受术者腹部，以脐为中心环旋摩动，用适当的力量将油均匀涂抹全腹，使受术者局部有温热感。

2) 合推抱揉腹部　术者双手自然伸直，分别平贴于受术者腹部两侧，两掌同时往腹正中线方向合推收拢，然后再分抹回位，如此反复自上向下操作 20 遍(图 5-43)。

3) 点按任脉腧穴　用中指或拇指螺纹面按顺序按揉神阙、气海、关元、曲骨穴，每穴按揉 0.5～1min，力量以受术者出现发热、酸胀、传导为度。

4) 掌推下丹田　术者一掌置于脐下，用适当的力由脐下气海穴推至耻骨部，反复操作 20 遍，以皮肤透热为度。

5) 擦少腹部　用小鱼际沿两侧腹股沟，做上下摩擦，反复操作 30 遍，以皮肤透热为度(图 5-44)。

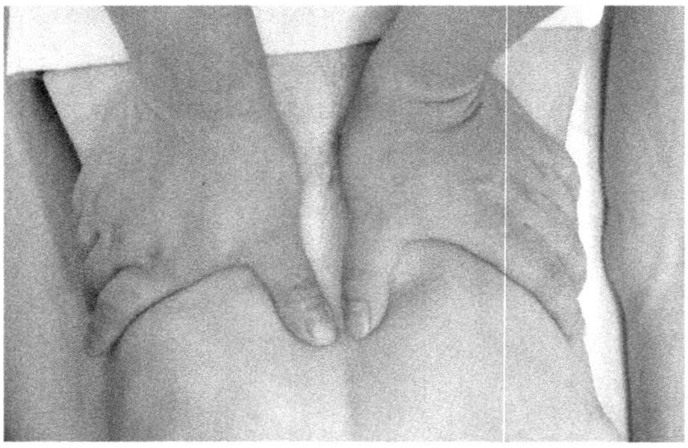

图 5-43　合推抱揉腹

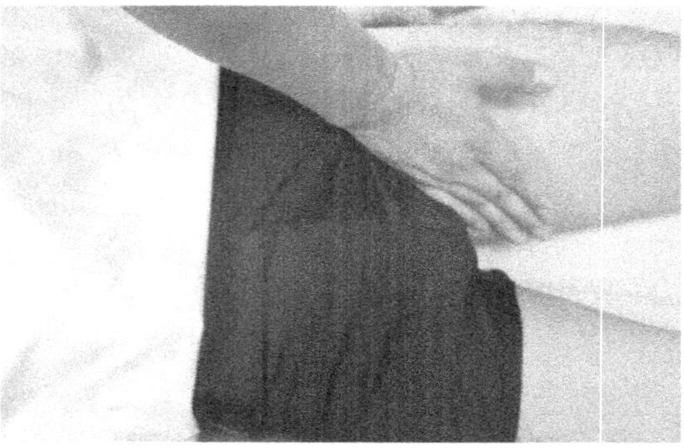

图 5-44　擦少腹部

6) 推肝经、肾经　术者以大拇指循经推按受术者太冲至中封穴之间的肝经，共 15 次；术者以大拇指点按涌泉穴约 1min，然后循经推按受术者大钟穴至太溪穴之间的肾经，共 15 次，力量均以受术者皮肤出现潮红、微热、酸胀、传导为度(图 5-45)。

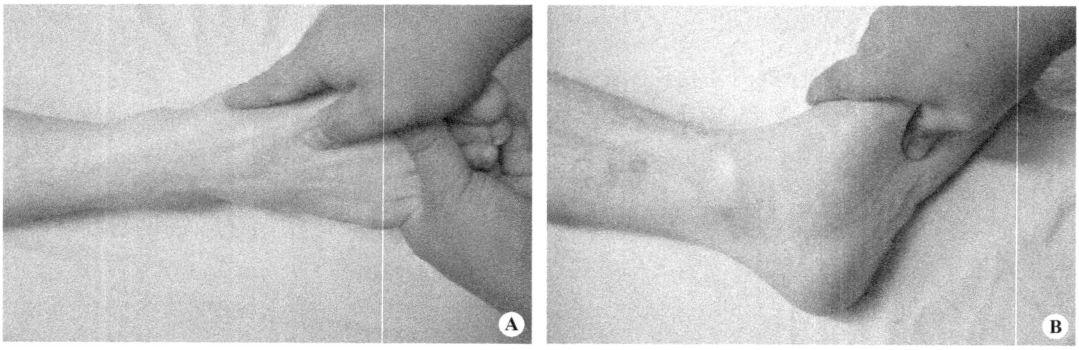

图 5-45　A. 推肝经；B. 推肾经

7) 按揉经穴　按顺序按揉龟头(男性)—太冲—然谷—照海—太溪—三阴交—蠡沟—阴陵泉—血海—归来穴，每穴按揉 0.5～1min，力量以受术者出现发热、酸胀、传导为度。

(2) 俯卧位推拿手法操作

1) 承上，腰背匀油　受术者俯卧位，术者站于受术者头部上方，将油放于手掌，双手掌置于受术者背部及腰骶部进行揉抹。

2) 掌推督脉　术者一手四指并拢，以掌根着力置于受术者大椎穴由上而下直推至骶骨部，反复操作 15 遍，以皮肤透热为度。

3) 指推夹脊穴　术者两手拇指着力置于受术者第 1 胸椎棘突两旁 0.5 寸，由上而下直推至第 5 腰椎棘突两旁 0.5 寸，反复操作 15 遍，以皮肤透热为度。

4) 掌推背部膀胱经　术者一手四指并拢，以掌根着力置于受术者大杼穴由上而下直推至骶骨部,两边各反复操作 15 遍,以皮肤透热为度(图 5-46)。

5) 分推带脉、腰臀　术者两手掌置于受术者两侧命门穴处,从后正中线向两侧分推至腋中线,反复操作 15 遍,以皮肤透热为度;同理两手掌置于第 1 腰椎棘突旁,自上而下分推臀部,反复操作 9 遍(图 5-47)。

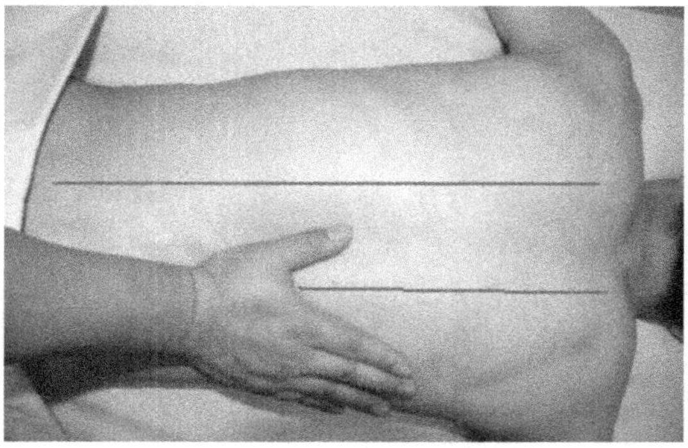

图 5-46　掌推背部膀胱经

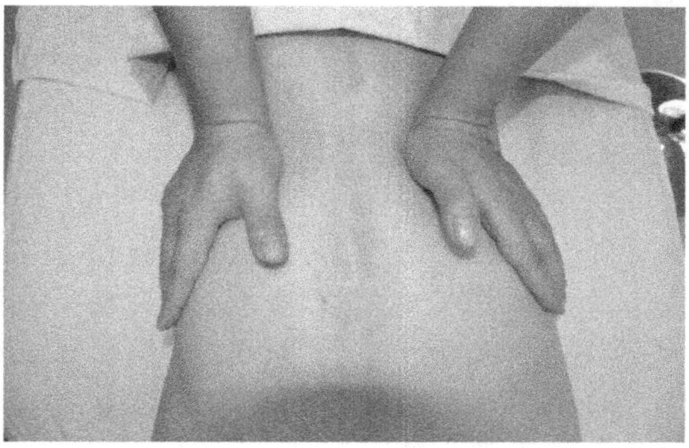

图 5-47　分推带脉

6) 横竖直搓八髎穴法　术者用小鱼际或手掌面分别竖向从上到下,横向从左到右直搓八髎穴,各操作 15 遍,以皮肤透热为度。

5.6.6 腰部经络保健推拿

腰痛是目前困扰人类的最常见疾病之一,据西方人统计,西方国家大约有多达 2/3 的人一生中有过腰痛的症状,仅次于普通感冒,随着人们生活方式和工作方式的改变,长期久坐,导致腰痛发生率有增加的趋势,严重影响了受术者的生活和工作能力,带来严重的社会和经济卫生负担。而现代医学,除了手术、消炎止痛药物外,并没有较好的措施。因此,利用腰部经络保健推拿,防治腰部疾患对于提高人类生存质量,减少社会和经济负担具有重要的意义。

功效及作用:舒筋活络、强肾健腰、通络止痛;可用于防治腰椎间盘突出症、腰肌劳损等原因引起的腰痛病复发或减少发作次数;当腰痛病发作时,能缓解疼痛、活动不利等症状。

具体手法操作:

1) 按揉肾俞穴　术者用拇指指腹按压于穴位上进行按揉,可两手并用,按揉 0.5~1min,力量以受术者出现发热、酸胀、传导为度。

2) 按揉八髎穴法　用食指掌指关节突起部按于八髎穴,进行按揉。每穴按揉 0.5~1min,力量以受术者出现发热、酸胀、传导为度。

3) 点按督脉　用拇指指间关节在腰部督脉上做上下往返点按,反复点按 10 遍,力量以受术者出现发热、酸胀、传导为度。

4) 擦膀胱经法　用大鱼际或拳眼在腰部膀胱经上做上下往返摩擦,反复操作 20 遍。

5) 叩腰法　手握空拳,用拳眼叩击腰脊柱及脊柱两旁腰肌,1~2min。

6) 拿揉下肢　术者双手拇指与四指相对,持续而有节律地揉捏、提拿受术者下肢的后侧、内侧肌群、小腿部及跟腱即膀胱经、肾经所在,反复操作 10 遍。以受术者感觉舒适、酸胀为度。

7) 牵抖下肢　术者一手握住受术者的足跟部,另一手扶握住前足背侧,双手同时用力,先向外上方牵拉,再做急速抖动,使抖动波上传至大腿各部或腰部为宜,反复牵抖 2~3 次。

5.6.7 四肢经络保健推拿

四肢部乃经脉起始部，四肢部经络推拿，可激发经气，促进气血运行，从而达到调理脏腑，防治疾病的目的。

功效及作用：舒筋通络、行气活血、调和脏腑的功效，可用于全身脏腑保健及四肢疾病的防治，如网球肘、膝骨性关节炎、坐骨神经痛、双下肢静脉曲张等。

具体手法操作：

1）梳理三焦、心包经　受术者仰卧位，术者分别用揉法、提拿法、弹拨法作用于上肢内外侧正中即心包经和三焦经所在部位，各操作10遍，力度以受术者舒适、酸胀为度。

2）按揉经穴　按顺序重点按揉曲池—手三里—合谷穴；内关—劳宫穴；支沟—外关—中渚穴，每穴按揉0.5~1min，力量以受术者出现发热、酸胀、传导为度。

3）揉捏掌指　术者一手握住腕关节，另一手以拇指指腹与食指相对用力，作用与五个掌骨、五个手指，由腕关节向手指头方向揉捏，可配合拨指动作，分别操作2遍。

4）搓、抱揉脾胃经　术者双手掌分别贴住受术者的大腿根部两侧一前一后搓动至膝关节处，反复操作15遍，以皮肤透热为度（图5-48）。

5）拍击膝关节　术者手持空掌拍击膝关节四周（拍击前可喷上适当药水如：舒筋止痛水等）反复拍击50次，以皮肤温热感为度（图5-49）。

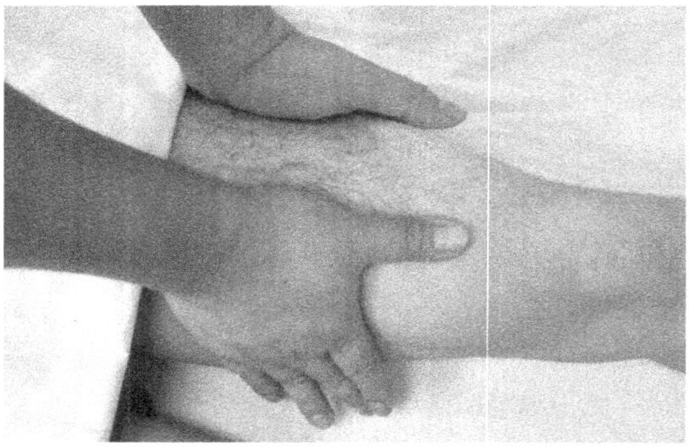

图5-48　搓、抱揉脾胃经

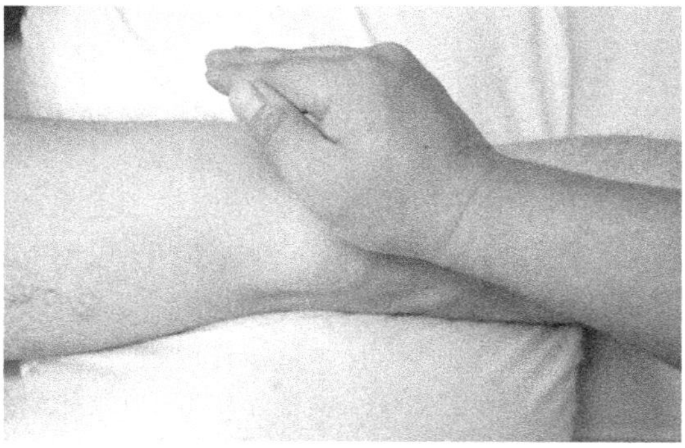

图5-49　拍击膝关节

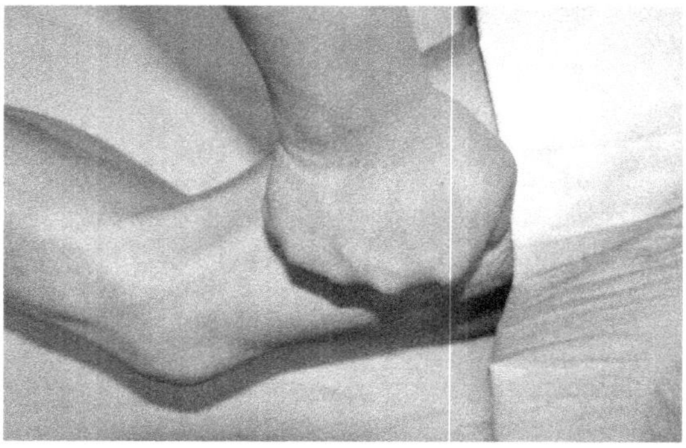

图5-50　敲击胆经

6）按揉腧穴　重点按揉足三里、阳陵泉、三阴交、太冲穴，每穴0.5~1min，力量以受术者出现发热、酸胀、传导为度。

7）敲击胆经　受术者侧卧位，术者五指微屈，用拳面或小鱼际敲击胆经的经络循行，自上而下敲击两腿外侧足少阳胆经循行路线10~20遍，以轻微温热感为宜（图5-50）。

8）重点敲击环跳穴、风市穴、阳陵泉穴，每穴0.5~1min，力量以受术者出现发热、酸胀、传导为度。

9）提拿膀胱经、肾经腧穴　受术者俯卧位，术者一手拇指与四指相对，持续而有节律地揉捏、提拿受术者下肢的后侧、内侧肌群、小腿部及跟腱即膀胱经、肾经所在，反复操作 10 遍。以受术者感觉舒适、酸胀为度（图 5-51）。

10）按揉膀胱经腧穴　按揉承扶—殷门—委中—承山—涌泉穴，每穴按揉 0.5～1min，力量以受术者出现发热、酸胀、传导为度（图 5-52）。

11）肘部滚足掌　术者用肘部在受术者足掌面进行由足跟向足趾方向来回滚动操作 15 遍，以皮肤透热为度。

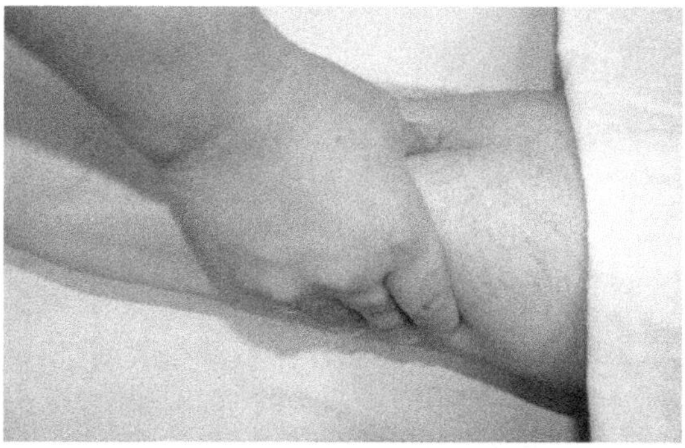

图 5-51　提拿膀胱经和肾经

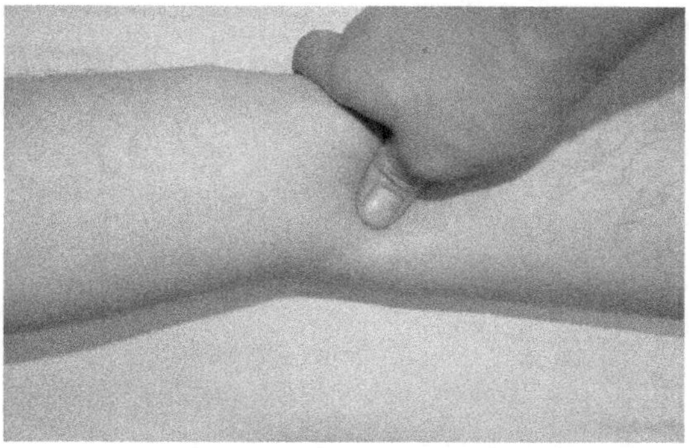

图 5-52　按揉膀胱经委中穴

12）点按足部反射区（图 5-53）　术者用拇指、食指指尖关节或肘尖部作用与心、肝、脾、肺、肾、胆、脑垂体、肾上腺、甲状腺反射区。

每反射区点按 0.5～1min，力量以受术者出现发热、酸胀、传导为度。

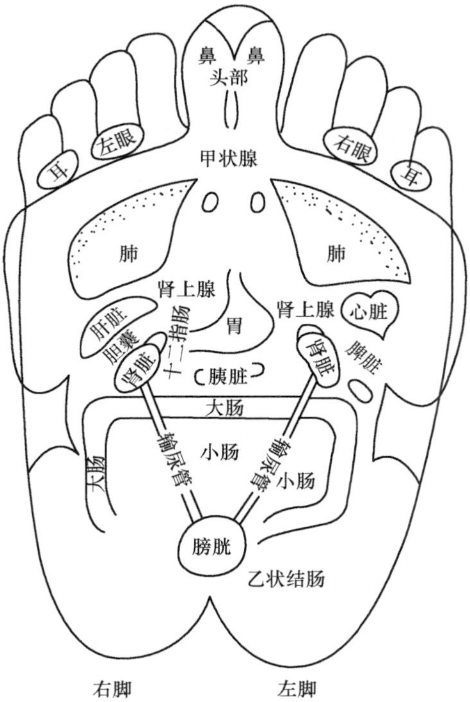

图 5-53　足部放射区

各反射区定位

心——左脚掌前半部,第4趾骨与第5趾骨指尖;肝——右足底第4趾骨与第5趾骨间;脾——左脚掌第4、5趾骨之间;肺——在肝反射区上方;肾——“涌泉穴”所在部位;胆——右足底第3趾骨与第4趾骨间;脑垂体——大拇趾腹中央;甲状腺——双脚脚底第1、2跖骨之间;肾上腺——双脚掌第2跖骨与第3跖骨之间。

链接

13)推擦足部生殖腺,子宫反射区(足部生殖腺反射区位于跟骨外侧踝骨后下方的直角三角形区域;子宫反射区位于足内侧,内踝后下方的跟骨内侧靠后处)。

14)术者用小鱼际对足部生殖腺、子宫反射区进行来回推擦,反复操作15遍,以皮肤透热为度。

5.6.8 自我保健按摩手法

中医学历来重视“治未病”,《素问·四气调神大论》记载:“圣人不治已病治未病”。自我保健按摩体现了中医学治未病的观点。自我保健按摩手法简便易学,不受外界条件的限制,朝夕可做,男女老幼皆可应用。通过手法作用于一定部位或穴位上,达到疏通经络、调和营卫、运行气血、平衡阴阳之功,从而达到早期治疗、预防疾病和保健强身的目的。正如《尊生类辑》所说:“延年却病以按摩导引为先”,自我保健按摩手法在养生保健中占有很重要的地位。

具体手法操作:

(一)头面部自我保健按摩

头面部自我按摩具有醒脑开窍、镇静安神、止痛明目、养颜护肤、通利鼻窍、消除疲劳等作用,可用于防治失眠、鼻炎、耳聋、脸部色斑等。

1. 抹开天目 两手微握拳,用两大拇指指腹从印堂交替直推至前发际正中10~20次。操作时宜闭目凝神,动作轻快流畅,用力宜轻柔,时间约1分钟。

2. 分推前额 以两手四指并拢,大拇指按于太阳穴上,用屈曲食指的桡侧缘置于前额正中,从前额中线向两旁太阳穴推抹。用力可稍重,速度稍慢。时间约1分钟。

3. 通利鼻窍 以两手的食、中两指置于鼻的两侧,上下快速推动,用力宜轻,速度稍快,以鼻部发热为度。

4. 浴面熨目 两手掌相互摩擦,搓热后两手掌轻轻地在面部抚摩,顺序为:口角→鼻旁→前额→太阳→面颊→口角。如此反复5~10次。然后将搓热的两手掌心放置于两眼之上,使眼部有温热舒适感,时间约2分钟。

5. 揉捏双耳 用双手食、中指分别夹住两耳并做上下搓擦,以局部发热为度,力度以局部有微痛感为宜。

6. 鸣击天鼓 将两手掌心按于耳部,两手手指置于后枕部,用食、中指轻轻叩两侧枕部9次,然后两掌轻轻用力按压耳部9次,耳中“咚咚”鸣响,如击鼓声。

7. 梳头栉发 双手五指微屈,用指端或指腹自前发际向后发际做梳理头发的动作。操作时,指端用力刺激头皮,用力不要太大,如此反复操作2~3分钟。

(二)颈项部自我推拿

颈项部自我推拿具有放松颈部肌肉,消除疲劳,调节血压,防治头痛、高血压、颈椎病及落枕等病症。

1. 拿项肌 端坐放松，手大鱼际或者大拇指与其余四指对合用力由上向下反复提捏颈项部3~5min，分钟以使颈部肌肉放松。

2. 点揉风池 两手抱头，以两手拇指分别点揉两侧风池穴1分钟，以局部有酸痛感为宜。

3. 拿捏肩井 两手拇指与其余四指分别拿捏肩井穴或斜方肌，拿捏时先轻轻拿捏，然后略向上提，如此反复5~10次，并可用中指拨揉肩井穴3~5次。

4. 运摇颈项 端坐放松，或两手叉腰站立，然后头颈做屈伸、左右侧屈、左右旋转及环转摇动，摇动时速度宜缓慢。幅度不宜过大。若在摇动过程中出现头晕不适，则应该马上停止。

（三）胸腹部自我保健按摩

胸腹部容纳身体重要内脏脏器，故胸腹部自我按摩能起到调节脏腑功能、疏肝利胆、固肾益精、强心益肺、健脾和胃的作用。可以防治乳腺小叶增生、心脏病，及泌尿生殖系统功能保健。

1. 摩胸膛 右掌按置于两乳之间，用食、中、无名三指指腹或掌根部着力，先从左乳下环形推摩心前区，复原，再沿右乳下环形推摩，如此连续呈横"∞"形操作36次。

2. 擦摩膻中 坐位或仰卧位，左手或右手的四指并拢置膻中穴（八会穴之气会）顺、逆时针方向运膻中穴各1分钟左右。然后两掌重叠置于两乳间的膻中穴，上下往返推擦2分钟，以局部有温热感为度。

3. 搓摩胁肋 两手五指并拢置于胸前乳下，沿胁肋方向搓擦并逐渐下移至浮肋，往返3~5次，或以胁肋部有温热感为宜。

4. 摩腹助运 以掌摩法作用于腹部，摩腹的顺序为：以肚脐为中心，顺、逆时针摩腹，时间3~5分钟。本法可调节胃肠功能，促进胃肠蠕动和肠道吸收与排泄，对中老年人、久病体虚患者尤为适宜。

5. 温补下元 用食、中指或食、中、无名三指并拢置于气海、关元穴上，稍用力按揉，以出现酸胀感为度。然后以掌擦法在小腹部作横向摩擦，以透热为度。本法有温补下元，培肾固本的作用。

（四）腰骶部自我按摩

腰骶部自我推拿有温阳补肾、强腰壮骨的作用。可用于防治尿失禁、腰椎间盘突出症等。

1. 推擦尾椎 先将两手掌擦热，然后置于骶尾部，上下往返地推擦，以透热为度，推擦时速度宜快，手掌要紧贴皮肤，时间2~3分钟。

2. 叩腰背 坐位或站立位，双手握空拳，反手至背后，用拳眼或拳背捶击腰脊两侧，往返36次。

3. 揉腰眼 站立，两手握拳，屈肘，将拳眼置于腰眼处，做顺、逆时针方向的按揉各36次，以局部有酸胀感为宜。

4. 晃腰脊 站立位，两足分开与肩同宽，两手虎口自然叉腰，做腰部顺、逆时针方向的摇晃各36次，亦可同时配合腰部的仰俯活动。

（五）上肢部自我推拿

上肢部自我推拿不仅可以消除上肢的疲劳，而且还可以治疗上肢的某些病症，如颈椎病、肩周炎、上肢瘫痪、风湿麻痹等。另外，还有调节脏腑功能的作用，如点揉内关穴可以调节心率，改善心肌供血，点揉合谷穴可以防治牙痛等。

1. 拿揉上肢 右手拇指与其余四指分别拿揉左侧上肢的内侧、前侧和外侧，力量应柔和舒适，顺序应从上到下，往返操作 5~8 遍。再换手用同样方法操作右侧。

2. 点揉诸穴 以拇指或食、中二指端依次点揉肩三贞、曲池、手三里、内关、外关、合谷、劳宫、后溪等穴，每穴半分钟。

3. 捻搓手法 以拇指与食指对称捻搓手指两侧，左手捻搓右手，右手捻搓左手。捻搓速度宜快，移动宜慢，由指根到指尖逐个手指捻搓。本法有改善末梢血液循环、消除手指疲劳、麻木肿胀的作用。

4. 运摇关节 先摆好左弓步式，左手叉腰，环转摇动右肩关节 36 次，然后换成右弓步式，右手叉腰，环转摇动左肩关节 36 次。再作肘关节屈伸运动，各 36 次。最后作腕关节的环转运动，作腕关节运动时，两手交叉，然后做环转运动 36 次。

（六）下肢部自我推拿

下肢部自我推拿不仅可消除下肢疲劳，改善下肢血液循环，促进静脉血液回流，还可以调节内脏功能，如按揉足三里可调节肠胃功能，有保健强身的作用。推擦涌泉有滋阴补肾的作用等。可预防下肢静脉曲张、膝骨性关节炎等。

1. 搓腿股 坐位，双掌先挟持一侧大腿内、外侧，尽量从上向下搓动至小腿 5~8 次。然后换另侧进行同样操作（用叩击法也可）。本法有放松下肢肌肉，消除下肢疲劳的作用。

2. 揉跟键 坐位，先将右下肢屈曲置于左大腿上，用左手拇指与食指相对用力揉捏小腿跟腱。并按揉踝关节两侧的昆仑穴和太溪穴半分钟左右，然后顺、逆时针摇动踝关节各 36 次，再换足操作左下肢跟腱，方法相同。

3. 叩击下肢 以两掌根或半握拳有节律地轻轻叩击下肢，顺序为大腿—膝部—小腿，左右各叩击 3~5 遍。以振奋下肢经脉之气。

4. 推擦涌泉 以手掌或拇指推擦两足底的涌泉穴，以局部有温热感为宜，每侧 2~3 分钟。本法有滋阴补肾、调节血压、改善末梢血液循环的作用。

小结

推拿手法是以手或其他部位，按照各种特定的技巧动作，在体表进行操作，用以诊断和防治疾病的方法。推拿手法是一项专门的技能，要想成为一名合格的推拿医师，必须在中医理论的指导下，明确诊断，辨证施治，同时通过反复刻苦的手法训练，掌握娴熟的手法技能，使之得心应手，在临床上运用自如，达到“法之所施，使患者不知其苦”，“一旦临证，机触于外，巧生于内，手随心转，法从手出”，从而获得最佳的临床疗效。学习本章内容除了课堂上的学习外，还要课外反复地刻苦练习。

目标检测

1. 简述颈椎旋转扳法的禁忌证及临床应用。
2. 简述拔伸法的临床应用及注意事项。
3. 简述揉法与摩法的区别。
4. 试述单式手法的操作要领？

6 推拿治疗总论

学习目标

1. 掌握推拿治疗原则。
2. 熟悉中医临床常用的诊断技能。
3. 了解推拿作用原理。

6.1 推拿的作用原理

推拿作为祖国传统医学中的一种物理治疗方法,是医者应用一定的力量作用在患者身上的一种被动运动和机械刺激。医者通过手或身体的其他部位使用特定的技巧动作操作于人体的特定部位,使力学作用产生了特定的动力学效应,以达到治疗疾病的目的。推拿治疗疾病的作用原理主要是平衡阴阳、调和气血、疏通经络、滑利关节,从而使"骨正筋柔、气血以流"。而现代医学从神经、体液及生物力学等多方面着手,在一定程度上反映了推拿治病的实质。

6.1.1 传统医学中推拿手法的作用原理

(1) 通经活络,调气活血

通过点、按等手法进行推穴位,走经络,引动经络之气,调节脏腑功能,达到"经络所至,治疗所至"的疗效。《医宗金鉴·正骨心法要旨》:"按其经络,以通郁闭之气,摩其壅聚,以散瘀结之肿,其患可愈"。因而气滞血瘀,经络阻滞引发为肿为痛的疾病,通过按法、推法等手法疏筋活络、活血化瘀,从而气行则血行,血行则肿消,通则不痛。

(2) 宣通散结,松解粘连

通过揉法、㨰法等手法宣通气血、疏通经络、松解粘连的筋膜,经通筋柔则骨正。从而治疗由外伤血瘀或风寒湿邪郁阻引起的局部气血凝滞、瘀停经络、筋膜粘连等疾病,如风湿性关节炎等外伤性以及寒湿性的关节周围软组织慢性粘连性疾病。

(3) 缓急解痉,滑利关节

通过按法、摩法、拔伸摇法等手法直接松解筋肉,缓解肌肉紧张,解除痉挛,强迫伸屈关节,疏通经络,缓解疼痛,恢复关节功能,调整机体内部平衡,达到"松则通,通则不痛"。常用于髋关节滑囊炎、膝关节滑膜炎等疾病。

(4) 理筋正骨,调和气血

临床上常会出现患者并未使用很大外力,却突然某个部位卡住不能活动,或痛或不痛的情况,即所谓"骨错缝,筋出槽",通过正确的扳法、拨法、拔伸法等手法可以使错缝之骨、出槽之筋归位,恢复正常的功能。常用于各种关节的脱位以及半脱位。

(5) 平衡阴阳,调整脏腑功能

一切致病因素作用于人体,都将破坏人体的阴阳相对平衡,使气血失调,脏腑功能紊乱,产生各种病理变化。推拿对阴阳失调,脏腑功能失常具有明显的调整作用,如运用重刺激的推拿手法可以使胃肠蠕动功能亢进者得到相应的抑制,而运用轻缓柔和的手法又可以是胃肠蠕动功能减弱者恢复正常。相应的操作手法可以起到双向调节作用,通过疏通经络,调节气血达到平衡阴阳,调节脏腑功能的作用。

6.1.2 现代医学中推拿的治疗原理

(1) 调节神经功能

通过推拿各种手法刺激神经末梢,引起促进神经抑制或者兴奋的相应冲动,反射性地引起机体的各种反应,使神经的兴奋和抑制过程相平衡而起到治疗作用。通过调节自主神经系统来调节内分泌及内脏功能达到治疗一些内科疾病的效果,如胃及十二指肠溃疡、消化不良及胃肠功能紊乱。

(2) 促进血液、淋巴液的循环

实验证明,推拿手法能在一定范围内使血管扩张,外周阻力减低,血流量增加,促使局部血液循环改善,改变软组织缺血、缺氧的状态,使某些失用性软组织恢复正常的生理功能。并且推拿可以使患者血液中的内啡肽和5-羟色胺增加,降低血浆中儿茶酚胺的含量,使交感神经处于相对抑制状态,达到镇痛作用。

(3) 提高机体的代谢功能

通过一定的推拿手法能促进肌肉、韧带、关节囊等软组织的代谢功能,增强肌力、改善韧带、关节囊的弹性,改善组织营养,解除软组织的粘连,促进软组织内水肿的吸收,达到治疗的作用。

(4) 加速修复损伤的软组织

推拿手法可以松解软组织,缓解疼痛,改善血液循环,促进水肿的吸收以及各种代谢产物的排泄,改善组织缺血、缺氧的状态,从而加速修复损伤的软组织。

6.2 推拿手法治疗原则

推拿手法的效应,不是依靠单纯力量的大小,而是取决于手法与部位是否能有机的结合,不同手法操作在不同部位上,需要的力量也不一样,效果也会有差异,所以需要做到刚柔相济,动力与静力结合,并能遵循以下几个原则:

(1) 筋骨并重

在临床上筋伤与骨伤可同时发生也可单独发生,并且相互影响。肝主筋,肾主骨,且“肝肾同源”,因而筋与骨在生理和病理上有着密切关系。在使用推拿手法时,需要理顺筋骨的关系和了解筋骨之间的病理变化,既要治疗骨关节的损伤,又要考虑筋伤,做到“筋柔骨正,骨正筋柔”。

(2) 内外兼治

人体是统一的整体,无论是外部跌打损伤,还是内部气血不足,脏腑失和,都会使人体气血运行紊乱,消耗津液,影响疾病的转归。因此,既要外治筋骨、皮肉,又要内治脏腑、气血,把握内外兼顾的原则。临床上可根据具体的损伤灵活运用,采取或以外治为主,或以内治为主,或是内外并治的原则。

(3) 辨证急慢

临床上有急慢性损伤之分,其治法上也有一定的差异。急性损伤多由外界暴力所致,肿痛明显。慢性损伤则为反复损伤或因急性损伤治疗不当,迁延日久,脏腑气血虚弱,筋脉失养,加之风寒湿邪乘虚而入,导致筋脉瘀滞,活动不利。治则上急性损伤以行气活血、消肿止痛为主;

慢性损伤则注重补益扶正，兼祛除外邪。临床上两者可以相互影响，故治疗之法应重视辨证论治，采取因时、因地、因人而异。

（4）调理与治疗结合

针对不同的病因采取的治疗与调理结合，可以使各种急慢性损伤及疾病恢复更加迅速和彻底，做到“釜底抽薪”，真正使机体恢复功能，恢复生机。其中调理包括针对急性损伤的制动、运动及神经系统损伤恢复期的功能锻炼、气血损伤的药食调补、呼吸道疾病的忌烟、消化道疾病的忌酒等。

（5）严格遵守手法禁忌证

严格遵守推拿手法禁忌证是每个推拿医师必须要掌握的基本原则，如酒醉神志不清及精神病患者；皮肤挫伤和有出血倾向的患者；骨肿瘤、骨结核和有化脓性炎症的患者；有严重心脏病变、高血压及骨质疏松的老年患者等。

注：前面有章节详细介绍推拿手法的禁忌证，可查阅。

6.3 中医临床常用的诊断技能

6.3.1 中医四诊

四诊即望、闻、问、切，是临床诊断疾病的主要手段，其详细内容在中医学基础中已做出论述，这里仅就四诊在推拿临床运用中的特点分述。

6.3.1.1 望诊

望诊居四诊之首，它是诊断过程中的第一步，它包括的内容极其丰富，如望头面部、望五官九窍、望患者形态、望肢体功能及望舌等。

（1）望头面部

望头面部主要观察头面部的色泽和形态

1）*望头面部色泽* 《素问·脉要精微论》说：“赤欲如帛裹朱……白欲如鹅羽……。青欲如苍璧之泽……黄欲如罗裹雄黄……黑欲如重漆……”这是古人用各种比喻来形容正常的面部气色。不同的色泽反映不同的病症以及机体精气盛衰。一般而言，病人气色鲜明、荣润的，说明病变轻浅，气血未衰，其病易治，预后较佳；面色晦暗、枯槁的说明病变深重，精气已伤，预后较差。

2）*望头面部形态* 内盛则外强，内衰则外弱。例如，佝偻病患儿，额骨及颞骨双侧突出，顶部扁平，呈方形；中枢性面瘫患者，额纹消失，口角弯向病侧，鼻唇沟消失等。

（2）望五官九窍

望五宫九窍主要是观察眼鼻口唇及舌

1）*肝开窍于目* 故目系疾病一般与肝有密切的关系。例如，阳证目开，阴证目闭；有眵泪病轻，无眵泪病重；目红是肝火旺盛，目黄是黄疸；眼睑肿如卧蚕状是水肿，眼胞内外红肿如麦粒是眼丹，眼眶凹陷是精液亏损等。

2）*肺开窍于鼻* 故鼻内疾患一般与肺有密切的关系。例如，外感风寒袭肺，则鼻塞流涕影响嗅觉；肺有燥热，则鼻孔干涩；邪热壅肺，往往有气喘鼻煽。

3）*脾开窍于唇* 故口唇病一般与脾有密切的关系。例如，血虚或受寒时唇淡白，热重时唇干而焦，肺脾有热唇起疮疹等。

4）*舌诊* 望诊之中，望舌称为舌诊。舌诊是望诊中最为重要的组成部分。望舌是观察舌质与舌苔两个方面。一般说来，舌质可反映正气之虚实，舌苔则反映病邪之浅深。当然，在中医临床上运用舌诊时,舌质与舌苔不可截然分开,必须相互参考,综合判断。正常人的舌象,应当是舌质红润适中、不胖不瘦、活动自如,舌苔薄白、不厚不腻、不滑不燥。这种正常舌象,常被称之为"淡红舌、薄白苔"。舌虽为心之苗窍,但五脏皆与舌相关。中医认为,舌尖属心肺,舌中属脾胃,舌边属肝胆,舌根属肾。

(3) 望形态

形态正常是人体气血、筋骨、脏腑经络的生理功能正常、协调的基本反映,人体形态的改变则反映了各种不同的疾病。如下肢损伤多不能站立久行;腰部扭伤,身体多向患侧佝偻,且用手支撑腰部;小儿肌性斜颈,头多向患侧歪斜等,这些形态的改变,均为临床诊断提供了重要的依据。

(4) 望畸形

畸形是肢体的外形出现异常的改变,为伤科疾病的典型症状之一,首先要注意脊柱的生理曲线是否改变,有无畸形;还有骨折与脱位后肢体所出现的各种畸形;腰椎间盘突出症所造成的脊柱侧突;小儿麻痹症所引起的患肢肌肉萎缩,膝关节过伸等。

(5) 望肿胀

肢体受伤后,多伤及气血,气血凝滞、瘀积不散则成肿胀,故临床检查时,需观察头面部,胸腹部及四肢的肿胀程度与色泽的变化,以便了解损伤的轻重与时间长短。

(6) 望肢体功能

肢体的活动功能正常与否,是反映人体健康状况的一个方面。肢体活动功能的障碍,是由于肢体某一部位受到损伤所致,查明肢体活动功能障碍的程度是十分重要的。

(7) 望小儿指纹

在食指内侧,由手掌向上,第一节是风关,第二节是气关,第三节是命关。病色纹见在风关的主病轻,在气关的主病重,在命关的主病危。纹向中指弯的多属表症,纹向大指弯的多属里症,指纹直者,一般属热;指纹弯者多属寒症。指纹颜色红紫相兼,隐隐在皮肤之中的是正常现象。紫色者属热,红色属寒,黄色属脾,青色惊风,白色疳症,淡紫色是虚热,淡红色是虚寒。

6.3.1.2 闻诊

闻诊主要指听诊和嗅诊;听诊是指医者通过听觉来分别声音的正常与否;嗅诊是指医者通过嗅觉来分别气味的正常与否,通过听诊和嗅诊以观察疾病缓急、正气盛衰以及病之寒热。闻诊除注意听病人的呻吟、语言、呼吸、咳嗽声与小儿的啼哭声和嗅呕吐物、伤口、二便及排泄物的气味等内容外,尤其注意听以下几点:

(1) 呻吟声

从病人呻吟声的大小、洪亮微弱等来了解病情的轻重缓急。

(2) 骨擦音

骨擦音是伤者发生骨折后两断端由于相互运动而发生的摩擦音,是骨折的特异症状之一。听骨擦音有助于骨折的诊断及骨折性质的分析。但是在临床检查时,不应主动寻找或强求听到骨擦音,以免增加病人的痛苦和损伤程度。

(3) 入臼声

入臼声是关节脱位后进行在整复时,常能听到的"咯噔"一声。故当复位时听到此声,应立即停止手法,以免牵拉过度而致关节周围软组织的再损伤。

(4) 筋响声

筋响声是伤科疾病中部分伤筋疾病在临床检查时出现的一种特殊的摩擦音或弹响声,常见的有几种:

1）关节摩擦音　一手放在关节上，一手移动关节远端的肢体，可检查出关节摩擦音或有摩擦感。①慢性或亚急性关节疾患，可听到柔和的关节摩擦音；②骨性关节炎可听到粗糙的关节摩擦音；③关节内有移位的软骨或游离体时，在关节活动到某一角度时可听到关节内有一个尖细的声音。

2）腱鞘炎的摩擦音　屈拇与屈指肌肌腱狭窄性腱鞘炎时，在做屈伸手指的检查时，可听到“咯噔”的弹响声。

3）腱周围炎的摩擦音　有炎性渗出液的腱周围，在检查时可听到如捻干燥头发时所发出的一种声音，即“捻发音”。

4）关节弹响声　半月板损伤时，在做膝关节屈伸旋转活动时，常可发出较清脆的弹响声。

5）皮下气肿声　在伤科疾病中，当创伤后发现皮下组织有不相称的弥漫性肿起时，或在严重的胸部损伤时，应注意检查有无皮下气肿，即在检查时把手指分开如扇形，轻轻揉按患部，即可感到有一种特殊的捻发音或捻发感。另外，在开放性骨折并发气性坏疽和手术刨口周围、缝合裂伤的周围如有空气残留在切口中，亦可发生皮下气肿。

6.3.1.3　问诊

问诊是通过医生与患者或患者家属的谈话来得知病人的病史资料，是对疾病的发生发展过程进行调查研究的重要手段，为历代医学家所重视。明张景岳称问诊为“诊病之要领，临证之首务”。问诊除已经讨论过的“十问”内容外，必须重点询问以下几方面：

1）病因　询问发生疾病最主要、最根本的原因，了解疾病发展的经过及变化规律，对于临床诊断是极其重要的；尤其是伤科疾病，不同的受伤原因和体位，可以引起不同性质的损伤，须详细询问。

2）发病时间　询问发病时间的长短，在一定程度上可判断疾病的轻重及变化规律，也可分析疾病的性质。

3）疼痛　详细询问疼痛的起始日期、程度、部位、性质。诸如是胀痛、剧痛、酸痛还是麻木、刺痛；有无放射痛或游走性疼痛。疼痛是间歇性还是持续性，是时轻时重，反复发作还是呈进行性加重。服药或其他因素，如天气变化、各种不同的活动等对疼痛有无影响；休息与劳累、白昼与黑夜，疼痛的程度有无明显的改变等等。

4）籍贯职业　了解职业改变的情况及其从事职业的工作性质，分析疾病的发生是否与其职业及所生活的地方有关。

5）治疗经过　询问医治经过和治疗效果，以及目前存在的问题，掌握病情的变化，排除一些不必要的怀疑，分析已往所作的治疗是否妥当，以便采取正确的治疗措施。

6）过去史　了解过去疾病可能与目前疾病的有关内容，如结核病史、传染病史、外伤史、血液病史和肿瘤等。

7）家族史　了解家庭成员和经常与其接触的人中，有无慢性传染病，有无遗传性疾病等。

8）个人史　了解个人的生活习惯、嗜好、家务劳动等。

9）其他　如二便、月经、生活环境以及生育史等各方面的情况也应作必要的询问。

6.3.1.4　切诊

切诊主要包括切脉与触诊两方面，在诊法中占有重要的地位。

（1）切脉

切脉又叫脉诊、诊脉，是祖国医学诊断疾病的特点和2000多年来历代医家在长期的医疗实践中所积累的丰富临床经验的总结,是临床辨证的一个重要手段,通过切脉可以判断疾病的表里、寒热、虚实以及正气的盛衰,因此,掌握切脉,对分辨疾病原因、了解疾病变化、鉴别疾病真假、判断疾病预后等,都具有重要的临床意义。有关切脉的部位与方法、正常脉象、病脉与主病等详细内容,已在中医学基础中做了介绍,故不再赘述。

(2) 触诊

触诊包括摸诊,其用途极为广泛,作用十分重要,特别对伤科疾病的诊断尤为突出。它是诊察寒热、脓肿、硬痛、关节活动程度等情况的重要手段。

触诊的主要用途:

1) 触压痛点　压痛点是病变在体表的集中表现,根据压痛点的部位、范围、程度和压痛点的反应,来辨别疾病的性质、部位等。

触摸畸形:触摸体表骨突变化,可判断伤骨与伤筋以及伤骨的性质、方向等。

2) 触摸肤温　触摸局部皮肤的冷热程度是识别寒证与热证,了解患肢的血运情况的一种方法。摸肤温时一般用手背测试最为合适。

3) 触摸肿块　触摸肿块的位置、大小、深浅、质感、硬度、形态以及边界是否清楚、推之能否移动等,判断肿块的性质。

应用四诊进行辨证时,经常采用“对比”的方法,如望诊、触诊等都极其重视患侧与健侧在形态、长短、粗细及反应活动功能等方面的对比,但为了正确地掌握具体数据,则必须借助于量法。

附　量法

量法是利用带尺和角尺对肢体的长短、粗细、关节的活动角度等进行测量的一种方法,在测量时一定要选好标志,其具体测量方法为:

1) 上肢长短测量　从肩峰至肱骨外踝或桡骨茎突。上肩长度是肩峰至肱骨外上踝,前臂长度是肱骨外上踝至桡骨茎突。

2) 上肢周径测量　从肘关节向上或下若干距离分段测量上臂或前臂周径。

3) 下肢长短测量　从骼前上棘或脐至内踝下缘。大腿长度是从髂前上棘至膝关节股骨内踝,小腿长度是膝关节股骨内踝至内踝下缘。

4) 下肢周径测量　从髌骨上缘或胫骨结节向上或向下若干距离分段测量大腿或小腿周径。

5) 关节活动度的测量　借助于角尺或特制量角器来进行关节活动之范围的测量。

6.3.2　推拿学中临床常见的体格检查

6.3.2.1　脊神经病变

1) 椎间孔挤压试验　患者正坐位,检查者用双手重叠按压患者头顶,并控制颈椎在不同角度下进行按压,如引起颈部疼痛或上肢放射痛为阳性反应,提示颈神经根受压。

2) 分离试验　患者正坐位,检查者两手分别托往患者下颌和枕部,向上牵拉。如患者能感到颈部和上肢疼痛减轻,即为阳性。分离试验的机制是拉开并扩大狭窄的椎间孔,舒展小关节囊,减轻对神经根的挤压和刺激,使疼痛减轻。用于颈椎病、颈椎间盘突出症的检查。

3) 叩顶试验　患者取坐位,医师将左手置于患者的头顶部,右手半握拳,以小鱼际部分叩击左手手背,了解患者的脊柱是否有疼痛,如引起颈痛并有上肢窜痛和麻木感,提示颈神经根受压,多为颈椎病、颈椎间盘突出症等;如引起患侧腰腿痛者,提示腰神经根受压,多为腰椎间盘突出症等。

4）臂丛神经牵拉试验　患者颈部前屈，医者一手抵住患者侧头部，一手握患肢腕部，做反方向牵拉，患肢有疼痛或麻木感为阳性，提示臂丛神经受压。

5）屈颈试验　又称 Linder 征。患者站立或仰卧，两下肢伸直，主动屈颈（或者被动屈颈）1～2min，引起腰痛或下肢放射痛者为阳性，提示腰神经根受压。

6）颈静脉压迫试验　患者站立或端坐，医者用手将其两侧颈静脉做短暂时间压迫，如病人感到腰痛或患肢放射痛即为阳性，提示腰椎间盘突出症。

7）挺腹试验　患者仰卧，令其将腹部挺起，腰部离开床面。同时咳嗽一声，如引起腰痛者，即为阳性，提示腰神经受压。

8）拇趾背伸试验　患者仰卧，两下肢伸直，拇趾用力背伸，与此同时用手指压拇趾甲部以相对抗，测定其肌力大小，并做两侧对比，腰椎间盘突出时，患侧明显减弱，提示腰神经根有受压现象。

9）弓弦试验　患者端坐，上身挺直，小腿自然下垂，将其小腿逐步抬高伸直，到患者感到下肢有放射痛时即停住，然后另一手挤压其腘窝正中（胫神经部位），如放射痛加剧，并向腰部放射，即为试验阳性，提示腰椎间盘突出症等的坐骨神经痛。

10）端坐伸膝试验　又称别赫节列夫征。患者端坐床上，两腿伸直，向前弯腰，如腿不能伸直，更不敢向前弯腰，若在患侧膝向下按压，即会引起患肢后部剧痛，提示坐骨神经痛。

6.3.2.2 脊柱检查

1）拾物试验　主要用于判断小儿脊柱前屈功能有无障碍。当小儿不配合检查时，常用此方法检查。置一物于地面，嘱患儿拾起，注意观察患儿的取物动作和姿势。正常时，应直立弯腰伸手拾起。当脊柱有病变，腰不能前屈时，患儿则屈髋屈膝、腰部板直，扶住腰部下蹲，用另一手拾起该物。此为拾物试验阳性。

2）俯卧背伸试验　用于检查婴幼儿脊柱是否有保护性僵硬或脊柱病变，患儿俯卧，两下肢伸直并拢，检查者提起其双足，使腰部过伸。正常脊柱呈弧形后伸状态。有病变者则大腿和骨盆与腹壁同时离开床面，脊柱是强直状态。

6.3.2.3 四肢检查

（1）肩部病变

1）肩关节功能丧失或只能轻微外展，并伴有剧烈疼痛者，可能为肩关节脱位或骨折。

2）肩关节从外展到上举过程均有疼痛者，提示为肩关节炎。

3）肩关节在外展开始时不痛，越接近水平位时越痛，可能为肩关节粘连。

4）肩关节在外展过程中疼痛，但在上举时反而不痛，可能为三角肌下滑囊炎。

5）肩关节从外展到高举 60°～120°的范围内有疼痛，超过这个范围反而不痛或痛减，可能为冈上肌肌腱炎。

6）肩关节外展动作小心翼翼，有突然痛者，可能为锁骨骨折。

7）搭肩试验又称杜格征。正常人手指在对侧肩上，肘关节能紧贴胸壁，若肩关节脱位，则患侧手搭在对侧肩部时，肘部不能紧靠胸壁，即为试验阳性，提示肩关节脱位。

（2）肘部病变

1）肘三角检查　肱骨内上髁，外上髁与尺骨鹰嘴突三点关系，当肘关节屈曲 90°时，呈一底边在上的等腰三角形，称“肘三角”；当肘关节伸直时，三点在一直线上。若肘关节脱位或组成肘三角的骨骺发生骨折并移位时，这种正常的三点关系被破坏。

2）网球肘试验　又称米氏征。前臂旋后位伸直肘关节，病人不痛，如前臂旋前并将腕关节屈曲后，再伸直肘关节，此时桡侧伸腕长肌张力较大，引起肱骨外上髁处疼痛，即为试验阳性。

（3）腕部病变

1）腕三角软骨挤压试验　判断是否有三角软骨损伤。检查时嘱患者屈腕90°，掌心向下，医者一手握住前下端，另一手握住手掌部，使患手向尺侧被动偏斜，然后伸屈腕关节，使尺腕关部发生挤压和研磨，如有明显疼痛加重即为阳性。

2）握拳试验（桡骨茎突腱鞘炎试验）　又称芬克耳斯坦征。患者握拳，如拇指在伸直位紧靠食指，将其腕关节被动内收（向尺侧偏斜），桡骨茎突部一般不痛或微痛；若将拇指屈曲包在掌心中，再将腕关节被动内收，则桡骨茎突处发生疼痛，即为试验阳性，提示拇长展肌与拇短伸肌腱鞘炎。

3）屈腕试验　用于检查腕管综合征，医生将患者伤侧手腕屈曲，同时压迫正中神经1min，手掌侧麻木加重，疼痛可以放射至拇、食、中指，称为屈腕试验阳性。

（4）髋部及腰骶部病变

1）站立屈髋屈膝试验　又称川德伦试验。患者站立，先以健侧下肢站立，患肢屈膝提起，如健则（站立例）骨盆下降，患侧骨盆上升（髂前上棘或臀皱襞升高）即为试验阴性。然后变换，以患侧站立，健肢提起，如健侧臀皱襞或髂前上棘反而下降，上身向患侧倾斜.即为患侧试验阳性。此征阳性提示髋关节脱位、臀肌瘫痪、陈旧性股骨颈骨折等。

2）掌跟试验　患者仰卧，下肢伸直，足跟放在医者的掌面上，在正常情况下，足直竖在掌面上，如有股骨颈骨折，髋关节脱位或截瘫患者的髋关节松弛时，则足向外侧呈外旋位。

3）髋关节过伸试验　又称沃曼征。患者俯卧，两下肢伸直，医者一手压住其髂后部固定骨盆，另一手提起患侧小腿，使患侧髋关节过伸，如有腰大肌痉挛，则不能后伸，若用力后伸，骨盆也随之抬起，臀部疼痛，即为阳性，提示髋关节或骶髂关节有病变。在髋关节早期结核，此征有时比髋关节屈曲试验出现得早。此试验如骨盆不固定，后伸时出现腰痛，可能为腰骶关节有病变。

4）髋关节屈曲试验　又称妥马征。患者仰卧，两下肢伸直，先观察腰椎前凸程度，如有代偿性前凸，应以一手掌插入其腰椎下，手掌朝上，另一手使双肢膝关节与髋关节屈曲，使腰椎与手掌接触为止，以矫正腰椎的代偿性前凸，然后观察患侧髋关节。正常者仍处于伸直位（阴性）；如呈屈曲位，患腿离开床面，即为试验阳性，提示髋关节结核、髂窝脓肿、增生性关节炎和骨性强直等。

5）蛙式试验　多用于幼儿，检查时，患儿仰卧，使双膝双髋屈曲90°，医者使患儿双髋做外展外旋至蛙式位，双侧肢体平落在床面为正常，若一侧或双侧肢体不能平落于床面，即为阳性，说明髋关节外展外旋受限，根据临床可考虑为先天性髋关节脱位。

6）屈髋屈膝分腿试验　患者仰卧，双下肢屈曲外旋，两足底相对，医生两手分别置于膝做双膝分腿动作，出现股内侧疼痛，为阳性，提示内收肌痉挛。

7）足跟叩击试验　患者仰卧，两下肢伸直，一手托起患肢，使髋、膝关节伸直，用拳叩击其足跟，如髋关节发生疼痛，即为试验阳性，提示髋关节有病变；如小腿或大腿某处发生疼痛，则提示该处有骨折或骨病。

8）双膝双髋屈曲试验　患者仰卧，将其两下肢髋、膝关节屈曲，同时压向腹部，如腰部发生疼痛，提示腰椎间关节或骶髂关节有病变。

9）跟臀试验　患者仰卧，两下肢伸直，肌肉放松，医者握住其一足；使足跟接触臀部，如腰椎或腰骶关节有疾患，则引起腰痛，而且骨盆甚至腰部也随之抬起。

10）"4"字试验　又称盘腿试验。患者仰卧，健侧下肢伸直，患侧膝关节稍外展，髓关节屈曲,足跟搁在健侧膝上方,医者一手压住健侧髂前上棘以固定骨盆,另一手捏住患例膝部向上搬或向下压,如下压时产生疼痛。即为试验阳性,提示患侧骶髂关节或髋关节有病变。

11）床边试验　又称耿斯兰试验。患者仰卧,患侧臀部靠床边,对例下肢尽量屈曲,以固定脊柱,将患肢尽量后伸,使骶髂关节牵引和转动,此时如发生疼痛。即为试验阳性,提示骶髂关节有病变,而腰骶关节疾患者,则不会发生疼痛。此试验须在排除髋关节病变的基础上进行。

12）骨盆分离与挤压试验　患者仰卧。医者两手分别压在左右髂前上棘处,向内挤压或向外分离骨盆(或在耻骨联合处轻轻向后按压)。如骨盆某处出现疼痛,提示该处有骨折;如出现腰痛,则提示骶髂关节有病变(骨盆挤压试验也可用例卧位,然后按压其髂嵴)。

13）直腿抬高试验　又称拉塞格征,患者仰卧,两下肢伸直,医者一手压住髂嵴处以固定骨盆,另一手将患肢伸直抬高,如抬高不到10°患肢即出现有电击样疼痛或腰痛,为试验阳性,这是腰椎间盘突出症的重要体征,当患肢抬高到出现疼痛时,将患肢降低5°~10°,再做足背伸,则疼痛加剧,称直腿高抬加强试验阳性。

14）梨状肌紧张试验是检查梨状肌损伤的一种方法。患者仰卧位于检查床上,将患肢伸直,做内收内旋动作,如坐骨神经有放射性疼痛,再迅速将患肢处展外旋,疼痛随即缓解,即有梨状肌紧张试验阳性。

（5）膝关节病变

1）浮髌试验　患者仰卧,膝部伸直放松,医者一手拇、食指将髌骨上方的髌上囊内液体挤入关节腔,另一手食指按压髌骨,一压一放,反复数次,如关节腔内有积液,则食指可感到髌骨叩击于股骨髌面的冲击感,如关节内多量积液,则按压髌骨时,有明显的浮动感,即为试验阳性。

2）挺髌试验　患膝伸直,用拇、食两指将髌骨向远端推压,嘱患者用力收缩股四头肌,若引发髌骨部疼痛者为阳性,多提示髌骨劳损(髌骨软化症)。

3）半蹲试验　病人以患肢单独站立并下蹲,如出现膝痛膝软的感觉为阳性,提示髌骨软化症。

4）侧向活动试验　又称膝关节侧副韧带侧向运动检查。患者仰卧,将下肢伸直,股四头肌放松,医者一手握患肢小腿部,另一手在膝内侧或膝外侧作为支点,使小腿内收或外展,正常时无活动亦无疼痛,如侧副韧带扭伤,则引起疼痛;如侧副韧带完全断裂,则关节可出现“开口”样活动,即为试验阳性。

5）抽屉试验　病人仰卧,患膝屈曲90°,检查时固定其足不使移动,先将小腿上端放在正常的位置,然后再检查,否则可能产生前、后抽屉试验完全相反的错误结论。将小腿向前拉和向后推,如小腿上端能向前拉动,即为前抽屉试验阳性,提示前交叉韧带断裂;如小腿能向后推移,即为后抽屉试验阳性,提示后交叉韧带断裂。

6）麦氏征　患者取仰卧,健肢伸直,患肢髋、膝关节屈曲成角,医者一手握其足部,另一手压住膝部固定大腿,检查内侧半月板时,将小腿内收外旋,然后逐渐伸直膝关节,此时如膝盖节内侧疼痛或有响声,提示内侧半月板损伤,检查外侧半月板时,将小腿外展内旋后再伸膝,注意膝关节外侧是否有疼痛或响声。膝关节伸直角度越大时出现疼痛或响声,提示其损伤部位越近半月板前缘。

7）半月板移位检查法　又称费希尔试验。患者坐位,小腿自然伸直,医者以拇指压在膝眼处,另一手旋转小腿数次,有时触及一鞭条状的半月板碎片在拇指下滑动。

8）膝过伸试验　患者仰卧,患肢伸直,医者左手压住膝部,右手抬起小腿使膝过伸,此时半月板前缘受股骨与胫骨挤压,如其前角损伤,则膝关节的前缘处出现疼痛。

（6）踝部病变

1）跟腱偏斜症　患者站立位,跟骨纵轴线与跟腱纵轴线重叠,为正常。当足出现内翻或外翻畸形时，则跟腱轴线向内、外侧偏斜。

2）跟腱挛缩试验　跟腱挛缩，常由比目鱼肌和腓肠肌挛缩引起，该试验可进行两者鉴别。患者取坐位，使小腿自然下垂，若膝关节屈曲，踝关节下垂的畸形为比目鱼肌挛缩。如膝关节伸直位，踝关节屈不能背伸，则腓肠肌挛缩。如膝伸直或屈曲位，均出现跖屈，则为双肌挛缩。

3）足内外翻试验　检查者一手固定小腿，另一手握足，将踝关节极度内翻或外翻，如同侧疼痛，提示有内外踝骨折可能，如对侧痛则多为副韧带损伤。

小结

长期以来，推拿的临床应用一直以传统的中医理论为指导，随着医学的发展和推拿现代研究的深入，人们对推拿作用原理有了进一步的认识。本章分别从中医学和现代医学的角度对推拿治疗的原理进行阐述，从中医理论出发，总结了推拿治疗的五大原则、中医四诊及推拿临床常见的体格检查，这些都是推拿医师在临床诊疗中必须了解和掌握的内容。

目标检测

一、名词解释

1. 筋响声　2. 抽屉试验　3. 直腿抬高试验

二、填空题

1. 传统医学中推拿手法的作用原理是________、________、________、________、________。

2. 椎间孔挤压试验阳性，提示________受压；臂丛神经牵拉试验阳性提示________受压。

三、多项选择题

1. 现代医学中推拿的治疗原理　(　　)

A. 调节神经功能　B. 促进血液、淋巴液的循环

C. 提高机体的代谢功能　D. 加速修复损伤的软组织

2.推拿手法治疗原则　(　　)

A. 筋骨并重　B. 内外兼治　C. 辨证急慢　D. 调理与治疗结合

7 推拿治疗各论

学习目标

1. 掌握内科各病证的定义、诊断以及推拿治疗原则与方法
2. 熟悉内科各病证的病因病机
3. 了解内科各病证的按语部分

7.1 骨伤科病症

7.1.1 颈 椎 病

颈椎病是由于颈椎骨质增生、椎间盘退行性改变以及颈部损伤等原因引起脊柱内、外平衡失调，刺激或压迫颈神经根、椎动脉、脊髓或交感神经而引起的一组综合征，又称颈椎综合征。

7.1.1.1 病因病机

各种急慢性颈部损伤是导致本病的外因，颈椎间盘退变是本病的内因。

(1) 外因

外伤、受寒、长期伏案工作、枕头高低不适及睡姿不当等，均可造成颈椎周围各韧带及其附近软组织不同程度的损伤，导致颈椎的稳定性被破坏，骨质代偿性增生，压迫周围的神经、血管、脊髓，从而引起一系列相应的临床症状。

(2) 内因

主要由于椎间盘退变，退变从椎间盘软骨开始并逐渐骨化，椎间盘通透性降低，髓核中的水分减少，导致椎间盘厚度变薄，椎间隙变窄，使前后韧带松弛，后关节囊松弛，椎体失稳发生炎症及代偿性增生。椎间孔及椎管前后径变窄、钩椎关节、椎体后关节等部位增生，这些是造成颈神经根、椎动脉、脊髓或交感神经受压的主要原因。

7.1.1.2 诊断

颈椎病主要分为6型：颈型颈椎病、神经根型颈椎病、脊髓型颈椎病、椎动脉型颈椎病、交感型颈椎病及混合型颈椎病。

1）颈型　颈项部疼痛，可向顶枕部或肩部放射，颈肌僵硬，可伴有活动受限。检查：颈肌肉紧张，椎旁压痛，颈椎活动受限。X线片示颈椎生理弧度在病变节段发生改变等。

2）神经根型　颈肩部疼痛，伴有手臂及手指沿着神经根分布的放射痛。检查：颈椎活动受限。压、叩顶试验阳性，臂丛牵拉试验阳性。X线双斜位片示：钩椎关节增生，椎

间孔变小。

3）脊髓型　主要表现为进行性四肢瘫痪。轻者仅出现下肢僵硬无力、麻木感和运动障碍，并呈进行性加重。重者可出现二便障碍、四肢瘫痪。X线片示：椎间隙狭窄；CT和MRI示：椎管变窄，椎体后缘赘生物或突出的椎间盘压迫脊髓。

4）椎动脉型　颈肩痛，头晕，伴耳鸣耳聋，视物不清等症状。检查：相应节段横突压痛明显，旋颈试验阳性。X线片示：钩椎关节增生，横突孔变小；椎动脉造影：可见椎动脉扭曲或狭窄；TCD检查：可见椎动脉血流减慢或增快。

5）交感型　伴有慢性头痛病史，可出现头晕、眼花、耳鸣、恶心、呕吐、心悸及胸闷等类冠心病的症状。检查：X线片可见颈椎生理弧度不同程度的改变，椎体及钩椎关节增生等；心电图检查无异常。

6）混合型　两种或两种以上类型的诊断结合。

7.1.1.3　治疗

【目的】

缓解肌痉挛，纠正骨错缝，恢复颈椎内外平衡。

【治则】

舒筋通络，松解粘连，解痉止痛，整复减压。

【取穴】

风府、风池、肩井、肩外俞、天宗穴。

【手法及操作】

㨰法、一指禅推法、按法、拿法、拔伸法、扳法、旋转法、按揉法、擦法等。

操作程序如下：

1）先用一指禅推法、按揉法、擦法，分别在督脉线、颈夹脊线、颈旁线上操作，累计15min。

2）再用㨰法、拿法、擦法，分别在肩峰向颈根部、肩胛区、肩胛背区、肩胛间区部位操作，累计15min。

【辨证加减】

颈型颈椎病有关节紊乱者，可用颈椎旋转扳法纠正；神经根型颈椎病，可用拔伸法，缓解神经根受压的症状；其他型的颈椎病可根据症状选用相应的穴位，以缓解相应的症状，如脊髓型颈椎病，可选相应的四肢部穴位，以缓解肢体症状。

按语　在做被动运动时，动作应缓慢，切忌暴力，特别对于脊髓型颈椎病，禁用扳法。推拿手法治疗后，嘱患者避免长期伏案工作，注意科学用枕及纠正不良的睡姿，并指导后期的颈椎功能锻炼。

7.1.2　颈椎间盘突出症

颈椎间盘突出症是指颈椎间盘退行性改变或合并外伤等原因，使纤维环急性或慢性的部分或完全破裂，髓核向外膨出或突出，压迫神经根，或刺激脊髓，而出现神经支配相应区域的症状或体征的病证。

7.1.2.1 病因病机

颈椎间盘突出症的发病与颈部损伤和椎间盘发生退行性变有关。

本病的发生机制是在椎间盘退行性改变的基础上，由于退变的纤维环弹性减退，不能承受盘内过大的张力，当受到头颅重力、椎周肌肉牵拉或外力作用时，易造成纤维环破裂，髓核向外突出，压迫脊髓或神经根。

7.1.2.2 诊断

长时间伏案工作职业史、慢性颈痛史，或有颈部外伤史，多见急性起病；常有颈部疼痛，上肢放射性疼痛和麻木，卧位休息症状可有缓解，颈部过度运动后症状加重；部分患者可出现受累上肢肌肉力量减弱，腱反射抑制，皮肤感觉减弱；可同时存在颈髓长传导束损伤的症状及体征，如下肢无力、踩棉花感、膝踝反射亢进、踝髌阵挛、巴宾斯基征阳性等体征；X 线检查：可见病变椎间隙变窄、椎体滑脱等。MRI 检查：椎间盘组织突入椎管内，压迫颈神经根、硬膜囊甚至脊髓。临床根据椎间盘突出的程度，可分为膨出、突出、脱出 3 种类型。依据影像学 CT 或 MRI 的诊断结合临床症状进行辨证。

7.1.2.3 治疗

【目的】

缓解肌痉挛，扩大椎间隙，从而减轻或解除神经根和脊髓的受压症状。

【治则】

舒筋活络，活血化瘀，理筋整复。

【取穴】

风府穴、风池穴、肩井穴、天宗穴、曲池穴、手三里穴、小海穴、合谷穴等。

【手法及操作】

㨰法、按法、拿法、拨揉法、旋转复位法、揉法等。

操作程序如下：

1）舒筋活络　患者取坐位或卧位，术者沿督脉颈段、两侧颈夹脊穴，用一指禅推法、按揉法上下往返操作 3～5 遍。用㨰法在两侧肩胛区、颈根部操作，时间累计 10min。

2）解痉止痛　在上述穴位上或神经根受累的相应的节段脊旁，做一指禅推法或按法操作，约 5min。

3）扩大椎间隙　采用颈椎拔伸法操作，约 2～3min。

4）颈椎整复　采用颈椎旋转扳法，纠正颈椎旋转错位。

5）理筋松解　采用拿肩井，擦颈项，搓、抖上肢，结束治疗。

按语　颈椎间盘突出症应用手法治疗取得较好的效果。但在治疗前应排除骨、关节疾病及推拿禁忌证。若病程长，经多次推拿保守治疗无效者，应考虑手术治疗。治疗时应平卧硬板床休息 1～2 周，并用颈托保护，尽量避免转颈动作，病情好转后，适当进行颈部肌肉功能锻炼，促进康复。

7.1.3 落　枕

落枕或称“失枕”，多见于青壮年，冬春季发病率较高，是以晨起时颈部酸痛，活动受限为主的软组织损伤疾病。

7.1.3.1 病因病机

本病多由于夜间睡眠姿势不良或因睡眠时枕头不适、使头颈长时间处于过伸或过屈状态，引起颈部一侧肌肉紧张，使颈椎小关节扭错，时间较长即可发生静力性损伤，使伤处肌筋强硬不和，局部气血运行不畅，出现疼痛不适，活动明显受限等症状。此外，感受风寒也是主要诱因，受寒后使颈背部气血凝滞，筋络痹阻，以致僵硬疼痛，活动不利。

7.1.3.2 诊断

晨起发病，出现一侧颈部酸痛，可向上肢或背部放射，活动不利，强制活动后疼痛加重，严重者可见头歪向患侧，不能自由旋转；无明显外伤，发热等诱发因素，无头痛头晕，无走路踩棉花感。查体：颈部肌肉痉挛，触之呈条索状；胸锁乳突肌、斜方肌、肩胛提肌及大小菱形肌等处压痛明显；活动受限。X 线片检查：排除颈部骨质及其他病变，少数可见颈椎生理弧度改变，序列不整或椎体增生等。

7.1.3.3 治疗

【目的】

缓解肌痉挛，纠正骨错缝，恢复颈椎内外平衡。

【治则】

舒筋活血通络，理筋解痉止痛。

【取穴】

风池、肩井、天宗、肩外俞、手三里等穴及受累部位。

【手法及操作】

一指禅推法、㨰法、拿法、按揉法、拔伸法、点法等。

操作程度如下：

1）舒筋通络　患者取坐位或卧位，术者沿督脉颈段、两侧颈夹脊穴，用一指禅推法、按揉法上下往返操作 3~5 遍。用㨰法在两侧肩胛区、颈根部操作，时间累计 10min。

2）解痉止痛　根据压痛点及肌痉挛部位，分别在痉挛肌肉的起止点及肌腹部用按揉法、抹法、弹拨法操作，时间 2~3min。

3）拔伸摇颈　采用颈椎拔伸法操作，约 2~3min，可配合颈椎摇法。

4）整复错缝　对颈椎后关节有侧偏、压痛者，做向患侧的颈椎旋转扳法，以整复后关节错缝。

5）用擦法沿肌纤维方向操作，以透热为度，作为结束手法。

按语　本病疼痛明显者，先按揉天宗或手三里等远端穴位，同时配合耸肩动作，待疼痛缓解后，施上述诸法；本病经推拿治愈后，症状缓解明显，对于症状持续 1 周以上不缓解，短期之内反复发作者，要行X线检查，以明确诊断；平时注意头颈部保暖，科学用枕。

7.1.4 前斜角肌综合征

前斜角肌综合征是指因外伤、劳损、先天颈肋、高位肋骨等因素刺激前斜角肌，或前斜角肌先天肥厚、痉挛、变性等，引起臂丛神经和锁骨下动脉的血管、神经束受压，而产生的一系列神经、血管压迫症状的病证。

7.1.4.1 病因病机

长期从事旋颈位低头工作者，先天性结构畸形或前斜角肌先天肥厚、痉挛、变性等，引起臂丛神经和锁骨下动脉的血管、神经束受压。

7.1.4.2 诊断

缓慢起病，前斜角肌局部疼痛，可伴有患肢放射性疼痛及麻木触电感，少数患者可出现交感神经症状；病程日久可产生客观的感觉减低，尺神经或正中神经麻痹现象，手部青紫发冷、桡动脉搏动减弱等症状。查体：前斜角肌肌腹紧张，粗大，局部有明显压痛，并向患肢放射性麻痛，患肢上举时症状减轻，向下或用力牵拉时加重。X线片：可见颈肋或第7颈椎横突过长或高位胸肋征象。

7.1.4.3 治疗

【目的】

松解前斜角肌痉挛，解除血管及神经压迫。

【治则】

舒筋活血，消肿止痛。

【取穴】

颈项肩背部及上肢部、风池、风府、肩井、风门、天宗、缺盆等穴。

【手法及操作】

㨰法、一指禅推法、擦法、点按压、弹拨等。

操作程序如下：

1）患者坐位，医者在患者颈、肩、背及胸锁乳突肌及斜角肌处做㨰法，施术时可将患者患侧上肢托起，使肩部肌肉充分放松。

2）继上势，术者以一指禅推法沿患侧颈、肩、缺盆穴及上肢进行操作，前斜角肌部位重点治疗，时间约10min。

3）继上势，术者以拇指弹拨斜角肌起止点及压痛点，拇指揉胸锁乳突肌及锁骨窝硬结处，拇指沿锁骨下反复自内向外揉压，时间约5min。

4）沿患者斜角肌用拇指平推法或擦法，以透热为度。时间约2min，然后摇肩关节，抖上肢，作为结束手法。

按语 嘱患者避免提重物或肩负重物；不宜睡过高枕头，注意局部保暖；指导患者进行扩胸锻炼，以巩固疗效。

患者刘某某，女，45岁，会计。主诉：颈项疼痛半年余，近期出现右上肢疼痛、麻木、触电感。检查：在锁骨上窝部摸到紧张、肥大硬韧的前斜角肌肌腹，按压时有明显的压痛，并向患肢放射，高举患肢症状减轻，向下牵拉患肢症状加剧，手握力减弱，患肢发凉，桡动脉搏动减弱。X线检查：$C_4 \sim C_6$ 颈椎椎体后缘有不同程度的唇样增生，右侧 $C_4 \sim C_5$ 颈椎间孔变小。诊断为：前斜角肌综合征，予以推拿治疗。患者坐位医者站于患者身后用双手推摩颈肩、背及胸锁乳突肌，接着在上述部位施以 法，并着重于患侧肩部和锁骨上窝处，施术时医者可将患者患侧上肢托起，使患者侧肩部肌肉充分放松，施术时可连同患侧上臂一同施以 法，然后用多指揉捏颈部肌肉，按点风池、风府、肩井穴时间约8min，接着用单手大鱼际沿胸锁乳突肌，自上而下地按揉数遍，用拇指沿胸锁乳突肌肌腹前缘和后缘由上至下的捏拿，并按点翳风、扶突、天鼎、不容穴，按压缺盆穴约1min，使患侧上肢有酸麻、胀等感觉，随后用双手拇指对按天宗、中府穴约1min，同样使患侧上肢有酸麻、胀等感觉，随后放松按压穴位，患侧上肢有温热感，最后按点极泉、曲池、合谷、内关，指拨腋神经和小海穴，揉搓上肢而结束，治疗时间约20min。每日1次，10天为1个疗程，治疗3个疗程后痊愈。

[选编：叶建忠. 浅谈推拿治疗前斜角肌综合征. 按摩与导引，2004，20(6)]

案例

7.1.5 项背肌筋膜炎

项背肌筋膜炎是指项背部筋膜、肌肉等软组织无菌性炎症，而引起背痛的一种慢性疾病，又称背肌纤维组织炎。临床以项背部疼痛、僵硬、运动受限等症状为特征。常累及斜方肌、菱形肌和肩胛提肌，其发生与寒冷、潮湿、慢性损伤及不良体位等因素有关。

7.1.5.1 病因病机

由于外伤、劳损、感受风寒等引起筋膜组织水肿、粘连、变性并逐渐纤维化形成瘢痕，使经络气血运行不畅，“不通则痛”而发病。

7.1.5.2 诊断

项背部酸痛不适，肌肉僵硬板滞，或有重压感，向一侧或两侧背部与肩胛之间放射。晨起或天气变化及受凉后加重，活动后则疼痛减轻，常反复发作。急性发作时局部肌肉紧张、痉挛，项背部活动受限。

7.1.5.3 治疗

【目的】

修复纤维瘢痕组织，消炎止痛。

【治则】

舒筋通络，解痉止痛。

【取穴】

项背部及风池、风府、肩井、风门、肺俞、心俞、膈俞等穴。

【手法及操作】

一指禅推法、拿揉、㨰法、点压、弹拨、擦法等。

操作程序如下：

1）舒筋通络　患者取卧位，医者先用一指禅推法推颈项督脉及膀胱经，从上至下3~5次，然后再拿揉颈项部肌筋2~3min，并配合颈项屈伸及旋转运动。

2）解痉止痛　接上势，先用拇指点压、按揉风府、风池、肩井、风门、肺俞、心俞等穴及痛点，按压以酸胀感为度。然后施拇指弹拨手法于肌痉挛处或痛点，每处弹拨3~5次。

3）理筋整复　对于颈胸椎有错位者，在前面放松手法的基础上，采用颈、胸椎扳法，从而达到的理筋整复目的。

4）整理手法　㨰揉项背部，重点在斜方肌和菱形肌，反复3~5遍，然后拿揉斜方肌、肩井2~3min，沿督脉和膀胱经用擦法，透热为度，作为结束手法。

按语　项背肌筋膜炎的推拿治疗以软组织推拿手法为主，重点是缓解肌肉的痉挛，消除局部组织的粘连。本病在劳累和风寒湿邪等因素刺激下易复发，配合自我保健推拿和颈肩部的功能锻炼，可减少或避免复发。

患者，男，40岁，2004年8月来诊。主诉肩背疼痛3年，劳累时加重，晨起肩背僵硬酸胀，近1周由于加班伏案时间久，肩背疼痛加重，活动受限。在除外相关疾病后给予推拿治疗10次。用㨰法、按揉法、捏拿法操作于患者项背部颈肌、斜方肌、菱形肌各5min；再分别点揉风池穴、风府穴、肩井穴、肺俞、肩中俞、肩外俞、天宗穴等；最后用颈、胸椎扳法。推拿每天1次，10次为1个疗程。同时配合走罐5次。患者坐位，医者在患部涂以润滑剂，选用小号、中号边缘光滑火罐分别用闪火法拔在颈肩背部，术者左手按住火罐，右手保持水平顺着项背部肌纤维方向从上到下、从左到右来回推动，直到皮肤出现潮红或瘀斑为止。每次走罐后在肩井、天宗、肩中俞等穴留罐3min。走罐每3天1次，3次为1个疗程。治疗后症状消失。嘱患者平时加强项背部功能锻炼，避免过度疲劳，注意局部保暖，随访半年未复发。

［选编：梁建新．推拿结合走罐治疗项背肌筋膜炎．*Beijing Journal of TCM*，2006，25(1)］

案例

7.1.6　腰椎间盘突出症

腰椎间盘突出症是指腰椎间盘发生退行性改变后，因各种原因（损伤、劳损等）导致纤维环部分或全部破裂，使髓核向外突出，压迫或刺激相应水平的神经根、马尾神经或脊髓等软组织，引起以腰痛和一系列神经症状的疾病。

7.1.6.1　病因病机

因劳累过度、闪挫跌仆或其他原因引起的体位不正，使纤维环破裂髓核突出压迫周围的神经血管等软组织。年龄超过25岁椎间盘会产生不同程度的退变，椎间盘发生脱水、纤维化、萎缩、弹力下降致脊柱内外力学平衡失调，稳定性下降；因外部因素导致纤维环破裂。患者在劳力汗出之后，衣着冷湿，复感风寒；或冒雨涉水；或久居寒冷湿地，寒湿之邪内侵，致经络受阻，气血运行不畅；或湿热内蕴，阻遏经脉，或寒湿郁久化热，蕴于腰府，也可致湿热腰痛。或若素体禀赋不足，或年老经血亏衰，或房劳无节，或大病、久病之后体虚，而导致腰背肌肉、血管痉挛、收缩，影响局部血液循环，进而影响椎间盘的营养供给。

7.1.6.2 诊断

患者有腰部扭、挫、闪腰病史。腰痛持续数周或数月，可反复发作，休息后疼痛症状减轻，重者咳嗽、喷嚏等腹压增高时疼痛剧烈；多数患者有一侧下肢放射痛，疼痛沿坐骨神经可放射到大腿后侧、小腿外侧、足外侧及足跟等部位，多伴有感觉障碍，日久可见感觉迟钝、麻木等；腰部有压痛或叩击痛，患肢直腿抬高困难；弯腰功能障碍，临床根据髓核突出的程度分为3型：幼弱型（膨出型）、移行型（突出型）、成熟型（游离型），依据影像学CT或MRI的诊断结合临床症状进行辨证。

7.1.6.3 治疗

【目的】

回纳髓核或分离神经根，缓解临床症状。

【治则】

活血化瘀，舒筋通络，松解粘连，理筋整复。

【取穴】

腰阳关、大肠俞、环跳、委中、承山、阳陵泉、绝骨等。

【手法及操作】

一指禅推法、㨰法、按揉法、点按法、拔伸法、按压法、扳法、踩跷等。

操作程序如下：

1）循经放松法　患者俯卧位，用一指禅推法、按揉手法在患者脊柱两侧膀胱经及臀部和下肢后外侧施术，以腰臀部为重点。

2）拔伸按压法　患者俯卧位，医者用肘部按压腰阳关、肾俞、环跳、承扶、委中及阿是穴，以解痉止痛。再辅以牵引拔伸，以降低盘内压，促进突出的髓核回纳。

3）理筋整复法　患者采用俯卧张口位，切忌屏气，医者着力定位应用后伸扳法，令患者呼气，手法结束时吸气，一呼一吸，医患需要密切配合。以调整后关节紊乱，松解粘连，改变突出物与神经根的位置。

4）舒筋活血法　患者俯卧位，医者用拿法、揉法、弹拨法沿腰部及患侧坐骨神经分布区施术，然后擦热患处。

按语　腰椎间盘突出症大多引起腰腿痛，故在20世纪70年代以前多诊断为坐骨神经痛，应用手法治疗取得较好的效果。但在治疗前应排除骨、关节疾病及推拿禁忌证。若病程长，经多次推拿保守治疗无效者，应考虑手术治疗。治疗时应平卧硬板床休息1~2周，并用腰围保护，尽量避免弯腰动作，病情好转后，适当进行腰背肌肉功能锻炼，促进康复。

患者张某,男,35岁,个体经营者,因腰部疼痛伴左下肢麻木疼痛1年,加重20天而入院。

患者1年前因搬重物导致腰部损伤而出现腰部疼痛伴左下肢麻木疼痛1年,在当地医院行局部痛点药物注射治疗,效果不明显,CT检查示:$L_{4\sim5}$椎间盘突出,经骨科腰部牵引1个月,封闭2次,症状有所缓解。20天前无明显诱因患者病情进一步加重,不能独立下床活动,疼痛无法耐受,来我院就诊。

查体:腰部活动度严重受限,$L_{4\sim5}$左侧压痛,叩击痛,左直腿抬高试验(+),腰侧弯试验(+),右下肢肌力明显下降,腰椎CT:$L_{4\sim5}$椎间盘向后突出约0.8cm,硬膜囊及神经根受压。诊断为腰椎间盘突出症。

治疗情况:患者入院后经专家组会诊,综合患者病情特点,拟定为患者行推拿治疗,术后患者疼痛及下肢麻木症状基本消失,行走正常,住院11天后治愈出院。

3个月后随访,患者恢复情况良好,日常生活及工作与患病前无异。

案例

7.1.7 第3腰椎横突综合征

由于外伤劳损、寒湿等因素致使第3腰椎横突附着的软组织损伤和产生无菌性炎症或粘连变性,压迫脊神经后支的外侧支而出现下腰痛等临床表现的一种病症,称为第3腰椎横突综合征(简称腰3横突综合征)。

7.1.7.1 病因病机

因外力作用和长期弯腰慢性劳损,使附着于第3腰椎横突上的肌肉、筋膜超过其承受力量而引起损伤。或久居湿地,风雨露宿或贪凉露肩夜睡,以致风寒湿邪侵袭腰部,腰3横突部血运迟滞,瘀结不通,不通则痛而发病。

7.1.7.2 诊断

多数为单侧腰部和腰臀部疼痛,甚至会波及股后和股内侧肌,有的可沿大腿放射至膝部,但一般在膝盖以上疼痛。腰部活动受限,腰三横突处有局部压痛。下肢直腿抬高试验可为阳性。痛如针刺,痛有定处,日轻夜重,腰部板硬,俯仰转侧困难,痛处拒按。舌紫暗,或有瘀斑,脉弦紧或涩。

7.1.7.3 治疗

【目的】

调理腰三横突,松解软组织粘连。

【治则】

舒筋通络,活血化瘀。

【取穴位】

肾俞、大肠俞、环跳、秩边、委中等穴。

【手法及操作】

一指禅推法、按揉、点按、弹拨、擦等法。

操作程序如下：

1）患者俯卧，在腰部沿骶棘肌部位施用一指禅推法操作8～10min。

2）按揉第3腰椎横突处、肾俞、大肠俞等穴。

3）用弹拨手法在第3腰椎横突尖端做与条索状硬结垂直方向操作1～2min，手法柔和。

4）用按揉手法沿患侧臀部及大腿后外侧、小腿外侧操作3～5min，配合点按环跳、秩边、委中、承山等穴，以酸胀为度。

5）直擦腰部两侧膀胱经，横擦腰骶部，以透热为度。

按语 推拿治疗可解除腰部肌肉痉挛，松解腰3横突周围软组织的粘连，特别对改善损伤部的缺血缺氧，促进组织的修复有较好作用。如遇横突部肿胀明显，当首先排除腰3横突撕脱性骨折，然后才能使用手法。本病治疗配合适当休息。

案例

患者史某，女，31，IT行业，因左侧腰部酸痛1个月，加重3天入院。

患者1个月前因运动拉伤导致左侧腰部疼痛，后休息制动后症状有所缓解，3天前负重后症状加重，左侧腰部疼痛加剧，活动不利。腿部无麻木放射痛。

查体：双直腿抬高试验(－)，"4"字试验(－)，左L_3横突压痛(＋)，可触及条索结节状物。诊断为第3腰椎横突综合征。

治疗情况：以活血通络，理筋整复推拿治疗。治疗后患者症状基本消失，活动正常，9日后出院。

1个月后随访，患者恢复正常生活及工作。

7.1.8 腰肌劳损

腰肌劳损是指腰骶部肌肉、筋膜以及韧带等软组织的慢性损伤，导致局部无菌性炎症，从而引起腰臀部一侧或两侧的弥漫性疼痛。

7.1.8.1 病因病机

长期从事腰部负重、弯腰工作，或长期维持某一姿势操作等，引起腰背肌肉筋膜劳损。或年龄增长，肝肾精气衰退，气血不足，血不养筋，日久生痛而发病。或久居湿地，风雨露宿，贪凉露肩夜睡，以致风寒湿邪侵袭腰部，腰部血运迟滞，瘀结不通，不通则痛而发病。

7.1.8.2 诊断

长期反复发作的腰背部疼痛，呈钝性胀痛或酸痛不适。腰部活动功能基本正常，一般无明显活动障碍。不耐久坐久站，不能胜任弯腰工作。劳累或阴雨天气症状加重。腰冷痛重着，转侧不利，静卧痛不减，受寒及阴雨疼痛加重，肢体发凉。舌淡，舌苔白或腻，脉沉紧或濡缓。

7.1.8.3 治疗

【目的】

修复肌肉瘢痕组织，祛瘀生新。

【治则】

温经止痛,活血通络。

【穴位】

肾俞、命门、大肠俞、关元俞、秩边、环跳、委中、阿是穴等。

【手法及操作】

㨰法、一指禅推法、按揉、点按、擦等法。

操作程序如下:

1)患者取俯卧位,术者用㨰法或一指禅推法在腰脊柱两侧的竖脊肌进行操作。时间约5~10min。

2)用手掌和鱼际按揉竖脊肌3~5min。

3)用手指点按肾俞、命门、大肠俞、关元俞、秩边、环跳、委中等穴,每穴各1min。

4)用擦法沿督脉经腰段和两侧膀胱经来回操作数遍,以透热为度。

按语 推拿治疗慢性腰肌劳损能收到明显效果,早期尤为明显。但本病因劳累容易复发。注意平时的劳动强度。在治疗时要配合功能锻炼,并持之以恒,则有利于提高疗效。

患者李某,男,46岁,建筑工人。腰部酸痛不适2年余。

患者3年前有腰部损伤史,针灸治疗后好转,后未予重视。一直从事建筑工作,长期感到腰部劳累。2年来一直有腰部肌肉酸痛,劳累后加重。尤其阴雨天加重,臀部及腿部无不适。

查体:腰部压痛广泛,可触及多处条索状结节。无叩击痛,腰部X线片示:轻微骨质增生,余无殊,诊断为腰肌劳损。

治疗情况:行推拿治疗以温经通络,活血化瘀。用一指禅推腰部两侧肌肉,按揉肾俞、膀胱俞,再擦膀胱经,以温热为度,如此治疗1个月后症状明显缓解。嘱适当运动,注意保暖。

案例

7.1.9 梨状肌综合征

梨状肌由于变异、痉挛、炎症、水肿等因素压迫坐骨神经而出现的一系列臀部及腿部疼痛和功能障碍等一系列临床病症称为梨状肌综合征。

7.1.9.1 病因病机

多由于髋臀部闪、扭、下蹲、跨越等使梨状肌因牵拉而致损伤,局部充血、水肿,引起无菌性炎症或久居湿地,风雨露宿或贪凉露睡,以致风寒湿邪侵袭臀部,臀部血运迟滞,瘀结不通,不通则痛而发病。或梨状肌变异导致坐骨神经从梨状肌肌腹中穿出,出现临床症状。

7.1.9.2 诊断

大多患者有外伤史。臀部出现深处疼痛,疼痛可呈刀割样刺痛,逐渐沿坐骨神经分布区域放射。患肢活动受限,不能伸直。髋关节外展、外旋活动受限。梨状肌体表投影区压痛明显。痛如针刺,痛有定处,痛处拒按。舌紫暗,或有瘀斑,脉弦紧或涩。

7.1.9.3 治疗

【目的】

解除梨状肌的痉挛，修复神经损伤。

【治则】

舒筋通络，解痉止痛。

【穴位】

环跳、承扶、秩边、风市、阳陵泉、委中、承山等。

【手法及操作】

㨰法、按揉法、弹拨法、点按法、点推法、擦法等。

操作程序如下：

1）患者俯卧位。先用㨰法沿梨状肌体表投影反复操作3~5min。

2）用掌按揉法于患处操作2~3min，用拇指弹拨法于梨状肌肌腹呈垂直方向弹拨治疗3~5遍。

3）用点按法在环跳、承扶、阳陵泉、委中、承山等穴操作，每穴1min。

4）用点推法沿患侧下肢外侧操作3~5遍，配合擦法在臀部梨状肌体表投影区反复操作1~2min，以透热为度。

按语 推拿治疗梨状肌综合征关键是缓解梨状肌痉挛，解除对坐骨神经及血管的压迫症状，同时通过手法的作用以加快局部血液循环，促进梨状肌的新陈代谢，改善梨状肌周围组织的营养供给。治疗时避免受寒和重复劳损。

患者牛某，男，24岁，足球运动员，因臀部疼痛伴左下肢麻木疼痛5天就诊。

患者曾在训练中拉伤左臀部，休息15天有所好转。5天前因比赛需要，带伤上场。比赛结束后即感左臀部疼痛难忍，放射至左下肢，伴活动不利，稍一活动即感疼痛，故来门诊就诊。

查体：后臀部压痛明显，并伴有左下肢放射痛。可明显触及一条索状结节，左直腿抬高试验(+)，腰部叩击试验(-)，梨状肌紧张试验(+)。诊断为梨状肌综合征。

治疗：予推拿治疗以活血化瘀、解痉止痛。用推拿点按手法，结合弹拨臀部治疗，当日症状明显缓解，但仍感左下肢麻木。继续治疗7次后，症状基本消失。

嘱其注意休息，减少训练强度。7个月后复诊，好如当初。

案例

7.1.10 肩关节周围炎

肩关节周围炎简称肩周炎。主要由于肩部劳损和感受风寒湿邪或肩部退行性病变导致肩关节周围软组织病变引起的以肩部疼痛和功能障碍为主的一种疾病。因好发于50岁年龄，故本病又名“五十肩”。又因其肩关节障碍如冻结状，故又名“冻结肩”。

7.1.10.1 病因病机

肩关节在日常生活和劳动中，引起损伤和劳损。损伤后未能及时有效地治疗，日久则可发生肩关节软组织的粘连甚至钙化，从而引起肩关节活动障碍。或随年龄增长，肝肾精气衰退，气血不足，血不养筋，日久生瘀而发病。或久居湿地，风雨露宿或贪凉露肩夜睡，以致风寒湿邪侵袭肩部,肩部血运迟滞,瘀结不通,不通则痛而发病。

7.1.10.2 诊断

初期常感肩部疼痛,多数呈慢性,常因天气变化和劳累后诱发,疼痛为阵发性。中期发展至持续性疼痛并逐渐加重,日轻夜重。可向颈部及肘部扩散。肩部活动功能明显受限,尤以外展、内旋及后伸明显。后期肩关节广泛粘连,当肩关节外展时出现典型的“扛肩”现象。梳头穿衣难以完成。日久出现肩部肌肉萎缩,舌淡苔白,脉细弱。

7.1.10.3 治疗

【目的】

缓解肩部疼痛,松解肩部粘连,恢复肩部功能。

【治则】

舒筋通络,活血止痛,松解粘连,滑利关节。

【穴位】

肩内陵、肩髃、肩贞、秉风、天宗、臂臑、曲池等穴。

【手法及操作】

㨰法、一指禅推法、按揉法、拿法、摇法、扳法、搓揉法、抖法、擦法等。

操作程序如下:

1）患者取坐位,医者用㨰法和一指禅推法在肩前部、三角肌,上臂至肘部往返治疗,约5~10min。

2）用按揉手法在肩部操作3~5min,同时配合患肢做前屈、上举活动。

3）用点揉法在肩内陵、肩髃、肩贞、秉风、天宗、臂臑、曲池等穴,手法宜深沉缓和,每穴约1min。

4）做托肘摇肩法或大幅度摇肩法操作,操作时幅度应由小到大,顺时针、逆时针方向各5~8次。

5）从肩关节至前臂用搓法往返3~5次。并配合抖肩法,时间约1~2min。

按语 肩周炎早期分为疼痛期,中期分为粘连期,后期分为恢复期或萎缩期。推拿治疗肩周炎的早中期疗效较好,治疗时患者要积极配合运动疗法和自我保健,并注意肩部保暖。

患者章某,女,51岁,小学教师。因右肩部疼痛,活动不利4个月前来就诊。

患者素体亏虚,2个月前因肩部受寒,突然出现右肩外侧疼痛,活动尚可,未予重视。后疼痛逐渐加重,波及至整个右肩,甚至无法完成梳头、洗脸等日常简单活动。夜间因疼痛难以入睡,晨起活动后疼痛略缓解,痛苦不堪,来门诊就诊。

查体:肩部周围压痛,肩关节活动受限,以外展、上举、内外旋更为明显。握力尚可。臂丛牵拉试验(-),旋颈试验(-)。诊断为肩关节周围炎。

治疗:予推拿治疗以温经止痛,松解粘连,滑利关节。一指禅推法在肩前部、三角肌,上臂至肘部往返治疗,用点揉法在肩髃、肩贞等穴,手法宜深沉缓和,作托肘摇肩法或大幅度摇肩法操作,治疗6次后疼痛基本消失,但仍感活动不利。继续治疗4次后症状基本消失。

嘱其康复锻炼,注意保暖。3个月后欣喜告知,病已痊愈,活动如常。

案例

7.1.11 肱骨外上髁炎

因急慢性损伤而导致肱骨外上髁处附着的软组织出现撕裂或骨膜的无菌性炎性反应，而出现的以肘部外侧疼痛，旋前功能与腕部屈伸活动受限为主要临床表现的病症，称为肱骨外上髁炎。因网球运动员肘关节旋前、腕部屈伸活动频繁，所以好发此病，故名网球肘。

7.1.11.1 病因病机

肘关节在日常生活和劳动中造成损伤和劳损，使肱骨外上髁处软组织的腕伸肌纤维出现部分撕裂或骨膜出现炎性反应，产生水肿、出血，日久出现血肿机化、纤维增生、瘢痕组织形成等变化。或工作因素慢性劳损造成使桡侧伸腕长、短肌经常处于紧张状态，挤压肌肉间的血管神经束引起疼痛。或因炎症导致维持桡骨小头正常位置的力量减弱，引起桡侧伸腕肌的疼痛。或因肱桡关节滑膜受肱骨与桡骨小头挤压而疼痛。

7.1.11.2 诊断

起病缓慢，肘关节做旋转背伸、提拉、推拉等动作时疼痛加重，并伴有前臂放射痛。重者，症状可反复发作，多为持续性。肱骨外上髁可见局部肿胀，旋前伸腕时疼痛加重，痛处拒按。舌紫暗，或有瘀斑，脉弦紧或涩。

7.1.11.3 治疗

【目的】

消除肘部无菌性炎症，消肿止痛。

【治则】

活血通络，理筋止痛。

【穴位】

曲池、曲泽、小海、少海、手三里等穴。

【手法及操作】

一指禅推法、指推法、指揉法、拿法、拔伸法、擦法等。

操作程序如下：

1）用一指禅推法从患肘部桡侧至前臂桡外侧往返治疗，可配合指揉法操作，时间约5min。

2）用拇指按揉曲池、手三里、曲泽、合谷等穴位，手法宜缓和，同时配合沿前臂伸腕肌往返提拿，时间约3min。

3）握住其腕部作对抗拔伸肘关节，然后于肘关节完全屈曲位，前臂旋前至最大幅度时，快速向后伸直肘关节形成顿拉，连续操作3次。

4）用拇指自肱骨外上髁向前臂桡侧腕伸肌作推揉法3min。

5）以肱骨外上髁为中心行擦法1~2min，以透热为度。

按语 推拿对肱骨外上髁炎的治疗预后较好，但病情易反复，疗程较长。少数患者病情顽固，可数月或数年不愈。患者在治疗时需要配合手上臂的休息，不要负重与受寒。推拿效果不佳时可配合封闭疗法。

患者邱某,男,42岁,牙科医生。因右手肘疼痛3天前来门诊就诊。

患者近1周来感右手疲劳,肌肉酸痛。3天前在为患者行口腔手术时因发力过猛感右手肘疼痛,伴水肿,手腕无力,屈伸时疼痛加剧。冷敷后水肿渐消,但疼痛不减,故来门诊就诊。

查体:肱骨外上髁压痛明显,网球肘试验(+)。诊断为肱骨外上髁炎。

治疗:治疗以活血通络、理筋止痛。用拇指按揉曲池、手三里、曲泽、合谷等穴位,同时配合沿前臂伸腕肌往返提拿。握住其腕部做对抗拔伸肘关节,1次治疗后疼痛即减,配合中药敷贴活血通络。4次治疗后症状基本消失,活动如常,效果之快,出乎意料。

案例

7.1.12 腕管综合征

腕管综合征是由于腕管内组织增生或腕管狭窄或压力增高使正中神经受到压迫所引起的桡侧3个半手指麻木、疼痛等临床症状的病症。

7.1.12.1 病因病机

腕关节损伤和劳损造成腕管相对的变窄,或腕管内容物体积增大,肌腱肿胀,正中神经被卡压而发生神经压迫症状。或腕部感受风寒湿邪,血运迟滞,瘀结不通,不通则痛而发病。或腱鞘囊肿、良性肿瘤、恶性肿瘤、腕骨骨质增生等引起腕管绝对狭窄而产生症状。

7.1.12.2 诊断

初期主要为正中神经受压,表现为桡侧3个半手指(拇、食、中、1/2环指)的麻木、刺痛和感觉异常。日轻夜重,劳累后症状加重,休息后缓解。后期可出现鱼际肌肌力的下降和肌肉萎缩。拇指外展,对掌无力,握力减弱。

7.1.12.3 治疗

【目的】

减轻管内压力,缓解神经压迫。

【治则】

舒筋通络,活血化瘀。

【穴位】

曲泽、内关、大陵、鱼际、劳宫等穴。

【手法及操作】

一指禅推法、指推法、点按法、按揉法、摇法、拔伸法、擦法等。

操作程序如下:

1) 用一指禅推法沿前臂屈肌群至腕部往返治疗,并配合轻快的按揉法使前臂肌肉放松。时间约3~5min。

2) 用指推法在前臂内侧往返治疗。重点在腕管及鱼际处,时间约2~3min。用拇指点按曲泽、内关、大陵、鱼际、劳宫等穴,每穴1min。

3）在拔伸情况下摇晃腕关节5~6次。

4）从腕管至前臂用掌擦法操作1~2min，透热为度。

按语 本病女性多于男性，内分泌紊乱也可引起本病，推拿治疗时应结合病因治疗。占位性的绝对狭窄应考虑手术治疗。推拿治疗期间腕部避免过度用力与受寒。

患者宋某，女，31岁，IT公司职员。因右腕部不适1个月伴桡侧3个半指节麻木4天来院就诊。

患者长期使用计算机工作，1个月前使用鼠标时突感右腕部不适，使用药膏后症状略有缓解。4天前加班后，感右手桡侧3个半指节麻木，休息后无法缓解。内心十分恐惧，故今日来门诊就诊。

查体：右腕部压痛明显，伴屈伸不利。诊断为腕管综合征。

治疗：予推拿治疗以舒筋通络、活血化瘀。用指推法在前臂内侧往返治疗。重点在腕管及鱼际处，再用拇指点按曲泽、内关、大陵、鱼际、劳宫等穴，用掌擦法操作，透热为度。4次后指节麻木消失，但腕部仍感不适。配合膏贴推拿治疗4次，症状基本消失。

嘱其腕部休息，注意保暖。4个月随访其称此病未再发。

案例

7.1.13 桡骨茎突部狭窄性腱鞘炎

桡骨茎突狭窄性腱鞘炎是由于拇指或腕部活动时劳损，使拇短伸肌和拇长展肌腱在桡骨茎突部腱鞘内经常相互摩擦，导致该处腱鞘产生无菌性炎症反应，局部出现渗出、水肿，鞘管壁变厚，肌腱局部变粗，造成肌腱在腱鞘内的滑动受阻而引起的临床症状。

7.1.13.1 病因病机

腕部经常活动或短期内活动过度，腱鞘因摩擦而慢性劳损导致肌腱与腱鞘发生炎症、水肿，肌腱从腱鞘内通过变得困难，影响拇指的功能活动；或腕部招致风寒湿邪侵袭，血运迟滞，肌腱和腱鞘发生水肿使腱鞘内外层逐渐增厚，导致本来就狭窄的腱鞘管道变得更加狭窄。肌腱从狭窄的腱鞘内通过变得困难而产生症状。

7.1.13.2 诊断

起病缓慢，早期仅感桡骨茎突部酸痛，腕部无力，可放射至手和手臂部，茎突部有肿胀压痛。可触及条索状结节。握拳尺偏时症状加重。伸拇指或外展拇指活动受限，常活动到某一位置时突然不能活动。后期可出现拇指活动无力，日久可引起鱼际萎缩。

7.1.13.3 治疗

【目的】

扩张腱鞘狭窄，消除无菌性炎症。

【治则】

舒筋通络，松解粘连。

【穴位】

手三里、曲泽、内关、阳溪、大陵、鱼际、劳宫等穴。

【手法及操作】

一指禅推法、滚法、点按法、揉法、拔伸法、弹拨法、擦法等。

操作程序如下：

1）用一指禅推法在前臂桡侧伸肌群操作4~5min；再点按手三里、偏历、阳溪、列缺、合谷等穴，以达到舒筋活血之目的。

2）用轻快柔和的弹拨法沿前臂拇长展肌与拇短伸肌到第1掌骨背侧上下往返治疗3~5min。

3）手握其拇指做拔伸法，同时配合做拇指的外展、内收活动，缓缓摇动腕关节并做掌屈、背伸活动。

4）以桡骨茎突为中心做擦法1~2min，以透热为度。

按语 推拿治疗本病能起到较好的效果，但要避免手部过度使用，并加强手腕部热敷和保暖。

> 患者李某，女，41岁，工人。因左侧腕部肿胀2天来院就诊。
>
> 患者为机修厂工人，平日手工作业较多。2天前出现左侧腕部肿胀疼痛，伴腕部活动不利，休息后疼痛稍缓解。
>
> 查体：腕部桡侧茎突部可触及一囊性肿大，质地较软，周围光滑，可移动。略有压痛。
>
> X线示：骨组织无明显异常改变。诊断为桡骨茎突部狭窄性腱鞘炎。
>
> 治疗：结合临床症状，予推拿治疗以消肿止痛。配合中药敷贴，治疗后肿胀略消，疼痛消失，继续治疗5次后痊愈。嘱其腕部休息，注意保暖。
>
> 案例

7.1.14 退行性膝关节炎

由于膝关节的退行性改变和慢性积累性关节磨损，造成的以膝部关节软骨变性，关节软骨面反应性增生，骨刺形成为主要病理表现而出现膝关节肿胀疼痛，功能障碍为主要临床表现的病症。

7.1.14.1 病因病机

由于膝关节超负荷等因素反复持久地刺激膝关节的关节软骨面和相邻的软组织，引起膝关节内容物的耐受力降低，使关节应力集中的部位受到过度磨损，出现骨质增生。或由于患者年老体弱，内分泌功能混乱，关节营养滑液减少，关节软骨面变软变薄，承受日常机械压力的功能减低，出现退行性变性。或由于患者年龄增长，肝肾精气衰退，骨质疏松，胫骨髁产生骨质增生，刺激关节软骨与滑膜出现病变。

7.1.14.2 诊断

起病缓慢，早期膝关节表现为间断性酸胀疼痛，跑跳时尤为明显。后多为持续性，劳累后症状加重，上下楼梯时症状更为明显，甚至行走困难。关节活动时可有弹响及摩擦音，当关节内出现游离体时，行走时可出现交锁现象。一部分患者可见膝关节肿胀，其周围可有明显的压痛点。

7.1.14.3 治疗

【目的】

消除无菌性炎症，恢复关节功能。

【治则】

活血止痛，滑利关节。

【穴位】

内外膝眼、血海、阴陵泉、阳陵泉、足三里、鹤顶、委中、承山、太溪等。

【手法及操作】

一指禅推法、指揉法、指按法、摇法、拔伸法、擦法等。

操作程序如下：

1）用一指禅推法沿患侧股四头肌至髌骨两侧操作，约5min。

2）用指揉法在髌骨周围及关节间隙操作，时间约3~5min。

3）指按揉鹤顶、内外膝眼、血海、阴陵泉、阳陵泉、足三里、委中、承山、太溪等穴，每穴约1min。

4）拔伸膝关节持续1~2min。配合擦法在其膝关节周围治疗，来回3~5次，以透热为度。

按语 退行性膝关节炎好发于50岁以后中老年人，尤其是肥胖患者，女性多于男性。此病的预防是避免膝关节损伤，尤其是登山运动。推拿治疗起到较好的效果，但发现膝关节肿胀内有积液时，先要穿刺抽取一定的液体后再做治疗。

周某，男，46岁，渔民。因两膝感疼痛不适半年，加重3天来院就诊。患者因工作需要，长期水中作业。且平素喜饮酒，不注意保暖。半年前工作后突感双膝酸胀麻木冷痛，得温痛减。3天前遇冷后症状加重，疼痛加剧伴活动不利。

查体：膝部压痛，尤以双膝眼处明显。回旋挤压试验(-)，抽屉试验(-)。双膝无水肿。X线检查示：双膝骨质增生，余无明显异常。血沉(-)，类风湿因子(-)。诊断为退行性膝关节炎。

治疗：予推拿治疗以活血化瘀止痛，配合红外线照射。11次后症状基本消失，活动如常。嘱其膝部保暖，饮酒适度。

案例

7.1.15 踝关节扭伤

踝关节突然向一侧活动超过其正常活动度，造成踝部韧带、肌腱、关节囊等软组织的损伤。任何年龄均可出现本病，尤以青壮年更为多见。

7.1.15.1 病因病机

由于行走时不慎或足部受力不均，踝关节过度内翻或外翻，造成踝关节扭伤。

7.1.15.2 诊断

患者多有明显外伤史，损伤后踝部疼痛，行走时疼痛剧烈，患处可局部肿胀。当皮下血管破裂时，皮下可见青紫色瘀血。患侧表现行走困难，行走时患足不敢用力着地，踝关节活动受限。

临床上分为内翻损伤与外翻损伤两种,但以跖屈内翻位损伤多见。

7.1.15.3 治疗

【目的】

去肿消瘀,恢复踝关节功能。

【治则】

早期活血消肿止痛,后期化瘀通络,滑利关节。

【穴位】

承山、昆仑、绝骨、丘墟、解溪、申脉、商丘、照海、太溪等穴。

【手法及操作】

一指禅推法、按揉法、拔伸法、摇法、擦法等。

操作程序如下:

1) 一指禅推法沿其小腿至踝用上下往返治疗,时间约 3~5min。

2) 用鱼际或掌根先在损伤周围按揉,待疼痛稍缓解后再在伤处按揉,手法宜轻柔缓和,时间约 3~5min。

3) 用拇指按揉承山、昆仑、绝骨、丘墟、解溪、申脉、商丘、照海、太溪等穴,每穴约 1min。

4) 施拔伸摇法。在拔伸的同时轻轻摇动踝关节,并配合做足部逐渐向内翻牵拉,然后再做足部外翻动作,重复作 3~5 次。

5) 在损伤踝关节施擦法,以透热为度。

按语 本病多有外伤史,应排除足部骨折与脱位以及有无韧带断裂,同时还要注意局部肿胀是否严重,急性时应消肿止血,足部保持制动。若病情严重则暂不做手法治疗,应等肿胀消退或骨折脱位痊愈后方可采用手法治疗。

患者温某,女,20 岁,学生。因左踝扭伤疼痛 1 天来院就诊。患者 2 天前下楼取物时,左踝部不慎扭伤,踝关节内翻,伴水肿,疼痛剧烈,活动受限。冷敷后疼痛略减,其余症状无明显改善。

查体:左踝压痛,足跟叩击(-),X 线示踝部无骨折。

治疗:予推拿治疗以消肿化瘀止痛,配合中药热敷。3 次后水肿消除,稍可活动,但外侧仍感疼痛。考虑其外侧韧带拉伤,修复时间较长。嘱其休息制动,注意保暖。3 周后门诊复查,疼痛基本消失,活动尚可。继续推拿治疗 5 次后痊愈。

案例

7.2 内科病症

7.2.1 头 痛

头痛是临床上常见的自觉症状,可发生于一侧、两侧,或前侧,或后枕,或巅顶,或整个头部,也可连及颈项。头痛可单独出现,亦可以出现于多种急慢性疾病之中。

7.2.1.1 病因病机

头痛的病因很多,但归结起来不外乎外感和内伤两大类。头为"诸阳之会"、"清阳之府",又为髓海之所在,故六淫之邪外袭,上犯巅顶,邪气居留,阻抑清阳,或内伤诸疾,导致气血逆乱,瘀阻经络,脑失所养,均可发生头痛。根据头痛的性质、部位、全身症状以及舌脉又可以分为风寒头痛、风热头痛、暑湿头痛、肝阳头痛、痰浊头痛、血虚头痛、肾虚头痛和瘀血头痛。

7.2.1.2 诊断

外感头痛,一般发病较急,痛势较剧,多表现掣痛、跳痛、灼痛、胀痛、重痛,痛无休止,多属于实证。内伤头痛,一般起病缓慢,痛势较缓,多表现为隐痛、空痛、昏痛,痛势悠悠,遇劳则剧,时作时止,多属于虚证。于头痛部位而言,参照经络循行路线,太阳经头痛,多在头后部,下连项部;阳明经头痛,多在前额和眉棱等处;少阳经头痛,多在头之两侧,并连及耳部;厥阴经头痛,则在巅顶部位,或连于目系。对于一些不明原因的头痛,还要建议病人去做相关的检查,辅助诊断,如行脑 CT 或者脑 MRI 检查等,排除一些脑部肿瘤的疾病等。

7.2.1.3 治疗

Ⅰ. 基本治疗

【目的】

缓解头部疼痛。

【治则】

通经络,和气血,止头痛。

【部位及取穴】

印堂、神庭、头维、睛明、鱼腰、太阳、百会、角孙、风池、风府、天柱,头面部、颈项部。

【手法及操作】

选用一指禅推法、抹法、揉法、拿法等。

操作程序如下:①一指禅推法,从印堂至神庭,头维,太阳穴,往返 3~5 遍。②拇指分推眼眶周围,行"小∞字"、"大∞字",约 3~5 遍。③抹法,沿印堂向神庭,再从印堂向两侧沿眉弓至太阳穴,约 5~10 遍。④拿头部五经,约 2~3min。⑤拿风池,颈项部,约 2~3min。

Ⅱ. 辨证加减手法

风寒头痛用㨰法在项背部治疗 2~3min,配合按揉肺俞、风门,拿两侧肩井穴 3~5 次,用推法推背部两侧膀胱经 3~5 遍,以发热微汗出为度。风热头痛按揉风门、肺俞、大椎、曲池、合谷、外关 1~2min,拿两侧肩井穴 3~5 次,至上而下拍击背部膀胱经 3~5 遍,以皮肤微红为度。暑湿头痛按揉大椎、曲池、印堂,拿捏项部皮肤,配合拿肩井、合谷,拍击背部膀胱经,以皮肤微红发热为度。肝阳头痛推桥弓,至上而下,每一侧 20~30 次,两侧交替进行,用扫散发在头部胆经循行部位自前往后操作,两侧交替进行,各 5~10 次,配合按揉角孙、率谷,按揉太冲、行间,以酸胀得气为度。

按语

1) 头痛是临床上常见的症状之一,临床上治疗时应当审证求因,根据不同的病因和部位,采取不同的处理手段。

2）外感头痛患者要注意慎起居，避寒温，以防外感，加重头痛。

3）头痛患者宜戒烟酒，以免诱发头痛。

4）肝阳头痛宜调畅情志，保持心情舒畅。

5）痰浊头痛者宜清淡饮食，勿进肥甘之品，以免助湿生痰。

患者李某某，女，57岁。因头痛3年余，加重1年余，伴心烦易怒，口苦而干，夜寐不安，舌淡红，苔薄，边微黄，脉弦滑，在外院诊为"原发性高血压病（Ⅰ期）"，行降压治疗，血压已降至正常，但头痛无明显改善，于1995年10月8日前来院就诊，诊断为：头痛（肝阳型）。给予推拿基本手法治疗加掐按太冲穴，掐合谷穴，每日1次，治疗3次后头痛明显减轻，2个疗程后头痛消失，嘱其继服降压药（维持量），至今头痛未复发。基本方法：患者仰卧于治疗床上，医者立或坐位。先以双手拇指指腹自印堂穴交替直推至前发际正中200次；再以拇指指尖掐按鱼腰穴片刻，再两拇指桡侧自两眉头稍向上、向外分推至眉梢200次；继用两中指指腹按顺时针、逆时针方向揉太阳穴各100次；最后用两中指指腹按顺时针、逆时针方向揉耳后高骨各100次。

［选编：李秀娟．推拿治疗头痛．按摩与导引，2003，20(2)］

案例

7.2.2 眩　　晕

眩是眼花，晕是头晕，二者常同时并见，故统称为"眩晕"。轻者闭目即止；重者如坐车船，旋转不定，不能站立，或伴有恶心、呕吐、汗出甚则昏倒等症状。眩晕可见于多种疾病，如西医的梅尼埃病、高血压、脑动脉硬化症等。

7.2.2.1 病因病机

本病的发生，属于虚者居多，如阴虚则易肝风内动，血少则脑失所养，精亏则髓海不足，均易导致眩晕。其次由于痰浊壅阻，或痰火上蒙，亦可形成眩晕。根据患者的全身症状、体征及舌脉，中医辨证主要有肝阳上亢、气血亏虚、肾精不足和痰湿中阻。

7.2.2.2 诊断

患者主要以头晕目眩，视物旋转为主症，轻者闭目自止，重者如坐车船，甚则扑到，患者多有情志不遂，饮食不节，年高体虚等病史，严重者还可出现头痛、恶心、呕吐、眼球震颤、耳鸣耳聋、汗出及面色苍白等症，对于脑部疾病引起的眩晕，可结合相关脑MRI等相关检查，明确诊断。

7.2.2.3 治疗

Ⅰ．基本治疗

【治则】

疏经通络，安神止晕。

【部位及取穴】

印堂、神庭、头维、睛明、攒竹、太阳、翳风、听宫、率谷、角孙、风池、风府、百会及足少阳胆经头部循行部位。

【手法及操作】

①从印堂穴到神庭穴，再从印堂穴向两侧眉弓至太阳穴推抹 5～10 遍。②续①顺序，用揉法往返 5~6 遍；并按揉印堂、头维、睛明、攒竹、太阳等穴，每穴 15～30s。③用推法在眼眶周围治疗，行"小∞字"、"大∞字"推 3～5 遍。④用手指点按印堂、神庭、头维、睛明、攒竹、太阳、翳风、听宫、率谷、角孙等穴，重点点按百会穴，每穴 15～30s。⑤用扫散法在头部两侧胆经循行部位，交替进行，约 2～3min。⑥从前额至头顶再至后枕部，用五指抓拿五经，反复 5~6 遍。

Ⅱ. 辨证加减手法

肝阳上亢可以参照肝阳头痛治疗。气血亏虚用补法掌摩腹部及胃脘部，一指禅推中脘、气海、关元穴，以透热为度；用拇指按揉心俞、肝俞、脾俞、胃俞、肾俞、足三里等穴，每个穴位 30s；再用掌擦背部督脉。肾精不足可用拇指揉按太冲、太溪、肾俞穴 30s；再用拇指揉按涌泉穴 30s，以酸痛为度。痰浊中阻用泻法掌摩腹部及胃脘部，用一指禅推中脘、气海、关元穴，以腹部有温热感为度；拇指按揉足三里、丰隆、内关、脾俞、胃俞和大肠俞，以酸胀为度；用擦法擦背部脾俞、胃俞部位，以透热为度。

按语

1）治疗本病时手法宜轻柔，避免重手法，强刺激，在头面部操作时，还应注意固定患者头部，避免左右摇动加重眩晕程度，引起患者不适。

2）接受治疗过程中，患者宜戒烟酒，清淡饮食，少吃煎炸油腻等刺激性食物。

3）调畅情志，保持心情舒畅，避免劳累过度。

患者，女性，52 岁，收银员。患头晕及上肢麻木疼痛无力 2 个月余，在外院经过头颅 CT 扫描未见异常，脑血流图检查结果为椎-基底动脉供血不足，曾给内服各种治疗头晕的药物，均未取得疗效。病人痛苦 2 个月余后来就诊，专科检查：颈椎生理弧度消失，颈椎两侧棘肌强硬压痛广泛。颈椎活动前屈 20°，后伸 0°，左侧屈 5°和右侧屈 10°，C_4 棘突左偏，C_4 棘突左侧下方压痛。C_5～C_6 椎间隙左侧旁压痛，纵轴叩击(+)，臂丛神经牵拉(+)，左侧肱二头肌反射较右侧减弱，左侧小鱼际肌较右侧萎缩，颈椎转头试验(+)。颈椎 X 线摄片见：C_5～C_6 椎间隙变窄，生理弧度消失，C_5～C_6 椎体骨质增生。

诊断：眩晕（混合型颈椎病）。经手法治疗后头晕症状基本消失，但上肢症状减轻不明显，再续治 7 次后，头晕完全消失，上肢症状也基本消失。

随访 1 年未见复发，小鱼际肌已两侧对称。手法推拿：患者取正座位势。用一指禅推法施于头面部的百会、四神聪、风池等穴为主约 10min。用一指禅推法或揉法施于颈项部（颈夹肌），以放松局部紧张的肌群约 10min。按揉法施于上述部位以及肩井、天宗、手三里和合谷等穴，以有酸胀感为适宜。有颈椎棘突偏歪的均要采用拔伸旋转推扳复位法以纠正颈椎小关节紊乱。

［选编：李益其．颈性眩晕的推拿治疗．按摩与导引，2000，16(4)］

案例

7.2.3 失　　眠

失眠又称不寐，是指经常不能获得正常睡眠为特征的一种病症。轻者难以入寐，或睡中易醒，醒后不能再寐，或时寐时醒。重者可彻夜不能入寐。

7.2.3.1 病因病机

人之寤寐，有心神控制，而营卫阴阳的正常运作是保证心神调节寤寐的基础。导致失眠的病因虽多，但其病理变化，总属阳盛阴衰，阴阳失交。一为阴虚不能纳阳，一为阳盛不得入于阴。其病位主要在心，与肝、脾、肾密切相关。中医辨证分型为心脾两虚、阴虚火旺、肝郁化火、痰热内扰。

7.2.3.2 诊断

本病证常有饮食不节，情志失常，劳倦、思虑过度，病后，体虚等病史。轻者入寐困难或寐而易醒，醒后不寐，连续3周以上，重者彻夜难眠。常伴有头痛、头昏、心悸、健忘、神疲乏力、心神不宁、多梦等症。不寐应与一时性失眠、生理性少寐、他病痛苦引起的失眠相区别。不寐是指单纯以失眠为主症，表现为持续的、严重的睡眠困难。若因一时性情志影响或生活环境改变引起的暂时性失眠不属病态。至于老年人少寐早醒，亦多属生理状态。若因其他疾病痛苦引起失眠者，则应以祛除有关病因为主。检测多导睡眠图可帮助确诊：测定其平均睡眠潜伏期时间一般长于30min；测定实际睡眠时间一般每夜不足6.5小时；测定觉醒时间一般每夜超过30min。

7.2.3.3 治疗

Ⅰ. 基本治疗

【目的】

有效缓解失眠症状，改善患者睡眠状况。

【治则】

调理脏腑，镇静安神。

【部位及取穴】

头部、腹部、胁肋部；太阳、印堂、攒竹、鱼腰、百会、肝俞、脾俞、胃俞、肾俞、命门、神门、足三里、三阴交、天枢、桥弓、涌泉、期门、章门、内关、丰隆。

【手法及操作】

选用按揉法、按法、拿法、抹法、扫散法、摩法、一指禅推法、推法、擦法、点法、搓法。操作程序如下：

1）头面部及颈肩部操作　患者坐位。医者用一指禅推法从印堂穴向上推至神庭穴，往返5~6遍；再从印堂向两侧沿眉弓推至太阳穴，往返5~6遍；然后从印堂穴开始沿眼眶周围治疗，往返3~4遍。沿上述部位用双手抹法治疗5~6遍。指按揉印堂、攒竹、睛明、鱼腰、太阳、神庭、角孙、百会，每穴1~2min。用扫散法在头两侧胆经循行部位治疗，每侧20~30次。手拿五经、拿风池、拿肩井，时间2~3min。

2）腹部操作　患者仰卧位。医者用掌摩法先顺时针方向摩腹，再逆时针方向摩腹，时间约为3min。指按揉中脘、气海、关元，每穴1~2min。

3）腰背部操作　患者俯卧位。医者用㨰法在患者背部、腰部施术，重点在心俞、肝俞、脾俞、胃俞、肾俞、命门等部位，时间约为5min。用掌推法从背部沿脊柱自上而下推至腰骶部，反复操作3~4遍。

Ⅱ．辨证加减手法

心脾两虚用指按揉神门、足三里、三阴交各约2min。再直擦背部督脉，以透热为度。阴虚火旺用拇指推法推桥弓，先推一侧桥弓20次，再推另一侧桥弓20次。再用小鱼际擦法擦两侧涌泉，以透热为度。肝郁化火指按揉肝俞、胆俞、期门、章门、太冲各约2min。再用掌搓法搓两胁，时间约1min。痰热扰心指按揉神门、内关、丰隆、足三里各约2min。再横擦脾俞、胃俞、八髎，以透热为度。

按语

1）失眠是临床常见的疾病之一，平时要注意精神调摄，喜怒有节，心情舒畅。因为本病属于心神病变，心理调节尤为重要。

2）睡前不宜饮咖啡、浓茶等刺激之品。应尽量避免或消除居处环境噪音，入睡前关闭灯光。

3）劳逸结合，适当参加体力劳动，加强体育锻炼。作息要有规律，养成良好的睡眠习惯。饮食有节，晚饭不宜过饱。

案例

患者张某某，女，38岁。2000年11月3日初诊。睡眠障碍1年。开始每晚需服用艾司唑仑（舒乐安定）2片才能维持正常睡眠，近半年来舒乐安定加至3片才能维持正常睡眠，对安眠药产生了强烈的依赖性。因患者长期服用安眠药，担心药物副作用，于是要求接受推拿治疗。诊见面色少华、消瘦、神疲乏力。舌淡、苔薄，脉细弱。患者曾做过全面体检，未发现有器质性病变。诊断为失眠，证属心脾两虚。治拟健脾安神，具体操作按上述治疗方法进行。患者仰卧，医者立于患者头部床前，用双拇指指腹从病人印堂穴依次分揉至双太阳穴，反复操作3min。接着按揉睛明、印堂、攒竹、鱼腰、丝竹空、头维、百会穴5min。然后，仰卧拔伸牵引颈部2次，点按风池、肩井、内关、外关、合谷、神门、三阴交穴1min。顺时针方向摩腹，重点按揉中脘、关元、气海，时间约为6min。按揉心俞、脾俞、肝俞、胃俞、小肠俞、足三里，每穴约1min。然后横擦左侧背部及直擦背部督脉，以透热为度。

推拿治疗隔日1次，10次为1个疗程。推拿同时，嘱患者调整好自己的心态，劳逸结合。隔日推拿1次，治疗1个疗程后，睡眠质量改善，舒乐安定剂量已减为每晚1片。同时嘱患者改变不良的生活习惯，解除其思想顾虑，坚持适当的体育锻炼，劳逸结合。共治疗3个疗程后，已完全摆脱舒乐安定等安眠药，获得了正常的生理性睡眠。

随访2年未复发。

［选编：郑如云．推拿治疗失眠60例．浙江中医杂志，2005，40(2)］

7.2.4 感　　冒

感冒是外邪侵袭人体所引起的以头痛、身痛、鼻塞、流涕、咳嗽、喷嚏、恶寒、发热等为主要临床表现的常见外感疾病。感冒为发病率较高的临床常见病，一年四季均可发病，尤以气候多变的冬春季节为多见。

7.2.4.1 病因病机

感冒主要是由感受外邪使肺卫失和所致。风为六淫之首，感冒的发生以风邪侵袭为多见，同时挟时令之邪，如起居失常、寒温失调、过度疲劳或禀赋虚弱者，使肺失宣降，腠理疏松，卫外不固，是引起感冒发生的重要因素。中医辨证分型如下：风寒感冒、风热感冒、体虚感冒。

1）气虚感冒　恶寒较甚，发热，无汗，身楚倦怠，咳嗽，咳痰无力，舌苔淡白，脉浮无力。

2）阳虚感冒　恶寒发热，鼻塞流清涕，四肢不温，腰酸膝冷，神疲倦卧，舌体胖嫩，舌质淡，或有红痕，苔白滑；脉滞迟细，弱或浮大无力。

3）血虚感冒　身热，微恶寒，汗少，面色无华，唇淡，指甲苍白，心悸，头晕，舌淡，脉细或浮而无力或结代。

4）阴虚感冒　发热，微恶风寒，干咳少痰，咽喉疼痛，五心烦热，舌红少津，脉浮细而数。

西医学认为感冒主要是由于上呼吸道感染病毒或细菌引起。

7.2.4.2 诊断

根据气候突然变化、伤风受凉等病史以及流行病学分析，加之发热、畏寒、身冷、头痛、肢体酸痛、喉痒咽痛、咳嗽、鼻塞、喷嚏、流涕等临床症状，大多可明确诊断。临床需要区分病毒或细菌感染。病毒感染以成年人多见，一般全身症状相对较轻，仅有鼻咽及眼结膜的炎症表现，血白细胞正常；细菌感染全身症状较重，以鼻咽部炎症为主，扁桃体及咽部黏膜红肿明显，或有脓性分泌物，血白细胞数升高。咽试纸细菌培养或病毒分离可明确诊断。

7.2.4.3 治疗

Ⅰ. 基本治疗

【目的】

有效缓解感冒引起的各种临床症状，增强机体免疫力。

【治则】

疏风解表。

【部位及取穴】

眼眶、前额、颈项部、合谷、印堂、太阳、迎香、肩井、风府、风池、大椎和肺俞等。

【手法及操作】

选用一指禅推法、按法、揉法、拿法、擦法和抹法等。

操作程序如下：

1）头面部操作　患者坐位或仰卧位，医者用一指禅法“小∞字”、“大∞字”推3～5遍，拇指揉按印堂、攒竹、迎香、太阳，每穴1min；抹前额5～10遍，分推前额、上下目眶及两侧鼻翼5～8遍；五指从前额发际拿至风池穴，反复5～10遍；指尖击前额部至头顶1～2min。

2）颈背部操作　从后枕部开始到颈根部用五指拿法操作10～15遍；反复拿肩井，以酸胀为度；一指禅推法或按揉肺俞、大椎和定喘穴，每穴1min；擦大椎，擦背部膀胱经，重点擦大杼至膈俞一段，以透热为度。

3）上肢部操作　一指禅推法沿上肢部手太阴经和手阳明经往返操作3～5遍；按揉或拿揉尺泽、曲池、合谷、外关、鱼际穴，每穴0.5～1min；掌推上肢背侧手三阳经2～3min。

Ⅱ. 辨证加减手法

风寒感冒四指微屈，从前向后梳理头部，反复5～10遍；较重地提拿肩井穴3～5遍，以遍身微汗为度。用拇指按揉法或一指禅推法于足太阳膀胱经治疗，重点在大椎、风门、肺俞诸穴，反复操作5min，以汗出身轻为度。风热感冒拇指按揉两侧合谷、曲池、外关、尺泽、鱼际穴各1min，以得气为度；擦大椎，由上而下推背部膀胱经 3~5 遍。

按语

1）感冒是临床常见的疾病之一，平时要加强身体锻炼，增强正气卫外能力，预防感冒。经常进行户外活动，接受阳光照射，保持室内外环境卫生和个人卫生；注意气候寒暖变化，随时加减衣被，避免雨淋、曝晒及劳汗当风。

2）可用食醋熏蒸法对房间进行空气消毒；发病后要注意休息，多饮开水，饮食宜清淡。

3）推拿治疗感冒时，手法宜轻柔，尤其老年人及体弱者。每次按摩后，宜覆被保温，勿复感风寒，以免病情加重或复发。

> 患者，男，16 岁，1996 年 7 月就诊。头痛、喷嚏 1 天，服用抗感冒药未效，头痛头晕，全身酸痛无力，昏昏欲睡，鼻塞咽干，恶心，无食欲，咽部充血，体温 37.6℃。脉浮紧，舌苔薄黄。中医诊断：风寒感冒。治宜散寒解表、通经止痛。按揉风池、合谷、曲池、委中、大椎穴，加成人捏脊法。全部治疗过程 20min。治疗后，患者顿感轻松，全身似有微汗出。次日来诊，体温 36.3℃，除咽部仍稍红外，其余症状完全消除，接揉风池穴以巩固疗效。治疗 2 天病愈。
>
> ［选编：陈亚萍．推拿治疗感冒 89 例．山东中医杂志，1997，16(10)］
>
> 案例

7.2.5 胃 脘 痛

胃脘痛是以上腹胃脘部近心窝处经常发生疼痛为主的消化道病证。又名“胃痛”、“心下痛”。

7.2.5.1 病因病机

胃痛发生的常见原因有寒邪客胃、饮食伤胃、肝气犯胃和脾胃虚弱等。胃主受纳腐熟水谷，若寒邪客于胃中，寒凝不散，阻滞气机，可致胃气不和而疼痛；或因饮食不节，饥饱无度，或过食肥甘，食滞不化，气机受阻，胃失和降引起胃痛；肝对脾胃有疏泄作用，如因恼怒抑郁，气郁伤肝，肝失条达，横逆犯胃，亦可发生胃痛；若劳倦内伤，久病脾胃虚弱，或禀赋不足，中阳亏虚，胃失温养，内寒滋生，中焦虚寒而痛；亦有气郁日久，瘀血内结，气滞血瘀，阻碍中焦气机，而致胃痛发作。总之，胃痛发生的病机分为虚实两端，实证为气机阻滞，不通则痛；虚证为胃腑失于温煦或濡养，失养则痛。中医辨证可分型为寒邪客胃、饮食伤胃、肝气犯胃、脾胃虚弱。

7.2.5.2 诊断

1）胃脘部疼痛，常伴有食欲不振，痞闷或胀满，恶心呕吐，吞酸嘈杂等。

2）发病常与情志不遂、饮食不节、劳累、受寒等因素有关。

3）起病或急或缓，常有反复发作的病史。

4）上消化道 X 线钡餐造影、纤维胃镜及病理组织学检查等，有助诊断。

7.2.5.3 治疗

Ⅰ．基本治疗

【目的】

有效缓解胃脘部疼痛，改善机体功能。

【治则】

理气止痛。

【部位及取穴】

中脘、气海、天枢、肝俞、脾俞、胃俞、三焦俞、肩井、足三里、内关等穴位及胃脘部。

【手法及操作】

选用一指禅推法、按法、揉法、拿法和摩法等。

操作程序如下:①用一指禅推法、摩法在胃脘部治疗,使热量渗透入胃腑。时间约5~8min。②按揉中脘、气海、天枢等穴,每穴30s,再点按揉足三里穴,以酸胀为度。③沿脊柱两侧膀胱经自上而下推5~10次。④用较重按揉法按揉肝肾、脾俞、胃俞、三焦俞,每穴30s。再用指尖击上述各穴,然后拍击背部膀胱经约2min。⑤拿肩井循臂肘而下,点按手三里、内关、合谷等穴。⑥搓两胁理气止痛。

Ⅱ. 辨证加减手法

寒邪客胃者俯卧位,术者用较重的点按法或一指禅推法在脾俞穴、胃俞穴施术,每穴2min;找压痛点以重刺激手法点按至疼痛缓解,并沿膀胱经做直擦法,透热为度;患者取仰卧位,术者在上脘、关元穴中指点按法,然后在胃脘部做掌摩法治疗。饮食伤胃者仰卧位,用掌摩法在胃脘部做顺时针方向摩腹,并对中脘、天枢穴重点按揉;用拇指按揉脾俞、胃俞、大肠俞、足三里穴,每穴1min;患者俯卧位,横擦八髎穴,以透热为度。肝气犯胃,术者用一指禅推法或按揉法自天突向下至中脘穴往返治疗,重点在膻中穴,再按揉章门、期门穴;按揉肝俞、胆俞、膈俞各1min;患者取坐位,用两手掌在其胁肋部行上下往返的搓揉法约1~2min。脾胃虚弱者取仰卧位,较长时间地按揉气海、关元、足三里穴;患者取俯卧位,术者用一指禅推法或按揉法在大肠俞、命门穴治疗,每穴1min;督脉施直擦法,横擦脾俞至上髎、次髎穴,均以透热为度。

按语

1) 嘱患者注意饮食、起居、情志方面的调摄,不过度劳累。

2) 疼痛剧烈者,胃或十二指肠溃疡出血者,不宜手法治疗。

3) 忌生冷、油腻、辛辣及不易消化的食物。

> 患者赵某,男,30岁,工人。1983年11月6日就诊。发作性上腹部痛3~4年,5天前因生气诱发胃脘胀痛,连及两胁,伴嗳气、烧心,食后痛剧。剑下偏左压痛,左督俞、膈俞处压痛,舌质红,苔薄白,脉弦。经胃肠钡餐透视诊为十二指肠球部溃疡、慢性胃炎。按揉左督俞、膈俞15min,疼痛立刻缓解。上法3次后疼痛消失,为巩固疗效,继续按揉20次。
>
> 随访2年胃痛未再发作。
>
> [选编:齐传厚,刘孟安,寇惠英. 推拿背部俞穴治疗慢性消化道疾病200例. 山东中医杂志,1988,7(5)]
>
> 案例

7.2.6 呃 逆

呃逆是指因胃气不降,气逆上冲而致喉间呃呃连声,声短而频,不能自制的一种症状。即人们通常所说的"打嗝",在古代文献中也称为"哕"。本症若因饮食过饱过急、吞咽动作过多偶然发作,持续时间短,可不治而愈;若呃逆持续不断,或由器质性疾病引起的,则需治疗方能渐平。如发生在某些慢性疾病过程中,则可能为病势转向危重的预兆。

7.2.6.1 病因病机

呃逆主要是由于胃气上逆动膈所致。《素问·宣明五气》曰："胃为气逆，为哕、为恐。"胃气以降为顺，而胃主受纳，饮食、情志、疾患等都会影响到胃气下降，导致呃逆。根据虚实的不同，呃逆可分为胃寒气逆、胃火上逆、气滞痰阻、正气亏虚四种证型。

7.2.6.2 诊断

气逆上冲、喉间呃呃连声，声短而频不能自制。有受凉、饮食不当或情志不遂史，可伴随胸脘膈间不舒、腹胀等。

1）胃寒气逆 呃声沉缓有力，胃脘不舒，遇寒愈甚，得温则减，纳差，口淡不渴。舌淡苔白，脉迟缓。

2）胃火上逆 呃声有力洪亮，冲逆而出，口臭烦渴，喜冷饮，小便短赤，大便秘结。舌红苔黄或黄燥，脉滑数。

3）气滞痰阻 呃逆连声，胸胁胀满，常因情志不畅、抑郁恼怒而发作，情志转舒则得缓；或恶心嗳气，头晕目眩，纳呆；或素体肥胖多痰者。舌苔薄腻，脉弦而滑。

4）正气亏虚 呃声低沉无力，气不得缓，面色苍白，手足不温，食少困倦，或见腰膝酸软无力，便溏久泻。舌淡苔白润，脉沉细弱。

7.2.6.3 治疗

（1）基本治法

1）仰卧位操作

取穴及部位：内关、缺盆、膻中、上脘、中脘、下脘，腹部。

运用手法：按法、揉法、摩法、掐法、一指禅推法。

操作方法：患者仰卧位。医者坐于患者旁，掐按内关穴，以酸胀为度，掐按时嘱患者屏住呼吸约5～6s，每侧30s；按揉缺盆穴，每侧30s；然后依次按揉膻中穴、上脘穴、中脘穴、下脘穴各30s；或沿膻中至神阙任脉一线用一指禅推法，自上而下操作约2min；以中脘穴为重点，用摩法在腹部按顺时针方向操作4～6min。

2）俯卧位操作

取穴及部位：膈俞、胃俞，脊柱两旁，胁肋部。

运用手法：按法、揉法、㨰法、搓法。

操作方法：患者俯卧位。医者坐于患者旁，揉按双侧膈俞、胃俞，每穴各1min；沿脊柱两侧膀胱经，用㨰法自上而下操作3～4遍；搓背部及两胁，使之有温热感。

（2）辨证加减

胃寒气逆者加按揉气海穴约2min；摩擦左侧背部，以透热为度。胃火上逆者加横擦八髎，以透热为度；揉按足三里、大肠俞，以酸胀为度。气滞痰阻者加按揉胸腹部的中府、云门、章门、期门，背部的肺俞、肝俞，均以酸胀为度；横擦胸上部，透热为度；斜擦两胁，微有热感为度；揉按内关、足三里、丰隆，每穴均约30s。正气亏虚者横擦左侧背部脾胃区域；直擦督脉，均以透热为度；加按天枢、气海、关元、足三里，每穴各30s。

按语 预防呃逆一证，平时宜注重饮食适当，养成良好的饮食习惯；调畅情志，保持积极乐观心情；积极治疗原发病，防止因疾病发展而出现顽固性呃逆的情况。

患者秦某某，女，55岁，1979年10月6日初诊。呃逆2个月余，常在情绪激动时发作，每次发作1~2.5小时，可自行缓解，发作时"呃呃"连声，难受不堪，发作后精神倦怠，近1周来，发作频繁，有时每天发作3~4次。检查：胸椎，左棘突旁压痛明显，棘突向左侧偏歪。治疗：①按揉两侧心俞、膈俞穴共5min；②施以对抗复位手法（以胸椎为对象）；③患者仰卧，按摩腹部5min；④施擦法于两侧膀胱经至热，再加热敷。

经1次治疗，患者2天内未大发作。继续施以原法治疗10天，共10次，症状全部消失。2个月后随访，患者诉未发作。

（选编：梅犁．推拿治疗呃逆2例．中医杂志，1984，12）

案例

7.2.7 腹　　泻

腹泻即泄泻，是指排便次数增多，粪便稀薄或完谷不化，甚至泻出如水样为主症的一种病症。其中，大便溏薄而势缓者称为泄，大便清稀如水而势急者称为泻，现临床统称为泄泻。一年四季均可发生，尤以夏秋两季为多见。

7.2.7.1 病因病机

腹泻的病因主要有外因和内因，其主要病机是脾病湿盛，脾胃运化功能失调，肠道分清泌浊、传导功能失司。根据外因、内因的不同，腹泻可分为感受外邪、饮食所伤、肝气乘脾、脾胃虚弱、脾肾阳虚等证型。

7.2.7.2 诊断

据发病时节、患者体征和症状不难诊断。以大便粪质稀溏为诊断的主要依据，或完谷不化，或粪如水样，大便次数增多，每日三五次以至十余次，常兼有腹胀、腹痛、肠鸣、纳呆等，起病或急或缓。暴泻者多有暴饮暴食或误食不洁之物的病史。迁延日久，时发时止者常由外邪、饮食或情志等因素诱发。

临床需要与痢疾和霍乱鉴别。痢疾以腹痛、里急后重、便下赤白脓血为特征。霍乱是一种上吐下泻并作的病证，发病特点是来势急骤，变化迅速，病情凶险，起病时先突然腹痛，继则吐泻交作，所吐之物均为未消化之物，气味酸腐热臭，所泻之物多为黄色粪水，或吐下如米泔水，常伴恶寒发热。

7.2.7.3 治疗

Ⅰ．基本治疗

【目的】

有效缓解泄泻引起的各种临床症状，增强机体免疫力。

【治则】

和肠止泻。

【部位及取穴】

腹部、腰背部、下肢部；中脘、天枢、神阙、关元、气海、脾俞、胃俞、肾俞、大肠俞、命门、八髎、长强、足三里、上巨虚、下巨虚等。

【手法及操作】

选用一指禅推法、摩腹、按揉法、揉法、擦法等。

操作程序如下：

1）腹部操作　用一指禅推法由中脘沿任脉推至气海、关元，往返治疗5~6次；用指按揉中脘、天枢、神阙、关元、气海，每穴约2min；掌摩法摩腹，约6min，以腹腔有温热感为佳。

2）背腰部操作　用擦法或㨰法从脾俞至大肠俞，左右两侧各往返治疗5~6次。用拇指按揉脾俞、胃俞、肾俞、大肠俞、命门、长强等，每穴约2min，以酸胀为度；用擦法横擦八髎，以透热为度。

3）下肢部操作　用拇指按揉两侧足三里、上巨虚、下巨虚，每穴约2min，以酸胀为度。

Ⅱ. 辨证加减手法

外邪侵袭者，用拇指按揉风池、风府、肩井、曲池、外关、合谷，以酸胀为度；用擦法直擦大椎、脾俞、胃俞，以透热为度。食滞肠胃者，术者顺时针方向摩腹约5min，按揉脾俞、胃俞、足三里。肝气乘脾者，术者用拇指按揉章门、期门、肝俞、胆俞、太冲等穴，以酸胀为度。用掌擦法在肝俞至胃俞穴相应节段部位做横擦法治疗，以透热为度。脾胃虚弱者，术者按揉足三里、上巨虚、阴陵泉等穴约5min。掌揉气海、关元约3min，顺时针方向摩腹2min，配合掌振法。脾肾阳虚者，重点按揉命门、八髎、涌泉等穴约3min。直擦背部督脉，横擦腰部肾俞至命门、八髎穴部位，再擦两足底涌泉穴，均以透热为度。

按语

1）腹泻是临床常见的病证，平时应注意调畅情志，加强锻炼，避免着凉。

2）注意胃部保暖，饮食、生活要有规律，不要过度疲劳。

3）泄泻期间应注意水分的补充，少食多餐，避免进食生冷刺激和不易消化的食物。

4）在肠道传染病控制季节（一般为5~10月），急性泄泻者必须到肠道门诊就诊，在排除肠道感染后才能推拿治疗。

> 患者杨某，女，4个月。2001年10月7日8时初诊。腹泻2天，发热1天。蛋花样水便，每日8~9次，色黄味臭，伴呕吐3次，小便少，纳呆。查体：T 38.5℃，精神烦躁，前囟略有凹陷，唇干，肛门红，舌尖红苔白厚，指纹紫滞显示风关。诊为泄泻（偏热湿）。按拟定处方取穴：清胃5min，清肝肺、退六腑各10min，利小便6min，揉二马5min，捏脊3遍。共推拿38min，推后患儿T 37.6℃，安然入睡，尿多，未再吐，稀便2次味臭。下午继取上穴1次，推后大便1次较稠。第2日复诊：精神好，热退，无呕吐，晨起大便1次，稍稀量少，查囟门、皮肤弹性正常，仍纳呆略腹胀，取穴：补脾8min、推上七节骨150次，捏脊9遍，共推拿4次而愈。
>
> ［选编：翟虹燕，杨世忠．推拿治疗小儿腹泻68例．辽宁中医杂志，2006，33（11）］
>
> 案例

7.2.8　便　　秘

便秘是指大便秘结不通，排便间隔时间延长，两天以上不能自解，粪质坚硬，粪便排出困难，或欲大便而艰涩不畅的一种常见病。便秘发病率较高，一年四季均可发病。

7.2.8.1 病因病机

便秘发病的原因归纳起来有饮食不节、情志失调、外邪犯胃、禀赋不足等。病机主要是热结、气滞、寒凝、气血阴阳亏虚引起肠道传导失司所致。

食物经脾胃消化吸收之后，所剩之糟粕由大肠传送而出，若大肠传导功能失常，粪便在肠内停留时间过长，粪质变干或硬，即可形成便秘。便秘虽为大肠传导功能失常，但与脾胃肝肾之功能失调有关，且其发生有虚实之分。实秘多由胃肠积热、气机郁滞所致，虚秘多由气血亏损、阴寒凝结所致。

7.2.8.2 诊断

一般根据病史和临床表现即能作出对本病的诊断，本病常有饮食不节，情志所伤、劳倦过度等病史，表现为排便间隔超过自己的习惯一天以上，或两次排便时间间隔 3 天以上，大便粪质坚硬，粪便排出困难，或欲大便而艰涩不畅。常伴腹胀腹痛、口臭纳差、神疲乏力、头眩心悸等症。

便秘应与部分性肠梗阻和直肠肛门疾病鉴别。部分性肠梗阻表现为腹痛、呕吐、腹胀、无排便、排气。X 线检查可见肠腔内有阶梯样液平面。直肠肛门疾病如炎症、痔疮、肛裂等，均可引起肛门括约肌痉挛而致便秘。

7.2.8.3 治疗

Ⅰ. 基本治疗

【目的】

增强肠动力，促进正常排便，增强机体免疫力。

【治则】

和肠通便。

【部位及取穴】

腹部、腰背部、四肢；取中脘、关元、气海、天枢、大横、脾俞、胃俞、肾俞、大肠俞、八髎、长强、支沟、足三里等穴。

【手法及操作】

选用摩法、按揉法、指揉法、擦法等。

操作程序如下：

1）腹部操作　患者取仰卧位，医生位于一侧，先在上腹部用轻快的指摩法，约 1～2min 后，逐渐向下腹过渡。在下腹部气海、关元处按揉，约 2～3min。继而按结肠部位从右下腹起沿升结肠、横结肠、降结肠的走向以鱼际按揉法，约 3～5min。再以左侧大横穴为重点做指揉法，1～2min；再按降结肠（左侧）的解剖位置做自上而下的鱼际按揉法，多次反复，约 2～3min。最后以手掌摩腹部结束腹部治疗。

2）背部操作　患者取俯卧位，医生以双手指揉法施于背俞穴，取脾俞、胃俞、大肠俞、八髎等为重点，每穴指揉 1～2min，以酸胀感或有便意为佳。接上势，用小鱼际擦法为主，做由上而下的擦法；擦法所施部位为督脉经腰骶段及两侧八髎穴。

3）四肢操作　患者取仰卧位，医生以双手指揉双侧支沟穴各 1min，再按揉左右足三里穴各 1min。

Ⅱ. 辨证加减手法

热秘者取仰卧位，顺时针方向摩腹约8min，按揉大横、曲池、上巨虚、腹结穴各1min。气秘者取仰卧位，按揉章门、期门、膻中、肺俞穴，以酸胀为度，医者用手掌横擦胸上部，斜擦两胁，以透热为度。虚秘者取仰卧位，用一指禅推法推大横穴，横擦胸上部。用一指禅推法或按揉法按揉膈俞穴，并横擦八髎穴，以透热为度。冷秘者取俯卧位，医者在背部操作时增加横擦腰背部、肾俞、命门、八髎穴，继而直擦背部督脉，均以透热为度。

按语

1）避免食品过于精细，少食过度煎炸炒类、辛辣之品，忌过度饮酒。多食蔬菜、水果及其他多纤维食物，不要随意乱用泻药。

2）养成定时排便的习惯。

3）适当户外活动，多做下蹲起立和仰卧屈髋压腹动作，加强腹肌及体育锻炼。

4）推拿手法治疗应于饭后两小时实施。

患者朱某，男，60岁，大便秘结难下10余年。患者经常大便秘结难下，有时数日不通，有时虽有便意，但解下困难，努挣不出，汗出气短，便后虚疲至极，倦怠懒言，语声低怯，腹部胀痛，形寒面白，唇甲少华。舌淡嫩，苔薄白，脉虚弱。证属便秘虚证。主要手法有：

1）补脾　脾土位于拇指桡侧缘。操作时，由指根尖推向指根300次。能调理脾胃，加强脾胃运化功能。

2）推三关　位于前臂桡侧，太渊穴至曲池穴成一直线。操作时，自下向上推100～500次。具有温里散寒、温补气血之功效。适用于各种虚证，如身体虚弱，神疲气怯，面色无华等。

3）捏脊　为第1胸椎至尾椎成一直线。由下往上30遍。可调阴阳、理气血、和脏腑、通经络。凡脾胃虚弱之证，均可用之。

4）另外也可加用清大肠，揉肾俞以滋阴润燥、理肠通便。

以上法按摩每日早晚各1次，2个月后大便通畅，每日晨起排成型软便，随诊1年未复发。

（选编：杨丽，盖明辉．推拿治疗便秘148例．中华中医药学刊，2007，5）

案例

7.2.9　中风后遗症

中风后遗症是指中风后遗留的以一侧肢体不能自由运动，或偏废不用，或伴口眼㖞斜、语言困难为主症的病证。它又称半身不遂或“偏枯”。

7.2.9.1　病因病机

本病是由于正气虚弱，脉络空虚，风邪趁虚入中经络，使气血痹阻；或素体肝肾阴虚，水不涵木，肝阳上亢，引动风火，夹痰夹瘀，窜阻经络；或虽中脏腑，治疗后脏腑功能得以恢复，但风痰仍留阻经络，以致气血不畅，发为本病。中医辨证分型可分为肝阳上亢型、风痰阻络型、痰热腑实型、气虚血瘀型及阴虚风动型。

7.2.9.2 诊断

根据发病情况、年龄、既往病等以及半身不遂、言语不利、口舌㖞斜、肢体麻木等临床症状，一般可明确诊断。可结合脑CT、磁共振以明确病情。

7.2.9.3 治疗

Ⅰ. 基本治疗

【目的】

疏通经络，改善肢体运动功能。

【治则】

疏经通络，行气活血，滑利关节。

【部位及取穴】

背部、下肢部、上肢部、头面部、颈项部，天宗、膈俞、肝俞、胆俞、膈俞、肾俞、环跳、阳陵泉、委中、承山、风市、伏兔、足三里、膝眼、解溪、尺泽、曲池、手三里、合谷、肩贞、印堂、睛明、太阳、角孙、风府、风池、肩井、阳白、迎香、地仓、颊车、下关、太冲、行间、太溪、丰隆、气海、关元、血海等。

【手法及操作】

选用㨰法、按法、揉法、搓法、摇法、拿法、捻法、扫散法等。

操作程序如下：

1）背及下肢部操作　患者俯卧位，医者位于其侧方。按揉背部膀胱经第一侧线，重点按揉天宗、肝俞、胆俞、膈俞、肾俞等穴，时间约6min；沿背部膀胱经循行线至足跟用㨰法操作，并按揉环跳、阳陵泉、委中、承山等穴，时间约8min；捏拿大腿、腘窝部及小腿后侧，然后做后伸腰椎、髋关节等被动活动；患者健侧卧位，用㨰法沿足少阳胆经下肢循行部位治疗，重点在髋、膝、踝关节部位，时间约3min；患者仰卧位，用㨰法沿足阳明胃经在下肢循行线部位治疗，重点在髋、膝、踝关节部位。

2）上肢部操作　患者仰卧位。沿手三阴经在上肢循行线用㨰法治疗，重点在肘关节；用㨰法、按揉法沿三阳经在上肢的循行线治疗，重点在腕、掌指、指间关节；做肘、腕、掌指、指间关节的屈伸法、摇法；捻指间关节；继上势，按揉肩贞、尺泽、曲池、手三里、合谷等穴，每穴约30s；患者取坐位或健侧卧位，用㨰法在肩周、肩胛部治疗，时间约2min；从肩部至腕部用揉拿法治疗，时间约2min；做肩关节各功能位的被动运动；搓揉上肢。

3）头面颈项部操作　患者取仰卧位，医者用抹法，从印堂至太阳15遍；沿足少阳胆经在头颞部循行线行扫散法操作，时间约2min；继上势，对口舌㖞斜者，按揉印堂、睛明、太阳、阳白、迎香、地仓、颊车、下关等，时间约5min；患者取坐位，按揉风池、风府，拿肩井，时间约3min。

Ⅱ. 辨证加减手法

肝阳上亢者取仰卧位，自上而下推桥弓，两侧交替，约6遍；沿肝、胆经循行线按揉6min；按揉角孙、太冲、行间、太溪等穴，每穴约1min；擦涌泉，以透热为度。风痰阻络者取俯卧位，沿膀胱经用掌推法治疗，以透热为度；横擦肺俞、肝俞、脾俞等穴，以透热为度；按揉肺经循行线部位，时间约2min；按揉中府、曲池、合谷、丰隆等穴，每穴约1min。

按语

1）尽早治疗，治疗期间患者应配合自主锻炼。

2）长期卧床者，应注意防止压疮，保持呼吸道通畅。

3）治疗时注意观察患者情况，手法宜轻柔。

患者王某，男，55岁，干部。1985年8月5日就诊。患者于1985年5月突感头昏，肢体不舒，左侧上下肢麻木，口角㖞斜，语言謇塞，即往当地省一院治疗，诊断为脑血栓形成，高血压病3级。现感左侧肢体无力，不灵活，左侧面颊紧迫感，饮食时常把食物堆积于左侧，纳可，寐安，二便自调，舌尖红，苔薄黄，脉沉细，来院诊治。神智清晰，表情淡漠，体型肥胖，左眼上睑松弛，左侧鼻唇沟变浅，伸舌居中，左面颊肌松弛，左上肢握力差，左下肢腓肠肌松弛，左膝反射增强，BP 130/84mmHg，P 75次/分，律齐。诊断：脑血栓形成后遗症。中医辨证：肝肾亏损、痰浊内阻。治疗方法：治则为疏通经络、行气活血、补益肝肾。

【取穴】 天宗、膈俞、肾俞、环跳、阳陵泉、委中、承山、风市、膝眼、解溪、尺泽、曲池、手三里、合谷、睛明、角孙、下关、风池、风府、肩井等穴。

【手法】 㨰法、拿法、按法、搓法、摇法、捻法、抹法、扫散法、平推诸法。

【操作步骤】

1）患者取俯卧势　用㨰法于脊柱和两侧，并向下至臀部，股外侧，小腿后部，同时配合腰部后伸的被动运动。

2）患者取仰卧势　用㨰法在两侧下肢，自髂前上棘向下沿大腿前面，向下至踝关节及足背部，再用拿法于委中、承山，按揉风市、阳陵泉、解溪，同时配合做髋关节、膝关节和踝关节的被动运动，最后搓、揉法于双下肢。

3）患者取坐势　先推颧弓，然后用抹法于前额、颜面部，再用扫散法于头部两侧，拿法颈项两侧与风池穴，接着自肩部至腕部又做拿法，再做肩部摇法，最后搓肩部、双上肢，搓拿两肩井，振囟门、振大椎、振八髎而结束。

经本法治疗3个月，患者左侧肢体活动功能正常，行走可以，左右侧鼻唇沟对称，血压稳定，属功能恢复，临床治愈。出院后，经随访，患者肢体功能正常，病情也无反复，已上班工作。

（选编：夏惠明．半身不遂的推拿疗法．云南医药，1987，5）

案例

7.3 妇科病症

7.3.1 痛　经

痛经，亦称“经行腹痛”，是指妇女在行经前后，或正值行经期间，小腹及腰部疼痛，甚至剧痛难忍，常可伴有面色苍白，头面冷汗淋漓，手足厥冷，泛恶呕吐等症，并随着月经周期发作的一种疾病。

7.3.1.1 病因病机

本病的主要机理，是气血运行不畅所致。因经水为血所化，血随气行，气充血沛，气顺血和，则经行畅通，自无疼痛之患。若气滞血瘀或气虚血少，则使经行不畅，不通则痛。

7.3.1.2 诊断

本病的特点是经行小腹疼痛，并随月经周期而发作。根据疼痛发生的时间、疼痛的性质，辨其寒热虚实。一般以经前、经期痛者属实，经后痛者为虚。痛时拒按属实，喜按属虚。得热痛减为寒,得热痛剧为热。痛甚于胀,血块排出疼痛减轻者为血瘀,胀甚于痛为气滞。绞痛、冷痛属寒,刺痛属热。绵绵作痛或隐痛为虚。查体部分患者可有子宫体极度屈曲,宫颈口狭窄。子宫内膜异位症多有痛性结节,子宫粘连、活动受限,或伴有卵巢囊肿;子宫腺肌症的子宫多呈均匀性增大,局部有压痛;慢性盆腔炎者有子宫压痛,活动受限,附件增厚、压痛等盆腔炎症的征象。必要时可行妇科检查,了解子宫位置、发育情况、有无畸形或包块、触痛结节、有无压痛等。

7.3.1.3 治疗

【目的】

根据"通则不痛"的原理,治疗主要是以通调气血为主。如因虚而致痛经者,以补为通;因气郁而致血滞者,以行气为主,佐以活血;因寒湿凝滞而引起瘀滞不通者,以温经化瘀为主。

【治则】

通调气血。

【部位及取穴】

气海、关元、肾俞、八髎、章门、期门、肝俞、膈俞、脾俞、胃俞、足三里。

【手法及操作】

一指禅推法、摩法、揉法、按法、擦法、㨰法。

操作程序如下:

1)患者仰卧位　医者坐于右侧,在患者腹部做手法。用摩法沿顺时针方向在小腹部治疗。然后用一指禅推法或揉法在气海、关元治疗。

2)患者俯卧位　医者站于右侧,在患者腰背部做手法。用㨰法在腰部脊柱两旁及骶部治疗。然后用一指禅推法或按法治疗肾俞、八髎,以酸胀为度。再在骶部八髎穴用擦法治疗,以透热为度。

按语

1)在经期注意保暖,避免寒冷,注意经期卫生。

2)适当休息,不要过度疲劳。

3)情绪安宁,避免暴怒、忧郁。

4)在月经来潮前1周,治疗2次,以后每月在月经前1周治疗2次,连续3个月治疗,6次为1个疗程。应坚持周期性治疗,治疗后不宜立即下床。

5)痛经严重者,可配合针刺、药物及外敷等方法治疗。

患者梁某,女,17岁,学生。痛经2年,2009年10月5日初诊。14岁月经来潮,周期正常。平素喜食冰饮生冷,2年前正值经期冒雨涉水郊游,而后出现经行腹痛,冷痛喜按,初起用热水袋热敷可缓解,后逐渐症状加重,每次经期只能在家休息,严重影响了学习和生活。常用口服镇痛药维持,才能上课。经做生殖系统B超检查,未见异常。自诉月经量少色黯,有瘀块,每当经血排出后则疼痛减轻,舌质淡,苔薄白,脉沉细。诊为寒凝气滞型痛经。经针刺推拿治疗1个疗程,即告疼痛消失,巩固治疗1个疗程。

嘱平素不宜过食生冷,尤其是月经期更需要避免寒冷刺激,淋雨涉水,剧烈运动,后经3个月随访未见复发。

[选编:郑翔. 针刺推拿治疗原发性痛经44例. 中医药现代远程教育,2011,(3)49]

案例

7.3.2 月经不调

月经不调是指月经的周期、经期、经色、经质等发生异常并伴有其他症状的一种疾病，又称经血不调。常见的有月经先期、月经后期、月经先后不定期。月经先期为月经期提前7天，甚至一个月两至者；月经后期为月经周期延后7天，甚至四五十日一至者；月经先后不定期为月经不按周期来潮，或提前或延后7天以上者。

7.3.2.1 病因病机

月经不调病机在于气血失于调节而导致血海蓄溢失常，其病因多由于肝郁或肾虚所致，而以肝郁为主。若情志抑郁，或忿怒伤肝，以至肝失疏泄失司，气血失调，血海蓄溢失常，如疏泄过度，则月经先期而至，疏泄不及，则月经后期而来；素体肾气不足，或年少肾气未充，或久病失养，或多产房劳，损伤肾气，或老年肾气渐衰，使肾气亏损，藏泄失司，冲任失调，血海蓄溢失常，以至月经周期紊乱。

7.3.2.2 诊断

月经不调表现为月经的周期、经量、经色、经质的异常；周期的紊乱表现为先期、后期、先后不定期、经期缩短、经期延长；经量的异常表现为月经过多、月经过少；经色的异常可表现为稠黏、清稀、有瘀块及气味臭秽等；除此之外，并可兼有少腹不适，胀满疼痛，乳房或胁肋胀满疼痛；以及头痛、恶心、呕吐、二便失常等症；查体可无异常体征；由盆腔炎症引起者会出现子宫活动受限或粘连固定。

7.3.2.3 治疗

【目的】

通过调和气血的治疗原则调整月经的周期、经期、经色、经质等方面的异常，使月经恢复正常。如因血热则应清热凉血；因气虚则应补气摄血调经；因血寒宜温经散寒调经；因血虚则养血调经为主；因肝郁宜疏肝理气解郁；因肾虚宜补肾调经。

【治则】

调和气血。

【部位及取穴】

关元、气海、中极、脾俞、肝俞、肾俞、三阴交、太冲、太溪。

【手法及操作】

一指禅推法、摩法、揉法、按法。

操作程序如下：

1）患者仰卧位，医者坐于右侧，在患者腹部做治疗。先用一指禅推法或揉法于气海、关元、中极等穴施术，以得气为度；然后用摩法顺时针方向摩小腹治疗。

2）患者俯卧位，医者用一指禅推法施术于背部两侧膀胱经，重点在脾俞、肝俞、肾俞等处；然后用按揉法于脾俞、肝俞、肾俞等穴，以得气为度。

3）患者仰卧位，医者用双拇指按揉三阴交、太冲、太溪等穴，以酸胀为度。

4）辨证加减 ①肝郁：用拇指按揉法施术于章门、期门穴，约 2min。再用拇指按揉膈俞、肝俞，操作 3~5min。②肾虚：用腹部掌按法施术于关元穴，操作 3~5min，以热深透下腹为度。再用拇指按揉双侧涌泉穴，持续施术 1min，然后沿足底纵轴用掌擦法，反复摩擦，以透热为度。然后用擦法施术于背部督脉和两侧足太阳膀胱经，反复摩擦 5~7 遍，然后擦肾俞、命门、白环俞，以透热为度。

按语

1）操作时动作宜和缓从容，循序渐进，切忌动作粗暴，急于求成。

2）推拿宜在经期前后进行。注意调节饮食，避免暴饮暴食，或过食肥甘厚味、生冷寒凉、辛辣之品。

3）注意气候环境变化，不要着凉，但亦不宜过热。

4）保持心情舒畅，避免情志过极，扰及冲任而发本病。

5）注意休息，不宜过度疲劳或剧烈运动。避免房劳过度，注意避孕，以免流产损伤冲任及肾气。

患者蔡某某，女，41 岁。经期延后，量少，色淡红，无血块，小腹隐痛，面色萎黄，舌质淡红，脉细弱，尿妊娠试验(−)。给予上法治疗后，月经来潮。随访 3 个月无异常。

［选编：张广宁．推拿治疗月经后期症．按摩与导引．2002，18(5)：52］

案例

7.3.3 乳 痈

乳痈是乳房部急性化脓性疾病，一般发生在妇女哺乳期，其中尤以初产妇最为多见。初起乳部焮红肿痛，同时伴有发热、恶寒、头痛等全身症状，日久化脓溃烂。乳痈发于妊娠期称为内吹乳痈，发于哺乳期的称为外吹乳痈。多数病人是哺乳期的妇女，发病率占产妇的 1% 左右，以初产妇为多见，好发于产后第 3~4 周。

7.3.3.1 病因病机

1）乳汁瘀积 乳头破损、畸形或内陷，哺乳时剧痛，影响充分哺乳，或因乳汁多而婴儿不能吸空，均可致乳汁瘀滞，乳络不畅，日久败乳蓄积，则易酿脓。

2）肝胃不和 情志内伤，肝气不舒，产后饮食不节，阳明积热。依据经脉循行分布，乳头属足厥阴肝经，乳房属足阳明胃经，乳汁为气血所生化，而源出于胃，实水谷之精华，肝主疏泄，能调养乳汁的分泌，若肝气不舒，胃热蕴滞，肝胃不和，以致经络阻塞，气滞血瘀，邪热蕴积而成肿块，热盛内腐而成脓。

形成本病原因虽多，但其主要发病机理是乳汁瘀滞，乳络不畅，败乳蓄久成脓。

7.3.3.2 诊断

乳房肿胀触痛，皮色红赤，结块或有或无，乳汁排泄不畅，伴有形寒、发热、周身骨节酸痛等症。若数日后见肿块增大，焮红疼痛，发热持续不退，硬块中央渐软，按之有波动感者，是已到脓熟阶段，经数日后即破溃而出稠脓，脓排尽后体温恢复正常，肿痛渐消，逐渐愈合。查体郁滞期常有乳头破裂,乳房局部肿胀疼痛;酿脓期体温升高,患乳结块不消或逐渐增大,皮肤红肿灼热,肿势局限,中央变软,波动感渐明显;或局部漫肿,皮肤红热,压痛明显。穿刺抽吸有脓,结块侧腋窝淋巴结肿大。实验室检查可见:白细胞总数及中性粒细胞数明显增加;B超实时显像:在炎症肿块上探测,边界不清,内部回声增粗增强,光点不均匀;脓肿形成后,内部见不均匀的液性暗区,边界模糊,肿块局部尚有增厚。

7.3.3.3 治疗

【目的】

乳痈的治疗一般分初起、脓成和己溃等阶段,分别施以消散、托里、排脓等法。推拿治疗一般在乳痈初起尚未成脓时为好,即推拿治疗的适应证为乳痈未成脓的阶段。

【治则】

消散,托里,排脓。

【部位及取穴】

天溪、食窦、屋翳、膺窗、乳根、中脘、天枢、气海、肝俞、脾俞、胃俞、风池、肩井、少泽、合谷。

【手法及操作】

摩法、揉法、按法、拿法、㨰法。

1)患者仰卧位　先施揉、摩法于患乳周围的乳根、天溪、食窦、屋翳、膺窗等穴。再摩、揉腹部,重点在中脘、天枢、气海。

2)患者正坐位　医者先按、揉其风池,再沿颈椎两侧向下到大椎两侧,往返按揉数十次,然后拿风池、肩井、少泽、合谷。

3)患者正坐位　用㨰法沿背部膀胱经往返治疗,重点在肝俞、脾俞、胃俞。再按、揉上述穴位,以病人感觉酸胀为度。

按语　①推拿治疗本病以初起尚未成脓时为适应证。②治疗本病时,手法宜轻快柔和,不可损伤皮肤,运用手法时宜先从周围着手,逐步移向肿块中央,可同时配合热敷法。③每日按时哺乳,养成良好习惯,注意婴儿口腔清洁,不可含乳而睡。哺乳时宜避免露乳当风,注意胸部保暖,哺乳后应轻揉乳房。④哺乳前后保持乳房清洁,若乳头破裂应及早治疗。⑤断乳时应逐渐减少哺乳时间,再行断乳。⑥保持心情舒畅,避免情志刺激。⑦妊娠期5个月后应经常用酒精棉球擦乳头。⑧在饮食方面,既要注意有足够的营养,又要避免过食肥甘厚味之品,要多饮汤水,使乳源充足而不致乳汁浓稠难出。

案例

患者张某,哺乳妇女,左乳房肿胀疼痛,有两肿块达2个月余,体温正常,乳汁分泌不畅。给予推拿治疗,从乳头流出黄白色似牙膏状物体。治疗2次后,乳房无肿胀疼痛,肿块消失,乳汁分泌通畅。

[选编:王春兰,周兰利. 外吹乳痈的推拿治疗. 中医外治杂志,2005,14(2)44~45]

7.3.4 产后病

产妇在产褥期内发生与分娩或产褥有关的疾病,称为产后病。本节讲述缺乳、产后耻骨联合分离症。

7.3.4.1 病因病机

病因有气血两虚、血瘀、外感邪气、饮食劳倦等。病机是亡血伤津,元气亏损,虚火易动;脏腑虚弱,易为饮食劳倦外邪所伤。

7.3.4.2 诊断

1）缺乳　产后乳汁分泌量少或全无,以不能满足喂养婴儿的营养需要为主要表现。乳房检查可见乳房柔软、无乳汁感,挤压时仅有点滴乳汁。

2）产后耻骨联合分离症　妇女在分娩后出现耻骨联合部疼痛、步履及上楼困难。查体可见耻骨联合处、阴部、腰部疼痛、压痛明显,一侧下肢不能负重和外展畸形。X 线摄片可见耻骨棘间的距离增宽。

7.3.4.3 治疗

【目的】

补虚、祛邪。

【治则】

补气养血,益气养阴,活血化瘀,疏风解表。

【部位及取穴】

1）缺乳　乳根、天溪、食窦、屋翳、膺窗、膻中、中脘、气海、关元、肝俞、脾俞、胃俞、背部督脉、背部膀胱经第一、二侧线。

2）产后耻骨联合分离症　八髎、环跳、大肠俞、关元俞、骶髂部、髋部。

【手法及操作】

1）缺乳　揉法、摩法、㨰法、按揉法、振法、擦法。①患者仰卧,医者坐其右,用揉、摩法施于乳房及周围穴位;然后手掌轻按乳房上部或两侧施以振法;按揉中脘、气海、关元穴;接着用顺时针揉摩法施于胃脘部及下腹部。②患者俯卧,医者坐或立其侧,用㨰法或拇指按揉法施于肝俞、脾俞、胃俞穴;然后用小鱼际擦法擦背部督脉经和背部膀胱经第一、二侧线,以透热为度。

2）产后耻骨联合分离症　㨰法、扳法、按法、揉法、弹拨法、擦法。

放松局部肌肉:①患者俯卧。医者立患侧,在骶髂及腰臀部施㨰法、按法、揉法,配合下肢后伸活动。②患者仰卧。医者立患侧,用腋部夹住患侧足踝,右肘屈曲,以前臂背侧托住患肢小腿后面,左手搭于患肢膝关节的前侧,以右手搭于左侧前臂中 1/3 处,夹持患肢,向下牵引 1~2min。

整复向前错位:①患者健侧卧,健侧下肢伸直,患侧屈髋屈膝。医者站于前面,一手按住患者肩前部向后固定其躯体,另一手按住患侧髋部,向前推动至最大限度,使扭转的作用力集中在骶髂部,然后两手同时对称用力斜扳。②患者仰卧。医者站于患侧,一手托住患肢小腿后侧,另一手扶住患侧髋部,作强力髋膝屈曲至最大限度,然后在屈髋位做快速伸膝和下肢拔伸动作。

整复向后错位:①患者健侧卧,健侧下肢伸直,患肢膝部置于 90°屈曲位。医者站于身后,一手向前抵住患侧骶髂关节,一手握住患肢踝上部,向后拉至最大限度,然后两手做相反方向推拉。②患者俯卧。医者站于患侧,一手向下压住患侧骶髂部,一手托住患肢膝前部,两手对称用力,使下肢后伸至最大限度,然后两手同时做相反方向的骤然扳动。

理筋通络，活血祛瘀：患者俯卧。在患侧骶髂部施按、揉、弹拨等手法，再以擦法透热，以活血祛瘀。

按语

1）缺乳　同时调理饮食起居，畅情志，禁房事，护理好外阴及乳房，及时修复治疗产伤，预防邪毒内侵。

2）产后耻骨联合分离症　在整复错位时，手法作用力的中心要在患侧骶髂关节。手法要沉着有力，快速而不粗暴；推拿治疗成功后2周内腰及下肢不宜做大幅度活动，最好在两髋两膝屈曲位卧床休息，防止复发。

> 患者，27岁，初产妇。主诉：足月单胎剖宫产，产后3天无乳。查体：面色无华，食欲不振，乳房松软，挤压后右乳无乳汁溢出，左乳仅有少量清稀透明乳液。乳头正常，无凹陷及皲裂。恶露不多，色鲜红；舌质淡、边有齿痕，舌苔薄白，脉弦细。诊断为产后缺乳，气血亏虚型。采用上述方法治疗2次后乳汁分泌明显增多，每天哺乳4次，并用吸奶器吸出50ml奶。治疗3次结束后，乳房充盈度明显增加，乳汁自溢，每天喂奶可达8次，并挤出奶120ml左右。随访2个月，未发生急性乳腺炎。
>
> [选编：郑娟娟，陆萍，赵毅．推拿手法治疗产后缺乳的研究．中国针灸．2009，29(6)：501~503]
>
> 案例

7.4 儿科病症

7.4.1 小儿肌性斜颈

肌性斜颈是小儿以头向患侧倾斜、前倾和颜面部旋向健侧为特点。多由于一侧胸锁乳突肌挛缩造成，也有少数系视力代偿出现的姿势性斜颈、脊柱异常引起的骨性斜颈和颈部肌肉瘫痪导致的神经性斜颈。斜颈如不及时治疗，随年岁增长，畸形则会明显加重（图7-1）。

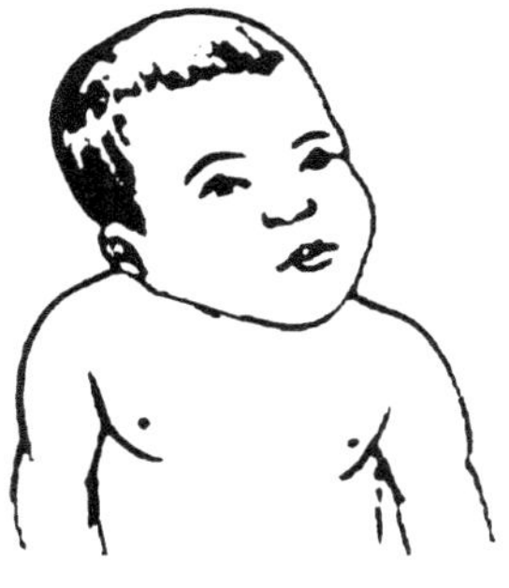

图7-1　小儿肌性斜颈

7.4.1.1 病因病机

1）外伤瘀血　分娩时，一侧胸锁乳突肌因产道或产钳挤压，受伤出血水肿，血肿化形成挛缩致斜颈。

2）胎位不正　胎儿头位不正，在子宫内长期头向一侧偏斜，使局部血管受压，致一侧胸锁乳突肌供血不足肌纤维坏死，日久形成瘢痕组织形成此病。

7.4.1.2 诊断要点

一般诊断小儿肌性斜颈并不困难，根据出生后2周内出现颈部质硬包块，其方向与胸锁乳突肌一致，无红肿热痛，边界清楚，可活动，X线片未见颈椎异常即可做出诊断。数月后发现头面部明显畸形，颈部触及紧张条索状物，更可明确诊断。

1）颈部歪斜　出生后2周左右出现颈部歪斜。颈部歪向患侧，面部向对侧旋转。

2）胸锁乳突肌挛缩　患侧胸锁乳突肌上有一椭圆形的肿物，大小一般在1cm×2cm以下，位于肌肉层，质软，皮界清，有一定的活动度。

3）随着时间的推移，可出现面部发育的不对称；颈椎发育的不对称；甚至发现智力发育障碍。

7.4.1.3 治疗

本病为先天性疾病，无有效预防措施，早诊断、早治疗是本病的防治关键。对斜颈患儿，在出生2周后即可开始康复推拿治疗，但注意手法要轻柔。

【治则】

舒筋活血，软坚消肿，整复畸形。

【治法】

1）患儿仰卧位，医者在患侧的胸锁乳突肌施用按揉法，重点对肿物同时进行按摩。

2）拿捏患侧胸锁乳突肌30~50遍。

3）被动牵拉矫正。医者一手扶住患者患侧肩部，另一手扶住患儿头顶，将患儿的头倾向健侧使健侧耳垂向肩部靠近，进行与畸形相反的方向运动，使患儿头部渐渐向健侧肩部倾斜，逐渐拉长患侧胸锁乳突肌。反复进行15~30次（图7-2）。

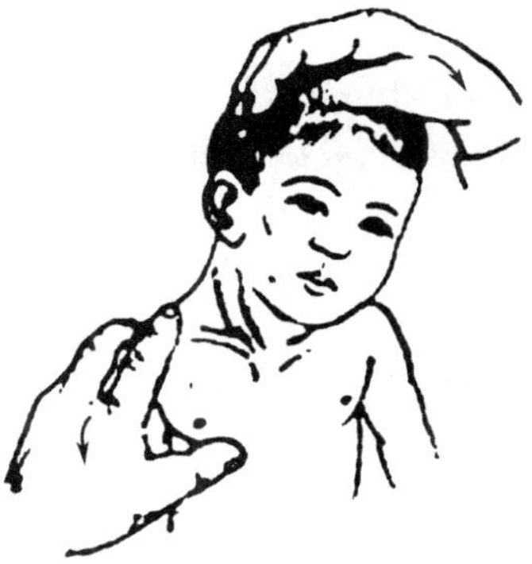
图7-2 小儿斜颈被动牵拉

4）再在患侧胸锁乳突肌施用推揉法。

按揉时不要只固定在胸锁乳突肌的起止点，整块肌肉都要治疗，捏拿肿块时不可用暴力，被动活动时幅度由小到大，要有节奏，不可用蛮劲。小儿皮肤娇嫩，医者除了必须将指甲减短修圆外，手法操作时还必须用滑石粉作为介质来保护皮肤，防止破皮损伤。

按语

1）日常生活中做与斜颈方向相反的颈部侧屈、旋转运动，15~20次为一组，连续做2~3组，早晚各一次。

2）喂奶、睡眠的枕垫以及用玩具吸引病儿注意力，可纠正斜颈畸形。

3）坐位横抱孩子时要让病侧向上，通过抬头，训练颈部的肌肉。

> 患者黄某某，女，6个月，广州人，就诊于2009年5月7日，其母无意中发现患儿头向左侧稍倾斜，左脸较右脸稍小，随即来院就诊。查体左侧胸锁乳突肌中段可触及直径约2cm的菱形肿物，左胸锁乳突肌挛缩紧张，颈部活动轻度受限，上位胸椎向左侧侧弯5°。诊断为"小儿肌性斜颈伴固定性脊柱侧弯"，在患侧的胸锁乳突肌施用按揉法，重点对肿物进行按摩。拿捏患侧胸锁乳突肌30~50遍，同时被动牵拉。10日后结节变软缩小，颈部稍好转，颈部结节消失，颈部无偏歪，活动正常。
>
> 案例

7.4.2 发　热

小儿发热即指患儿的体温异常升高，超过了正常范围。它是小儿常见的临床证候。临床上一般可分为外感发热、肺胃实热和阴虚内热3种。外感发热，主要是针对感冒发热而言，对于一些急性传染病早期引起的发热，小孩感染后容易出现相关的并发症，应引起高度重视。

7.4.2.1 病因病机

1）外感发热　小儿素体虚弱，抗邪能力不足，外感风寒之邪，邪气入侵，卫外之阳被郁而发热。

2）阴虚内热　小儿先天不足或后天营养失调，或大病、久病之后阴液大伤而致发热。

3）肺胃实热　过食燥热之品或外感误治，致肺胃壅实而发热。

7.4.2.2 诊断

1）外感发热　发热，头痛，怕冷，无汗，鼻塞，流涕，苔薄白，指纹鲜红，为风寒；发热，微汗出，口干，咽痛，鼻流黄涕，苔薄黄，指纹红紫，为风热。

2）阴虚发热　午后发热，手足心热，形瘦，盗汗，食欲减退，脉细数，舌红苔剥，指纹淡紫。

3）肺胃实热　高热，面红，气促，不思饮食，便秘烦躁，渴而引饮，舌红苔燥，指纹深紫。

7.4.2.3 治疗

Ⅰ．外感发热

【治则】

清热解表，发散外邪。

【处方及方义】

清热——清肺经、清天河水；

疏风解表——推攒竹、推坎宫、揉太阳；

若风寒者——加推三关、掐揉二扇门、拿风池；

若风热者——加推脊、清天河水。

Ⅱ．阴虚内热

【治则】

滋阴清热。

【处方及方义】

滋养肺阴——补肺经、揉上马；

清虚热——清天河水；

退虚热——推涌泉；

健脾和胃、增进食欲——补脾经、按揉足三里。

Ⅲ．肺胃实热

【治则】

清泻里热，理气消食。

【处方及方义】

清肺胃实热——清肺经、清胃经；

通便泻火——清大肠、揉天枢；

清热除烦——清天河水、退六腑；

理气消食——揉板门、运内八卦。

按语　①发热初起热势不盛（低于38℃）时推拿治疗效果较好。②补充充足的水分，高热不退时宜及时药物治疗。

患者李某，男，1岁8个月，发育正常，发热半日，伴轻微流涕。患儿家长诉上午孩子身体正常，下午接孩子回家觉精神不佳、不愿进食、流清涕，手测额头发现发热，腋下体温38.2℃，便来就诊。症见：发热（腋下38.2℃），后背恶寒、无汗、流清涕、咽痒、食少纳呆、脘腹胀满、舌红、苔薄白，脉浮紧，指纹青达气关。辨证：外感发热。治则：清热解表，发散外邪。清肺经、清天河水；推攒竹、推坎宫、揉太阳。治疗20min，晚上8点钟后退热，第二天复诊治疗1次，未见复发。

案例

7.4.3　腹　　泻

腹泻，相当于现代医学单纯性消化不良，是以小儿大便次数增多、粪便稀薄，甚至如水样为主要症状的一种常见病症。本病四季皆可发生，而尤以夏秋两季为多。

7.4.3.1　病因病机

1）感受外邪　寒、湿、暑、热之邪。

2）内伤乳食　喂养不当或饮食不洁。

3）脾胃虚弱　小儿脏腑娇嫩，脾常不足。

外邪困脾，脾失健运；内伤乳食，损伤脾胃；素体脾弱，不能运化水谷，均可使腹泻发生。现代医学认为婴儿腹泻除与饮食、气候等因素有关外，还与大肠杆菌、病毒及细菌感染有关。

7.4.3.2　诊断

1）寒湿型　大便清稀多沫，色淡不臭，肠鸣腹痛，面色淡白，小便清长，苔白腻，脉濡，指纹色红。

2）湿热型　腹痛即泻，急迫暴注，色黄褐热臭，口渴，尿少色黄，苔黄腻，脉滑数，指纹色紫。

3）伤食型　腹痛胀满，泻前哭闹，泻后痛减，大便量多酸臭，口臭纳呆，或伴呕吐酸馊，苔厚或垢腻，脉滑。

4）脾虚型　久泻不愈，或经常反复的发作，面色苍白，食欲不振，便稀夹有奶块及食物残渣，或每于食后即泻，舌淡苔薄，脉濡。若腹泻日久，损及肾阳，症见大便如水样，次数频多，四肢厥冷，舌淡苔白，脉软弱无力。

7.4.3.3　治疗

Ⅰ．寒湿泻

【治则】

温中散寒、化湿止泻。

【处方及方义】

温中散寒——推三关、揉外劳；
健脾化湿止泻——补脾经、揉脐、按揉足三里；
止泻——补大肠、推上七节骨、揉龟尾。

Ⅱ. 湿热泻

【治则】

清热利湿、调中止泻。

【处方及方义】

清热利尿除湿——退六腑、清小肠；
中焦湿热——清脾经、清胃经；
清利肠腑湿热积滞——清大肠、揉天枢；
理肠止泻——推上七节骨、揉龟尾。

Ⅲ. 伤食泻

【治则】

消食导滞、和中助运。

【处方及方义】

健脾消食导滞——补脾经、揉中脘、运内八卦、揉板门、摩腹；
疏导肠腑积滞——清大肠、揉天枢；
理肠止泻——推上七节骨、揉龟尾。

Ⅳ. 脾虚泻

【治则】

健脾益气、温阳止泻。

【处方及方义】

健脾益气——补脾经、补大肠；
温阳补中——推三关、摩腹、揉脐、捏脊；
理肠止泻——推上七节骨、揉龟尾。
肾阳虚加补肾经、揉外劳。

按语 ①母乳喂养是避免婴儿腹泻发生的有效手段。②恰当地添加富含维生素 A、C、D 的蛋黄和胡萝卜等辅食，可以减少婴儿腹泻的发生。

患者李某某，男，1 岁 3 个月。发育较正常同龄儿稍差，大便稀薄，每日数次，形体略见消瘦，面色稍萎黄，食欲不振，精神萎靡，毛发稀少，好发脾气，舌质淡，苔薄白，脉细弱。辨证：脾虚泄泻。治则：健脾益气、温阳止泻。

【处方】 补脾经、补大肠、推三关、摩腹。

【方义】 补脾经、补大肠可健脾益气，推三关、摩腹温阳补中，理肠止泻。每日 1 次，每次 25min，治疗 10 次后症状明显改善。

案例

7.4.4 咳　　嗽

咳嗽是呼吸道的一种保护性反射动作，是肺系疾病的主要症状之一。多种疾病均可引起咳嗽，如感冒、肺炎等。本文所述的咳嗽仅指小儿以咳嗽为主的急、慢性支气管炎等症。

7.4.4.1 病因病机

小儿咳嗽之病因有内外两个方面。在外责之于外邪；在内为小儿脏腑娇嫩，肺常不足。

肺为娇脏，职司呼吸，开窍于鼻，外合皮毛，主一身之表，居脏腑之上，外感淫邪，首当犯肺。小儿常寒暖不能自调，风寒或风热之邪外侵，邪束肌表，肺气不宣，清肃失职，痰液滋生；或感受燥气，肺津受灼，咽喉不利，均可引起咳嗽。

《素问·咳论》云："五脏六腑皆令人咳，非独肺也"。小儿脏腑娇嫩，易虚易实。平素体虚，肺阴虚损，肺气上逆，或脾胃虚寒，健运失职，痰湿内生，上扰肺络，亦可引起咳嗽。

7.4.4.2 诊断

1）外感咳嗽　咳嗽有痰，鼻塞，流涕，恶寒，头痛，苔薄，脉浮。若为风寒者兼见痰、涕清稀色白，恶寒重而无汗，苔薄白；若为风热者兼见痰、涕黄稠，稍怕冷而微汗出，口渴，咽痛，发热，苔薄黄，脉浮数。

2）内伤咳嗽　久咳，身微热或干咳少痰，或咳嗽痰稀薄量多，食欲不振，神疲乏力，形体消瘦，舌质淡红，指纹色淡等。

7.4.4.3 治疗

Ⅰ．外感咳嗽

【治则】

疏风解表，宣肺止咳。

【处方】

推攒竹、推坎宫、揉太阳、清肺经、运内八卦、推揉膻中、揉乳旁、揉乳根、揉肺俞、分推肩胛骨。

若风寒者加推三关、掐揉二扇门；风热者加清天河水；痰多喘咳，有干、湿性啰音加推小横纹、揉掌小横纹。

Ⅱ．内感咳嗽

【治则】

健脾养肺、止咳化痰。

【处方】

补脾经、补肺经、运内八卦、开璇玑、揉肺俞、揉足三里。

按语　室内宜保持空气流通，保持一定湿度。让患儿在户外进行适当锻炼，要饮食有节，起居有常，依据气候的变化，灵活增减衣服。咳嗽患儿不宜吃过咸、过甜之食品，平素要喝足够的温开水。本病宜早期治疗为宜。若伴有高热，经推拿治疗效果不明显者，应中西医结合治疗。咳嗽是许多疾病的一个症状，应注意与百日咳、肺炎等引起的咳嗽进行鉴别。

患者陈某某，女，2岁，于2010年5月6日来诊。主诉：咳嗽4天。病史：患儿4天前洗澡后开始咳嗽，鼻塞、流清涕，喉中痰鸣、纳食减少、夜寐不安。家长喂服强力银翘片、止咳糖浆无效，来院就诊。患儿咳嗽有痰，流清涕，咽部稍红，肺部呼吸音粗糙，指纹色红。辨证：风寒外感，肺失清肃。治以疏风解表，宣肺止咳。

【处方】 运内八卦，揉二扇门，推三关，开天门，推坎宫，揉太阳，揉迎香，揉乳根、揉乳旁，揉膻中，摩腹，按揉足三里、揉肺俞，捏脊。

【方义】 开天门、推坎宫、揉太阳疏风解表；揉迎香宣肺气、通鼻窍；揉乳根、乳旁、膻中、肺俞宣肺止咳化痰；揉二扇门、推三关发汗解表；运内八卦宽胸理气、行滞消食；摩腹、按揉足三里、捏脊健脾助运，强健体质，增强小儿抵抗力。

以上治疗每日1次，每次20~25min，2次后咳嗽明显减轻，继续治疗，5次后症状消失。

案例

7.4.5 疳 积

疳积是疳症和积滞的总称。积滞是指小儿伤于乳食，损伤脾胃，而致脾胃运化失司，积聚留滞于中，疳症则是指小儿脾胃虚弱，吸收功能长期障碍，脏腑失养，气液干涸，形体羸弱，饮食不佳，影响生长发育，病程较长的一种慢性疾患，往往是积滞的进一步发展，所以有“无积不成疳”的说法。疳积与现代医学所说的“小儿营养不良”相似。

7.4.5.1 病因病机

1）乳食不节、伤及脾胃 脾主运化，胃主受纳，小儿乳食不节，过食肥甘生冷，伤及脾胃，脾胃失司，受纳运化失职，升降不调，乃成积滞。积滞日久，脾胃更伤，转化为疳。

2）脾胃虚弱 乳食难于腐熟，而使乳食停积，壅聚中州，阻碍气机，时日渐久，致使营养失调，患儿羸瘦，气血虚衰，发育障碍。

乳食积滞与脾胃虚弱互为因果，积滞可伤及脾胃，脾胃虚弱又能产生积滞，故临床上多互相兼杂为患。此外感染虫症和某些慢性疾病也常为本病的原因。

7.4.5.2 诊断

1）积滞伤脾 形体消瘦，体重不增，腹部胀满，纳呆，精神不振，夜眠不安，大便不调常有恶臭，舌苔厚腻。

2）气血两亏 面色萎黄，毛发枯黄稀疏，骨瘦如柴，精神委靡或烦躁，睡卧不宁，啼声低小，四肢不温，发育障碍，腹部凹陷，大便溏泄，舌淡苔薄，指纹色淡。

7.4.5.3 治疗

Ⅰ. 积滞伤脾

【治则】

消积导滞、调理脾胃。

【处方及方义】

消积导滞——揉板门、揉中脘、揉天枢、分腹阴阳；

消食导滞、理气调中——推四横纹、运内八卦；

健脾和中、消食——补脾经、按揉足三里。

Ⅱ. 气血两亏

【治则】

温中健脾、补益气血。

【处方及方义】

温中健脾——推三关、补脾经、揉中脘；

补益气血——捏脊、按揉足三里；

温阳助运、理气和血——运内八卦、揉外劳宫；

主治疳积——掐揉四横纹。

Ⅲ. 随证加减

五心烦热、盗汗，舌红光剥，阴液不足者，减去推三关、揉外劳宫，加清肝经、补肾经、揉上马、运内劳宫；烦躁不安者加掐揉五指节、清肝经；口舌生疮者加掐揉小横纹；目赤多眵泪、隐涩难睁者加清肝经、揉肾纹；兼见咳嗽痰喘者加推肺经、推揉膻中、肺俞；便溏者加补大肠；便秘者加清大肠、推下七节骨。

按语

1）治疗同时必须注意饮食调节，合理喂养。进食要定时、定量，及时添加辅助食品，多吃含维生素丰富的水果、蔬菜，纠正挑食、偏食、吃零食等不良习惯，提倡母乳喂养。

2）当病情好转，食欲明显增加时，注意勿过食，以免引起消化功能紊乱。

3）经常到室外活动，呼吸新鲜空气，多晒太阳。

4）积极治疗并发症及原发慢性疾病。

> 患者杜某某，女，4岁，于2009年6月9日诊。患儿形体消瘦，由于饮食不当，过食引致腹部胀满，纳呆。精神不振，夜眠不安，大便不调常有恶臭，舌苔厚腻。辨证：积滞伤脾。治则：消积导滞、调理脾胃。
>
> 【处方】 推四横纹、运内八卦；揉板门、揉中脘、揉天枢。
>
> 【方义】 推四横纹、运内八卦以消食导滞、理气调中。揉板门、揉中脘、揉天枢消积导滞，去积消食。还可配合补脾经补脾和中，健脾消食。
>
> 以上治疗每日1次，每次20~25min，5次为1个疗程，休息2天继续下1个疗程，共治疗3个疗程后，患儿症状显著改善。
>
> 案例

7.4.6 遗 尿

遗尿是指3岁以上的小儿在睡眠中不知不觉将小便尿在床上，又称“尿床”。多见于10岁以下的儿童。3岁以下的幼儿，由于脑骨髓未充，智力未健，或正常的排尿习惯未养成而产生的遗尿，不属病理现象。遗尿症必须及早治疗，如病延日久，会妨碍儿童身心健康，影响发育。

7.4.6.1 病因病机

1）肾气不足　肾为先天，主闭藏，开窍于二阴，与膀胱互为表里；肾气不足，就会导致下焦虚冷，气化功能失调，闭藏失司，不能约束水道而遗尿。

2）肺脾气虚　肺主敷布津液，脾主运化水湿，肺脾二脏共同维持正常水液代谢。肺脾气虚则水道制约无权，所谓“上虚不能制下”，就会发生遗尿症。

3）心肾失交　心肾失交，水火不济，夜梦纷纭，梦中尿床，或欲醒而不能，小便自遗。

4）肝经郁热　肝主疏泄，肝之经脉循绕阴器，抵少腹，肝经郁热，疏泄失司，或湿热下注，移热于膀胱，以致遗尿。

此外，尚有不良习惯而成者，自幼缺乏教育，没有养成良好的夜间排尿习惯，或 3 岁以后仍用婴儿纸尿裤，而任其自遗。此情况非推拿可治，改变习惯即可。

7.4.6.2 诊断

1）肾气不足　寐中多遗，可达数次，小便清长，面白少华，神疲乏力，智力较同龄儿稍差，肢冷畏寒，舌质淡，苔白滑，脉沉无力。

2）肺脾气虚　夜间遗尿，日间尿频而量多，经常感冒，面色少华，神疲乏力，食欲不振，大便溏薄，舌质淡红，苔薄白，脉沉无力。

3）心肾失交　梦中遗尿，寐不安宁，烦躁叫扰，白天多动少静，难以自制，或五心烦热，形体较瘦，舌质红，苔薄少津，脉沉细而数。

4）肝经郁热　寐中遗尿，小便量少色黄，性情急躁，夜梦纷纭或寐中磨牙，目睛红赤，舌质红，苔黄腻，脉滑数。

7.4.6.3 治疗

Ⅰ. 肾气不足

【治则】

温补肾阳，固涩膀胱。

【处方及方义】

温补肾阳——揉丹田、补肾经、按揉肾俞、按揉腰骶；
温阳升提——按揉百会、揉外劳宫、捏脊；
温补下焦——补小肠；
通调水道——按揉三阴交。

Ⅱ. 肺脾气虚

【治则】

补肺益脾，固涩膀胱。

【处方及方义】

补益肺气——补肺经、推三关；
健脾理气——补脾经、摩腹；
升提阳气——推上七节骨、按揉百会；
通调水道——按揉三阴交。

Ⅲ. 心肾失交

【治则】

清心滋肾,安神固元。

【处方及方义】

清泻心火——清心经、揉小天心、清天河水;
滋养肾阴——补肾经、揉肾纹;
通调水道——按揉三阴交。

Ⅳ. 肝经郁热

【治则】

清热利湿,泻肝止遗。

【处方及方义】

清泻肝火——清肝经、掐揉五指节、清天河水;
清热利湿——清小肠、摩腹;
通调水道——按揉三阴交。

按语

1) 养成按时排尿的卫生习惯及安排合理的生活制度,不使其过度疲劳。

2) 夜间入睡后,家长应定时唤醒儿童起床排尿,逐渐养成自控的排尿习惯。

3) 夜间尿湿后要即时更换裤褥,保持外阴部清洁干燥。

4) 临睡前 2 小时最好不喝水,晚餐少吃或不吃流质类的食品。

5) 已经发生遗尿者,既要严格要求,又不能打骂体罚,消除紧张心理,给予积极的治疗和适当的营养。

患者周某某,女,2 岁,于 2010 年 6 月 15 日来诊。患儿发育较同龄儿差。家长陈述遗尿 2 年。寐时多遗,小便清长,面白少华,神疲乏力,智力较同龄儿稍差,肢冷畏寒,舌质淡,苔白滑,脉沉无力。辨证:肾虚遗尿。治则:温肾补阳,固涩膀胱。

【处方】 揉丹田、补肾经、按揉肾俞、按揉百会、揉外劳宫、补小肠。

【方义】 揉丹田、补肾经温肾补阳,温阳止遗,按揉肾俞以补肾调水。按揉百会,补肾升阳。配合补小肠温补下焦,加以揉三阴交通调水道。

以上治疗每日 1 次,每次 20min,3 次后当晚遗尿未发生,继续治疗,10 次后患儿偶然间出现遗尿,嘱每周坚持治疗 3 次,2 个月后痊愈。

案例

7.4.7 便　　秘

便秘是大便秘结不通,或排便时间延长,或欲便而艰涩不畅的一种病证。便秘可继发于其他疾病过程中,也可单独出现。单独出现时有两种情况:①习惯性便秘,主要与体质因素有关;②一时性便秘,主要与饮食起居有关。平时应养成按时排便的习惯。

7.4.7.1 病因病机

1) 实秘　饮食不节、过食辛热厚味,以致肠胃积热,气滞不行,或于热病后耗气伤津液,导致肠道燥热,津液失于输布而不能下润大肠,致大便秘结难以排出。

2) 虚秘 先天不足,身体虚弱,或病后体虚,气血亏损。气虚则大肠传送无力,血虚则津少不能滋润大肠,以致大便排出困难。

7.4.7.2 诊断

1) 实秘 大便多日不解,解时难出,便质干结,形成颗粒,颜色深黄,面赤身热,嗳气频做,烦热口臭,纳食减少,口干唇燥,腹部胀满,小便黄少,舌苔多黄腻或黄燥,脉洪数,指纹色紫。

2) 虚秘 大便多日一解,临厕大便不通,便质不硬,努挣难下,挣则乏力,汗出神疲,形瘦气怯,面色唇淡,爪甲无华,腹中冷痛,喜热恶寒,四肢不温,小便清长,舌淡苔薄,脉虚,指纹色淡。

7.4.7.3 治疗

Ⅰ. 实秘

【治则】

顺气行滞,清热通便。

【处方及方义】

清大肠、揉天枢——荡涤肠腑积滞邪热;
摩腹、按揉足三里——健脾和胃消积;
搓摩胁肋、运内八卦——疏肝理气、顺气消滞;
推下七节骨、按揉膊阳池——清热通便。

Ⅱ. 虚秘

【治则】

益气养血,滋阴润燥。

【处方及方义】

补脾经、推三关、捏脊、按揉足三里——补气养血、健脾调中;
清大肠、按揉膊阳池、揉上马、揉肾俞——滋阴润燥、理肠通便。

按语

1) 让患儿多吃蔬菜水果及含纤维素较多的食品,少吃辛辣食品。
2) 让患者做适当的运动,以促进胃肠蠕动。
3) 让患儿养成定时吃饱饭,按时排便的规律的生活习惯。

患者王某,男,3岁,于2009年6月3日来诊。主诉:大便干结5天。病史:患儿最近1周常吃油炸食物,大便排出困难,烦热口臭,纳食减少,腹部胀满,面赤身热,口干唇燥,小便黄少,来院就诊。患儿面赤唇燥,苔黄厚腻,脉弦滑,指纹色紫。辨证:肠胃积热,津液耗伤。治以清热润肠通便。

【处方】 退六腑,清天河水,清脾经,运五经,清大肠,摩腹,拿天枢,推下七节骨。

【方义】 退六腑、清天河水、配运五经清热通泄脏腑闭塞;揉脾经、摩腹清阳明之热,行气消滞;清大肠、拿天枢、推下七节骨清肠热积滞、荡涤积滞。

以上治疗每日1次,每次20~30min,治疗当天通便,嘱继续治疗,10次后患儿未见便秘发生。

案例

7.4.8 呕　　吐

呕吐是小儿常见的一种症状，由于胃失和降，气机上逆所致。凡食物从口中而吐，有声有物者称为呕吐。小儿哺乳后，乳汁随口角溢出，称“溢乳”，一般不属于病态，改进喂奶方法即可。

7.4.8.1 病因病机

1）乳食积滞　喂养不当，乳食过多或过食生冷肥腻等不消化的食物。

2）胃有积热　乳母喜辛辣之品或小儿过食辛热之品或感受夏秋湿热之邪。

3）脾胃虚寒　先天禀赋不足，脾胃虚弱或乳母喜寒凉生冷之品或小儿过食瓜果冷食。

4）跌仆惊恐　小儿神气怯弱，骤见异物。

乳食积滞，胃不受纳，脾失运化；胃有积热，蕴于中焦；脾胃虚寒，中阳不运；跌仆惊恐，气机逆乱，均可使呕吐发生。现代医学认为婴儿呕吐可见于多种疾病，主要以消化道功能紊乱为主。

7.4.8.2 诊断

1）伤食吐　呕吐酸馊乳块或不消化食物，口气臭秽，不思乳食，腹痛腹胀，吐后胃部舒适，大便酸臭，或溏或秘，苔厚腻，脉滑实，指纹紫。

2）胃寒吐　食久方吐，吐物不消化，臭味不大，或吐清稀痰涎，呕吐时发时止，时轻时重，倦怠无力，面色㿠白，四肢欠温，大便稀溏或完谷不化，小便清长，舌淡苔白，脉细无力，指纹青。

3）胃热吐　食入即吐，呕吐酸臭，胃脘疼痛或闷胀不适，身热烦躁，口渴喜饮，唇干面赤，大便气秽或秘结，小便黄赤，舌红苔黄，脉滑数，指纹色紫。

4）惊恐吐　呕吐清涎，心神烦乱，神态紧张，睡卧不安，面色青白，或惊惕哭闹，脉弦数，指纹青紫。

7.4.8.3 治疗

Ⅰ. 伤食吐

【治则】

消食导滞，和中降逆。

【处方及方义】

补脾经、揉中脘、按揉足三里——健脾助运消食；
运内八卦、揉板门——理气和胃止呕；
分腹阴阳、横纹推向板门——降逆止呕。

Ⅱ. 胃寒吐

【治则】

温中散寒，和胃降逆。

【处方及方义】

补脾经、揉中脘、推三关、揉外劳宫——温中散寒；
推天柱骨——和胃降逆；

横纹推向板门——止呕。

Ⅲ. 胃热吐

【治则】

清热和胃,降逆止呕。

【处方及方义】

推六腑——清热;
推天柱骨——和胃降逆;
清脾经、清胃经、清大肠——清中焦积热;
运内八卦、横纹推向板门——理气和胃止呕;
推下七节骨——泄热通便。

Ⅳ. 惊恐吐

【治则】镇惊止吐。

【处方及方义】

补脾经、推膻中——健脾助运消食;
运内八卦——理气和胃止呕;
清肝经、掐心经、揉小天心、按百会——清心镇惊安神、平肝除烦。

按语

1) 呕吐患儿应减少饮食量,宜少食多餐,每次量不宜过多。
2) 宜吃易消化之食物,少吃或不吃油腻荤腥之物。

> 患者黄某某,女,2岁,于2007年11月6日来诊。主诉:呕吐1个月。患儿最近1个月经常呕吐,呕吐时作时止,朝食暮吐,遇寒加重,吐出物为不消化食物,不酸不臭,面色㿠白,精神倦怠,四肢欠温,大便溏薄,小便清长,来院就诊。患儿腹痛,喜按,舌淡苔白,脉沉细无力,指纹青。辨证:脾胃素弱,体虚中寒。治以温中散寒,和胃降逆。
>
> 【处方】 补脾经,揉外劳,横纹推向板门,推三关,推下天柱骨,揉中脘。
>
> 【方义】 补脾经、揉中脘、揉外劳温阳散寒,健脾和中;横纹推向板门,推下天柱骨和胃降逆,祛寒止呕。
>
> 治疗当日呕吐次数从日均20余次减为15次,治疗3次后减为日均10次,继续治疗,8次而愈。
>
> 案例

7.4.9 厌 食

厌食是小儿时期的一种常见病症,临床以较长时期厌恶进食,食量减少为特征。患儿除食欲不振外,一般无其他明显不适。本病可发生于任何季节,但夏季暑湿当令之时,可使症状加重。各年龄儿童均可发病,以1~6岁为多见。

7.4.9.1 病因病机

1) 喂养不当 饮食不能自调,食物不知饥饱。

2）他病伤脾　若患他病，过用攻伐、苦寒之品损伤脾胃；或病后未能及时调理。

3）先天不足　胎禀不足，脾胃薄弱之儿，生后不欲吮乳，若后天失于调养，乳食难以增进。

4）情志失调　小儿神气怯弱，易受惊恐，肝失调达，气机不畅，乘脾犯胃。

喂养不当，脾失健运；罹患他病，损伤脾胃；先天不足，脾胃薄弱；情志失调，肝郁乘脾，均可使厌食发生。

7.4.9.2　诊断

1）脾失健运　厌恶进食，食而乏味，或伴胸脘痞闷，嗳气泛恶，大便不调，偶尔多食后则脘腹饱胀，形体尚可，精神正常，舌淡红，苔薄白或薄腻，脉尚有力。

2）脾胃气虚　不思进食，食而不化，大便溏薄夹不消化食物，面色少华，形体偏瘦，肢倦乏力，舌质淡，苔薄白，脉缓无力。

3）胃阴不足　不思进食，食少饮多，皮肤失润，大便偏干，小便短黄，甚或烦躁少寐，手足心热，舌红少津，苔少或花剥，脉细数。

7.4.9.3　治疗

Ⅰ. 脾失健运

【治则】

和脾健运。

【处方及方义】

补脾经、揉脾俞、揉胃俞、揉肝俞——健脾和胃；
运内八卦、掐揉四横纹、摩中脘——消积导滞。

Ⅱ. 脾胃气虚

【治则】

健脾益气。

【处方及方义】

补脾经、补胃经、捏脊、摩腹（逆）——健脾胃；
补大肠、补肾经——温阳止泻；
运内八卦——消积导滞。

Ⅲ. 胃阴不足

【治则】

养胃育阴。

【处方及方义】

补脾经、揉中脘、运内八卦、揉板门、按揉三焦——健脾消食导滞；
分阴阳（阴重阳轻）、补胃经、按揉胃俞、按揉肾俞——养胃育阴。

按语

1）掌握正确的喂养方法，根据不同年龄给予富含营养，易于消化，品种多样的食品。婴儿4个月后可逐步添加辅食。

2）出现严重食欲不振时，要及时查明是否有其他病因，及时采取针对性治疗措施。

患者邓某,男,2岁,于2007年8月21日来诊。主诉:经常不思饮食。患儿食物无味,拒进饮食,形体偏瘦,而精神状态一般。大小便均基本正常。患儿形体偏瘦,而精神状态一般,舌苔薄腻,脉尚有力。辨证为脾气不足,运化无力。治以和脾助运。

【处方】 补脾经,运内八卦,掐揉四横纹,揉中脘,按揉脾俞、胃俞、肝俞。

【方义】 补脾经、摩中脘健脾和中;运八卦配按揉脾、胃、肝俞和中消食,掐揉四横纹以增强运脾理气作用。

以上治疗每日1次,每次25min,治疗2次后食量明显增多,继续治疗,12次后患儿进食量与其他婴儿无异。

案例

7.4.10 夜 啼

夜啼是指小儿经常在夜间啼哭不眠,时哭时止,或每夜定时啼哭,甚则通宵达旦,而白天如常的一种常见病证。多见于新生儿及婴儿。

本节主要论述婴儿夜间不明原因的反复啼哭。由于伤乳、发热或其他疾病引起的啼哭,就当审因论治,不属于本证范围。

7.4.10.1 病因病机

主要病因有脾寒、心热和惊恐。小儿心气未充、心神怯弱未定,脾阳受损,寒凝气滞;心有积热,神明被扰;心神怯弱,暴受惊恐导致小儿因痛、因烦、因神不安而夜啼。排除器质性病变,现代医学认为与维生素 B_1 和钙的缺乏有关。

7.4.10.2 诊断

1)脾寒气滞 啼哭时哭声低弱,时哭时止,睡喜蜷曲,腹喜摩按,四肢欠温,吮吸无力,胃纳欠佳,大便溏薄,小便色清,面色㿠白,唇色淡红,舌苔薄白,指纹多淡红。

2)心经积热 啼哭时哭声较响,见灯尤甚,哭时面赤唇红,烦躁不宁,身腹俱暖,大便秘结,小便短赤,舌尖红,苔薄黄,指纹多紫。

3)惊恐伤神 夜间突然啼哭,似见异物状,神情不安,时作惊惕,紧偎母怀,面色乍青乍白,哭声时高时低,时急时缓,舌苔正常,脉数,指纹色紫。

7.4.10.3 治疗

Ⅰ. 脾寒气滞

【治则】

温中健脾,散寒止痛。

【处方及方义】

补脾经、摩腹、揉中脘——温中健脾;

掐四横纹、推三关、揉外劳宫、拿肚角——散寒止痛。

Ⅱ. 心经积热

【治则】

清心导赤。

【处方及方义】

清心经、清小肠、清天河水、揉总筋、揉内劳宫——清心导赤；
揉神门、内关——安神。

Ⅲ. 惊恐伤神

【治则】

定惊安神，补气养心。

【处方及方义】

推攒竹、清肝经、揉小天心、揉五指节——定惊安神；
揉神门、四神聪、百会——补气养心。

按语

1）要注意防寒保暖，但勿使衣被过暖。

2）孕妇及乳母不可过食寒凉及辛辣热性食物，勿使小儿受到惊吓。

3）不要将婴儿抱在怀中睡眠，不通宵开启灯具，注意保持周围环境安静，养成良好的睡眠习惯。

4）可补充维生素 B_1 和钙作为辅助治疗。

5）婴儿啼哭不止，要注意寻找原因，若能除外饥饿、过饱、闷热、寒冷、虫咬、尿布浸渍、衣被刺激等，则要进一步做系统检查，以尽早明确诊断。

患者梁某，女，1岁，2008年5月7日来诊。主诉：夜间啼哭1周。患儿睡喜仰卧，哭声较响，见灯火则啼哭愈甚，面赤唇红，烦躁不安，便秘溲赤。患儿面赤唇红，舌尖红，舌苔黄，脉数有力，指纹红紫。辨证为心火旺盛，扰动神明。治以清心降火。

【处方】 清心经，清肝经，清小肠，清天河水，掐揉小天心，掐揉五指节，揉内劳宫，揉总筋。

【方义】 清心经、清天河水，清心降火。清小肠以导热下行；清肝经、掐揉小天心、掐揉五指节以清热镇惊，安神除烦；揉内劳宫、揉总筋以清心经积热。

每天治疗1次，每次20~25min，治疗2次后当晚夜啼1次时间5min。继续治疗，8次后未见夜啼发生。

案例

小结

本章节强调临床实用性，节选骨伤科、内科、妇科以及儿科中推拿治疗常见疾病，凸显推拿疗法的临床优势，符合临床现状。本章教学目的是学习不同疾病的推拿治疗操作规范，使学生能够学以致用，真正地掌握推拿疗法的临床适应证。

目标检测 1

一、名词解释

1. 颈椎病 2. 项背肌筋膜炎 3. 退行性膝关节炎

二、单项选择题

1. 下列哪一项不是颈椎退行性变后直接刺激或压迫的组织 ( )

A. 脊神经根 B. 脊髓 C. 椎动脉 D. 交感神经 E. 肌肉韧带

2. 下列哪一类型在临床颈椎病中最多见 ( )

A. 神经根型 B. 脊髓型 C. 椎动脉型 D. 交感神经型 E. 混合型

3. 下列哪一症状,对诊断腰椎间盘突出症最有价值 ( )

A. 腰痛和大腿牵拉痛 B. 腰痛和腰挺不直

C. 下肢放射痛和足(足背、足底、足趾)麻木 D. 步态不稳

E. 腰痛和不耐久行

4. 腰椎间盘突出症临床诊断的主要依据来自 ( )

A. 腰腿痛病史 B. 腰椎 CT 或 MRI

C. 腰骶部压痛叩击痛及下肢放射痛等体征 D. 腰痛和下肢痛等症状

E. 腰骶部专科检查结合腰椎 CT 或 MRI 检查

5. 下列哪一疾病临床上经常谨慎选用或不选用推拿疗法 ( )

A. 落枕 B. 颈型颈椎病 C. 神经根型颈椎病

D. 椎动脉型颈椎病 E. 脊髓型颈椎病

6. 下列哪一项常与肩关节周围炎无关 ( )

A. 五十肩 B. 漏肩风 C. 冻结肩 D. 方肩 E. 弹响肩

7. 下列哪一项试验不是用来检查神经受压的 ( )

A. 直腿抬高试验 B. 直腿抬高试验及足背背伸试验 C. 下肢后伸试验

D. 挺腹试验 E. “4”字试验

8. 下列哪一项是腰肌劳损的显著特点 ( )

A. 有弯腰劳动或固定姿势下劳动的病史

B. 腰痛常是劳累后加重,休息则减轻

C. 腰部压痛较广泛且有触及结节状而引起发明显疼痛的“激发痛点”

D. 腰部肌肉痉挛和腰活动受限

E. 腰椎 X 线显示腰椎退行性变

9. 腕管内受到挤压、摩擦的神经是 ( )

A. 桡神经 B. 尺神经 C. 正中神经 D. 骨间掌侧神经 E. 骨间背侧神经

10. 患者颈项板滞疼痛 3 周。颈部易疲劳,颈夹肌、斜方肌等肌张力增高,颈椎活动度减小,X 线显示颈椎退行变。先可明确诊断的是 ( )

A. 颈型颈椎病 B. 神经根型颈椎病 C. 脊髓型颈椎病

D. 椎动脉型颈椎病 E. 交感神经型颈椎病

三、简答题

1. 颈椎病的分型及各型的表现如何?

2. 项背肌筋膜炎病因病机?

四、论述题

患者李某,女性,50 岁,银行职员。反复头晕发作 2 年,加重 1 天。2 年前劳累后出现颈项板滞不舒、渐至酸痛,后牵涉至肩、背部,并伴有头、尤以颈部旋转活动时明显。无耳鸣、无双上肢麻木,否认有高血压

病史。查体:BP:120/75mmHg,颈3~4棘旁有压痛,旋颈试验阳性。TCD检查:右基底动脉供血不足。脑CT:未见异常。X线:颈椎生理曲度变直。问题:

1. 此患者的初步诊断是什么?

2. 次患者是否可以推拿治疗?如可以推拿治疗,请写出手法原则及基本操作;如不可以推拿治疗,请写出理由。

目标检测 2

一、单项选择题

1. 寒邪犯胃型胃痛,擦法治疗左侧背部,其治疗范围是 ( )

A. $T_5 \sim T_{10}$ B. $T_6 \sim T_{11}$ C. $T_7 \sim T_{12}$ D. $T_1 \sim T_{12}$

2. 推拿治疗胃脘痛时,搓两胁的目的是 ( )

A. 缓急止痛 B. 理气止痛 C. 行气活血 D. 疏肝解郁

3. 选用内关穴操作治疗呃逆时,宜选用 ( )

A. 推摩法 B. 捏法 C. 掐按法 D. 摩法

4. 不是腹泻的治疗原则的选项是 ( )

A. 健脑和健胃 B. 温肾壮阳 C. 涩肠止泻 D. 疏肝理气

5. 治疗便秘的总的治疗原则是 ( )

A. 清热降浊 B. 散寒通便 C. 和肠通便 D. 健脾胃,和气血

6. 以下叙述中,不正确的是 ( )

A. 半身不遂就是中风后遗症

B. 任何原因引起的一侧肢体瘫痪、口眼㖞斜,均可参照半身不遂的治疗

C. 一般在中风后2周适宜用推拿治疗

D. 推拿对促进肢体功能的恢复,具有不同程度的效果

7. 下列哪一种手法不适用于治疗头晕 ( )

A.颈椎扳法 B.踩跷法 C.拿五经 D.扫散法

8. 下列关于胃脘痛的描述,正确的是 ( )

A. 发病常与情志不遂无关

B. 胃脘痛是以脐上腹部至剑突处经常发生疼痛为主的消化道病证

C. 十二指肠溃疡出血者不宜手法治疗

D. 胃脘痛的治则是祛邪止痛

9. 关于肝气乘脾型腹泻的治疗描述不恰当的是 ( )

A. 按揉章门、期门、肝俞、胆俞、太冲等穴,以酸胀为度

B. 搓揉两胁

C. 用掌擦法在肝俞至胃俞穴相应节段部位做横擦法治疗

D. 横擦腰部肾俞至命门、八髎穴部位

10. 下列关于失眠的描述正确的是 ( )

A. 其病位主要在心,与肺、脾、肾密切相关

B. 老年人少寐早醒,多属病理状态

C. 失眠的推拿治则为调理脏腑,镇静安神

D. 心脾两虚型可用拇指推法推桥弓治疗

11. 下列哪项不是眩晕的基本治疗方法 ( )

A. 从印堂推抹至神庭 B. 在眼眶周围行"小∞字"推法

C. 扫散两侧胆经 D. 横擦督脉

12. 用泻法掌摩腹部及胃脘部可用于治疗 ( )

A. 气血亏虚　B. 肾精不足　C. 肝阳上亢　D. 痰湿中阻

13. 用拇指按揉太冲、行间可用于治疗 ( )

A. 气血亏虚　B. 肾精不足　C. 肝阳上亢　D. 痰湿中阻

14. 失眠的推拿治则是 ( )

A.镇静安神　B.滋补肝肾　C.平肝安神　D.养心安神

15. 下列除哪项以外都属于感冒的基本治疗方法 ( )

A. 分推前额、上下目眶　B. 在眼眶周围行“小∞字”推法

C. 扫散两侧胆经　D. 拿肩井

二、填空题

1. 古代称“心下痛”的疾病是指________。

2. 胃脘痛推拿治疗时以________为基本治则。

3. 胃脘部有疼痛,其中________者,不宜手法治疗。

4. 患者仰卧位操作治疗呃逆时,沿膻中至神阙任脉一线宜用________法。胃寒气逆者除基本治法外宜加按揉________穴。

5. 推拿手法治疗便秘的目的为________。按结肠部位从右下腹起沿升结肠、横结肠、降结肠的走向摩腹为________时针。斜擦两胁常用于________型的便秘。

6. 推拿手法补泻功能为:重刺激为________,轻刺激为________,缓摩为________,急摩为________。

7. 拿五经中五经是指________、________、________、________、________。

8. 头痛推拿治疗的基本原则是________,多采用________等手法。

9. 半身不遂的治疗原则________。

10. 太阳经头痛,多在________;少阳经头痛,多在________。

11. 失眠的病机总属________。

三、名词解释

1. 脾约　2. 开天门　3. 眩晕

四、简答题

1. 胃脘部疼痛常用的推拿手法和选穴。

2. 眩晕的定义、辨证分型及治疗原则?

3. 失眠的定义、治疗目的及治疗原则?

4. 中风后遗症的定义及治疗原则?

五、病例分析

患者张某,男,55岁。半年前突感头昏,肢体不舒,左侧上下肢麻木,口角㖞斜,语言謇蹇,当时入院治疗诊断为“①脑血栓形成;②高血压病Ⅲ期”。现感左侧肢体无力,不灵活,左侧面颊紧迫感,饮食时常把食物堆积于左侧,纳可,寐安,二便正常,苔薄黄,尖红,脉沉细。查体:神清,表情淡漠,体型肥胖,左眼上睑松弛,左侧鼻唇沟变浅,伸舌居中,左面颊肌松弛,左上肢握力差,左下肢排肠肌松弛,左膝反射增强。

问题:请试写出诊断、中医辨证分型及治疗原则,用推拿手法操作。

目标检测 3

一、名词解释

1. 痛经　2. 月经先期　3. 月经后期　4. 乳痈　5. 产后病

二、填空题

1. 推拿治疗缺乳时,患者仰卧位,医生用________、________法施于乳房及周围的乳根、天溪、食窦、屋翳、膺窗、膻中穴。

2. 乳痈的治疗一般分________、________和________等阶段，分别施以________、________、________等法。推拿治疗的适应证为________的阶段。

3. 月经不调的推拿治疗原则是________。

三、单项选择题

1. 月经不调的推拿治疗原则是（　　）

A. 调和气血　B. 调整阴阳　C. 活血化瘀　D. 温阳通里　E. 疏肝解郁

2. 产后病的推拿治疗原则是（　　）

A. 补虚、扶正　B. 补益气血　C. 补血止血　D. 补虚、祛邪　E. 调整阴阳

四、多项选择题

1. 月经不调表现为（　　）

A. 月经周期异常　B. 经量异常　C. 经色异常　D. 经质异常　E. 闭经

2. 产后耻骨联合分离症常用的推拿手法为（　　）

A. 㨰法　B. 扳法　C. 按法　D. 揉法　E. 弹拨法

五、简答题

1. 简述痛经发生的机制是什么？

2. 简述乳痈推拿治疗的注意事项？

3. 推拿治疗产后缺乳常用的手法有哪些？

六、病例分析

患者梁某，女，17 岁，学生。行经期间小腹疼痛 2 年。14 岁月经来潮，周期正常。平素畏寒肢冷，2 年前正值经期冒雨涉水郊游，而后出现经行腹痛，冷痛喜按，得热则舒。初起用热水袋热敷可缓解，后逐渐症状加重。现每次经期只能卧床休息，不能从事正常的学习和生活。经做生殖系统 B 超检查，未见异常。自诉月经量少色黯，有瘀块。舌质淡，苔白腻，脉沉紧。

问题：请写出该病例的诊断、分型、治法、处方。

目标检测 4

一、名词解释

1. 夜啼　2. 遗尿　3. 疳积　4. 小儿肌性斜颈

二、填空题

1. 小儿生理特点包括________、________。

2. 小儿推拿常用的介质有________、________、________、________等。

3. 小儿肌性斜颈主要病因病机是________与________。

4. 小儿发热临床可分为________、________、________3 种。

5. 小儿腹泻四季皆可发生，而尤以________、________两季多见。

6. 小儿咳嗽风寒者推拿治疗加________、________；风热者加________效果更佳。

7. 小儿内伤咳嗽的推拿治疗原则是________、________。

8. 小儿疳积口舌生疮者推拿治疗加________；目赤多眵泪、隐涩难睁者加________、________效果更佳。

9. 小儿推拿中________主治疳积。

10. 小儿便秘临床分型包括________、________。

三、单项选择题

1. 关于小儿推拿手法描述最准确的是（　　）

A. 轻快柔和，平稳着实　B. 动作轻快　C. 不用任何介质　D. 操作时间较成人减半

2. 现代医学认为小儿________与维生素 B_1 和钙的缺乏有关（　　）

A. 疳积　B. 便秘　C. 惊风　D. 夜啼

3. 小儿实秘的推拿治疗原则是 （ ）
A. 顺气行滞、清热通便 B. 益气养血、滋阴润燥
C. 消积导滞、调理脾胃 D. 温中健脾、补益气血
4. 下列除哪项外均是小儿外感咳嗽的临床表现 （ ）
A. 咳嗽有痰，鼻塞，流涕 B. 恶寒，头痛
C. 苔薄，脉浮 D. 久咳，神疲乏力，形体消瘦
5. 小儿症见腹痛胀满，泻前哭闹，泻后痛减，大便量多酸臭，口臭纳呆，或伴呕吐酸馊，苔厚或垢腻，脉滑属 （ ）
A. 寒湿泻 B. 湿热泻 C. 伤食泻 D. 脾虚泻
6. 小儿腹痛即泻，急迫暴注，色黄褐热臭，口渴，尿少色黄，苔黄腻，脉滑数，指纹色紫属 （ ）
A. 寒湿泻 B. 湿热泻 C. 伤食泻 D. 脾虚泻
7. 小儿咳嗽症见痰涕清稀色白，恶寒重而无汗，苔薄白者为 （ ）
A. 风寒咳嗽 B. 风热咳嗽 C. 内伤咳嗽 D. 外感咳嗽
8. 小儿咳嗽痰多喘咳，有干、湿性啰音加推 （ ）
A. 推三关 B. 小横纹、揉掌小横纹 C. 掐揉二扇门 D. 清天河水
9. 小儿梦中遗尿，寐不安宁，烦躁叫扰，白天多动少静，难以自制，或五心烦热，形体较瘦，舌质红，苔薄少津，脉沉细而数的推拿治疗原则 （ ）
A. 温补肾阳，固涩膀胱 B. 补肺益脾，固涩膀胱
C. 清心滋肾，安神固元 D. 清热利湿，泻肝止遗
10. 下列不属于小儿肾气不足遗尿的临床表现的是 （ ）
A. 小便清长，面白少华 B. 舌质淡，苔白滑，脉沉无力
C. 神疲乏力，智力较同龄儿稍差 D. 小便量少色黄，目睛红赤
11. 小儿遗尿肺脾气虚者得推拿治疗原则是 （ ）
A. 温补肾阳，固涩膀胱 B. 补肺益脾，固涩膀胱
C. 清心滋肾，安神固元 D. 清热利湿，泻肝止遗
12. 下列不属小儿遗尿的临床分型的是 （ ）
A. 肾气不足 B. 肺脾气虚 C. 肝经郁热 D. 气血两虚
13. 小儿呕吐酸馊乳块或不消化食物，口气臭秽，不思乳食，腹痛腹胀，吐后胃部舒适，大便酸臭，或溏或秘，苔厚腻，脉滑实，指纹紫是________的临床表现 （ ）
A. 伤食吐 B. 胃寒吐 C. 胃热吐 D. 惊恐吐
14. 下列关于小儿厌食的病因病机的描述错误的是 （ ）
A. 喂养不当 B. 先天不足 C. 情志失调 D. 气血两虚
15. 小儿夜间突然啼哭，似见异物状，神情不安，时作惊惕，紧偎母怀，面色乍青乍白，哭声时高时低，时急时缓，舌苔正常，脉数，指纹色紫的治疗原则 （ ）
A. 温中健脾，散寒止痛 B. 清心导赤
C.定惊安神，补气养心 D. 补益气血

四、简答题

1. 试述小儿外感发热的临床表现及推拿方法。
2. 简述小儿肌性斜颈的日常调护。

五、问答题

1. 试述小儿腹泻中湿热泻的治疗原则、处方和方义。
2. 试述小儿肌性斜颈的病因病机与推拿治疗原则和方法。
3. 小儿便秘的临床分型以及各型的推拿治疗原则、处方和方义。

参考文献

陈亚萍.1997. 推拿治疗感冒89例.山东中医杂志,16(10):458
李明磊等.2002. 推拿学.北京:科学出版社
李秀娟.2003. 推拿治疗头痛.按摩与导引,20(2):21
李益其.2000. 颈性眩晕的推拿治疗.按摩与导引,16(4):25
梁建新.2006. 推拿结合走罐治疗项背肌筋膜炎.*Beijing Journal of TCM*,25(1):44
梅犁.1984. 推拿治疗呃逆2例.中医杂志,(12):67
齐传厚,刘孟安,寇惠英.1988. 推拿背部俞穴治疗慢性消化道疾病200例.山东中医杂志,7(5):16
王春兰,周兰利.2005. 外吹乳痈的推拿治疗.中医外治杂志,2(14):44~45
王国才等.2003. 推拿手法学.北京:中国中医药出版社
夏惠明.1987. 半身不遂的推拿疗法.云南医药,(5):317~318
严隽陶等.2003. 推拿学.北京:中国中医药出版社
杨丽,盖明辉.2007. 推拿治疗便秘148例.中华中医药学刊,25:126
叶建忠.2004. 浅谈推拿治疗前斜角肌综合征.按摩与导引,20(6):36
翟虹燕,杨世忠.2006. 推拿治疗小儿腹泻68例.辽宁中医杂志,33(11):1460
张广宁.2002. 推拿治疗月经后期症.按摩与导引,18(5):52
郑娟娟,陆萍,赵毅.2009. 推拿手法治疗产后缺乳的研究.中国针灸,29(6):501~503
郑如云.2005. 推拿治疗失眠60例.浙江中医杂志,40(2):86
郑翔.2011. 针刺推拿治疗原发性痛经44例.中医药现代远程教育,(3):49

推拿学教学基本要求

一、课 程 简 介

推拿学是以中医理论为指导,探讨运用推拿来防治疾病规律的一门学科。它是中医学的重要组成部分,是康复治疗学、中医、中西医结合专业的必修课程,其主要内容包括推拿理论基础、推拿基本知识、推拿功法、推拿手法及推拿治疗。本课程的教学目的是使学生掌握推拿的基本理论、基本知识和基本技能,能够运用推拿防治常见疾病。

本课程的教学范围以理论教学为主,理论和实践有机结合。教学方法以课堂讲授为主并根据章节内容,分别以实物、模型、图标、实际操作以及录像、幻灯、课件等教具和设备辅助进行,以加深学生对教学内容知识的理解,增强教学效果。由于本门课程既包括理论部分,也涉及临床多学科的实践技能,因此,在学习基本理论知识的同时,必须十分注重实践操作,将理论与实践有机的结合起来。推拿功法、推拿手法等技术操作内容,示范后要求学生反复练习掌握。治疗各论部分,在教学过程中要保证重点病症的学时,部分病症可根据各专业学生情况,进行适当的调整;实践课应尽量安排学生在门诊见习。

本学科共计 90 学时,课堂讲授 70 学时,实训 20 学时。

二、课堂教学目标

(一) 知识教学目标

(1) 理解推拿学的主要内容和特点,了解其起源和发展概况。

(2) 掌握推拿手法操作,掌握临床各科常见疾病的推拿治疗方法。

(二) 能力教学目标

(1) 通过理论课的教学,培养学生的中医推拿辨证思维能力,引导学生运用推拿的方法治疗临床各科常见疾病。

(2) 通过本课程的学习,使学生能正确掌握推拿各手法操作步骤以及临床运用。

(3) 通过技能训练和临床见习,增加学生的感性认识,培养学生的临床动手能力和临床诊疗技能。

(三) 思想教学目标

(1) 贯彻唯物辩证法,理论联系实际的原则。

(2) 提高学生综合素质,培养学生严谨、求实、讲求效率的科学态度和工作作风以及善于观察、用于探索的精神。

(3) 培养学生良好的职业道德修养、服务意识和社会实践能力。

三、教学内容和要求

理论授课内容

教学内容	教学要求			教学内容	教学要求		
	了解	理解	掌握		了解	理解	掌握
1 绪论				4.4.1.4 回头望月势			√
1.1 定义			√	4.4.2 肩臂功			√
1.2 推拿的起源及发展简史		√		4.4.2.1 左右开弓势			√
1.2.1 推拿的起源		√		4.4.2.2 霸王举鼎势			√
1.2.2 推拿的发展简史		√		4.4.3 腰背功			√
1.2.3 推拿学的学习方法与基本要求	√			4.4.3.1 风摆荷叶势			√
				4.4.3.2 摇头摆尾势			√
2 推拿学的理论基础				4.4.4 腿功			√
2.1 经络与腧穴			√	4.4.4.1 白鹤转膝势			√
2.2 解剖基础		√		4.4.4.2 行者下坐势			√
2.2.1 骨骼		√		4.5 力量练习			
2.2.2 骨连结		√		4.5.1 上肢力量练习			
2.2.3 骨骼肌		√		4.5.1.1 俯卧撑			√
2.2.4 主要体表标志			√	4.5.1.2 冲拳			√
2.2.5 神经系统	√			4.5.2 下肢力量练习			
2.3 脏腑学说	√			4.5.2.1 马裆式			√
2.3.1 五脏所属	√			4.5.2.2 弓箭裆式			√
2.3.2 五脏生克	√			4.5.2.3 无极桩			√
2.3.3 脏腑生理功能	√			4.5.3 腰背力量练习			
2.3.4 脏腑病理特点	√			4.5.3.1 飞燕			√
3 推拿学的基本知识				4.5.3.2 拱桥			√
3.1 推拿学的特点		√		5 推拿手法和辅助疗法			
3.2 推拿适应证		√		5. 1 手法学习方法指导			√
3.3 推拿禁忌证			√	5. 1. 1 沙袋练习			√
3.4 推拿常见的不良反应及处理			√	5. 1. 2 人体练习			√
3.5 推拿辅助用品		√		5. 2 单式手法			
3.6 医者自护		√		5. 2. 1 揉法			√
4 推拿功法				5. 2. 2 一指禅推法			√
4.1 推拿功法简介		√		5. 2. 3 揉法			√
4.2 基本姿势			√	5. 2. 4 摩法			√
4.3 实用练功方法——易筋经				5. 2. 5 擦法			√
4.3.1 易筋经简介		√		5. 2. 6 推法			√
4.3.2 易筋经功势			√	5. 2. 7 搓法			√
4.4 身体各部练功法			√	5. 2. 8 按法			√
4.4.1 颈项功			√	5. 2. 9 点法			√
4.4.1.1 大鹏展翅势			√	5. 2. 10 捏法			√
4.4.1.2 苍龟缩颈			√	5. 2. 11 拿法			√
4.4.1.3 白鹅引颈势			√	5. 2. 12 捻法		√	

续表

教学内容	教学要求		
	了解	理解	掌握
5.2.13 拨法			√
5.2.14 拍法			√
5.2.15 击法		√	
5.2.16 抖法			√
5.2.17 振法		√	
5.3 复合手法			
5.3.1 按揉法			√
5.3.2 拿揉法			√
5.3.3 牵抖法			√
5.4 运动关节类手法			
5.4.1 摇法			√
5.4.2 拔伸法			√
5.4.3 扳法			√
5.5 小儿推拿手法			
5.5.1 推法			√
5.5.2 揉法			√
5.5.3 按法			√
5.5.4 摩法			√
5.5.5 掐法			√
5.5.6 捏脊法			√
5.5.7 运法		√	
5.5.8 捣法		√	
5.6 保健推拿手法			
5.6.1 经络保健推拿			√
5.6.2 头面部经络保健推拿			√
5.6.3 颈项部经络保健推拿			√
5.6.4 胸部经络保健推拿——乳房保健			√
5.6.5 腹部经络保健推拿——男女生殖系统保健			√
5.6.6 腰部经络保健推拿			√
5.6.7 四肢经络保健推拿			√
5.6.8 自我保健按摩手法			√
6 推拿治疗总论			
6.1 推拿的作用原理		√	
6.1.1 传统医学中推拿手法的作用原理		√	
6.1.2 现代医学中推拿的治疗原理		√	
6.2 推拿手法治疗原则			√
6.3 中医临床常用的诊断技能			
6.3.1 中医四诊		√	
6.3.2 推拿学中临床常见的体格检查			√
7 推拿治疗各论			
7.1 骨伤科病症			
7.1.1 颈椎病			√
7.1.2 颈椎间盘突出症			√
7.1.3 落枕			√
7.1.4 前斜角肌综合征		√	
7.1.5 项背肌筋膜炎		√	
7.1.6 腰椎间盘突出症			√
7.1.7 第3腰椎横突综合征			√
7.1.8 腰肌劳损			√
7.1.9 梨状肌综合征			√
7.1.10 肩关节周围炎			√
7.1.11 肱骨外上髁炎			√
7.1.12 腕管综合征		√	
7.1.13 桡骨茎突部狭窄性腱鞘炎		√	
7.1.14 退行性膝关节炎			√
7.1.15 踝关节扭伤			√
7.2 内科病症			
7.2.1 头痛			√
7.2.2 眩晕		√	
7.2.3 失眠			√
7.2.4 感冒		√	
7.2.5 胃脘痛		√	
7.2.6 呃逆		√	
7.2.7 腹泻			√
7.2.8 便秘			√
7.2.9 中风后遗症			√
7.3 妇科病症			
7.3.1 痛经			√
7.3.2 月经不调		√	
7.3.3 乳痈		√	
7.3.4 产后病		√	

续表

教学内容	教学要求			教学内容	教学要求		
	了解	理解	掌握		了解	理解	掌握
7.4 儿科病症				7.4.6 遗尿		√	
7.4.1 小儿肌性斜颈		√		7.4.7 便秘			√
7.4.2 发热		√		7.4.8 呕吐			√
7.4.3 腹泻			√	7.4.9 厌食			√
7.4.4 咳嗽		√		7.4.10 夜啼		√	
7.4.5 疳积		√					

实训内容

序号	教学内容	教学要求		
		了解	理解	掌握
1	常见腧穴的定位			√
2	推拿功法训练			√
3	推拿手法操作			√
4	常见疾病的手法治疗操作			√
5	保健推拿操作			√

四、课 时 安 排

课时安排

序号	内容	课时
1	绪论	2
2	推拿学的理论基础	4
3	推拿学的基本知识	2
4	推拿功法	8
5	推拿手法和辅助疗法	20
6	推拿治疗总论	8
7	推拿治疗各论	22
8	实训(包括手法、功法、疾病治疗操作)	24
	总计	90

五、说 明

(1) 本课程教学基本要求对理论知识的要求分为了解、熟悉和掌握3个层次。

1) 了解:对所学知识有初步认识,能说出要点、大意。

2) 熟悉:对所学知识有进一步的认识,能对其做出完整确切地表述,并能运用所学知识对实际问题进行简单的分析。

3) 掌握:在理解基础上,对所学知识有更进一步的认识,能较为深入、全面地把握其内涵。

(2) 本客场实训内容的基本要求分为了解、熟悉、掌握3个层次。

1) 了解:通过见习观察,对实训内容有基本认识。

2) 熟悉:在教师指导下能完成实训内容所要求的技能操作等。

3) 掌握:能独立完成实训内容所要求的技能操作。

(3) 教学过程中结合传统讲授、多媒体教学等对多种教学方法和手段。

(4) 教学过程中可通过提问、病案讨论、书面考核、临床技能考核等方式对学生进行综合评价。